Ernst Küsters
Mit Rotwein gegen Krebs

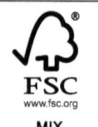

Ernst Küsters

Mit Rotwein gegen Krebs

Wie die richtigen Naturstoffe helfen

Impressum

Der Inhalt des Buches wurde vom Autor nach bestem Gewissen erstellt und mit größtmöglicher Sorgfalt geprüft. Er bietet jedoch keinen Ersatz für eine kompetente medizinische Beratung. Weder der Autor noch der Verlag können für eventuelle Nachteile oder Schäden, die aus den im Buch gegebenen Hinweisen resultieren, eine Haftung übernehmen.

Aus Gründen der besseren Lesbarkeit wird auf die gleichzeitige Verwendung der Sprachformen männlich, weiblich und divers (m/w/d) verzichtet. Sämtliche Personenbezeichnungen gelten gleichermaßen für alle Geschlechter.

Bibliografische Information der Deutschen Nationalbibliothek:
Die Deutsche Nationalbibliothek verzeichnet diese Publikation in der Deutschen Nationalbibliografie; detaillierte bibliografische Daten sind im Internet über http://dnb.dnb.de abrufbar.

Umschlaggestaltung: Ernst Küsters
Umschlagabbildung: Weinrebe - mittelalterlicher Holzschnitt
                     (Künstler unbekannt)

© 2023 Ernst Küsters

Herstellung und Verlag: BoD – Books on Demand, Norderstedt

ISBN: 978-3-7448-1660-1

Für Marianne

Inhaltsverzeichnis

Einleitung

*„ Man führt gegen den Wein nur die bösen Taten an, zu de-
nen er verleitet, allein er verleitet auch zu hundert guten,
die nicht so bekannt sind. "* Georg Christoph Lichtenberg

Bereits vor 2 500 Jahren wusste der berühmte Arzt der Antike, Hippo-
krates von Kos: *„Der Wein ist ein Ding, in wunderbarer Weise für den
Menschen geeignet, **vorausgesetzt, dass er** bei guter und schlechter
Gesundheit **in rechtem Maße verwandt wird**. "* Diese Weisheit war
über Jahrtausende anerkannt. Wein war das Medikament schlechthin.
Jedoch führten im letzten Jahrhundert der exzessive Konsum und die
Reduzierung des Weines auf Alkohol dazu, Wein die gesundheitsfördernde Wirkung abzusprechen. Das wird hoffentlich bald Geschichte
sein. Letztlich wird man an den Fakten nicht vorbeikommen. Selbst
das alkoholkritische amerikanische Ministerium für Gesundheit und
Landwirtschaft sah sich 1996 veranlasst, moderaten Weinkonsum zu
empfehlen: *„Der Genuss von ein oder zwei alkoholischen Getränken
pro Tag kann für die Gesundheit förderlich sein"* und erneuerte das in
der 2020 aktualisierten Richtlinie.[1] Das war eine 180-Grad Wendung
für eine Behörde, die über Jahrzehnte hinweg einen erbitterten Krieg
gegen Alkohol führte. Sie stützt sich auf zahlreiche seriöse Studien,
die aufzeigen: Ernährungsfaktoren spielen eine wichtige Rolle bei der
Krebsentwicklung, und moderater Weinkonsum wirkt lebensverlängernd und krebshemmend.

Die Kernaussagen des Buches

40 Prozent aller Krebserkrankungen lassen sich laut Aussage des
Deutschen Krebsforschungzentrums in Heidelberg (DKFZ) vermei-
den. Für den Löwenanteil dieser 40 Prozent sind nach Meinung des
DKFZ Rauchen und Übergewicht verantwortlich. Das ist zwar richtig,
dennoch eine Verschleierung der Zuckergefahr. Alle Raucher konsu-
mieren Zucker, während Übergewichtige nicht unbedingt rauchen.
Der Beitrag des Zuckers zur Krebsentstehung dürfte schon aus diesem
Grund deutlich höher ausfallen. Während beim Rauchen anerkannt ist,
weshalb es zum Krebs führt, tut man sich da bei Übergewicht schwer.
Die Zuckerindustrie leugnet den Zusammenhang zwischen

9

Übergewicht und Kohlenhydrataufnahme, und selbst in der Wissenschaft wird Zucker als Auslöser und Wachstumstreiber von Krebs unterschiedlich bewertet. Die Rolle des Zuckers muss in einem Buch über den richtigen Rotwein zur Krebsprophylaxe und Krebstherapie beleuchtet werden. Aus der Erkenntnis, wie Krebs entsteht und wächst, wird deutlich, wie ihm mit den Inhaltsstoffen des Rotweins beizukommen ist. Der richtige Rotwein, der keinen Zucker enthält, senkt das Krebsrisiko und unterstützt die Krebstherapie.

In Ernährungsempfehlungen der letzten Jahrzehnte lag ein tragischer Denkfehler zugrunde, indem die Bedeutung von Radikalen bei der Krebsbekämpfung nicht erkannt wurde. Freie Radikale wurden als Krebsauslöser gebrandmarkt, die es mit Vitaminen und Antioxidantien zu bekämpfen galt. Das genaue Gegenteil ist der Fall. Um es mit den Worten von Gesundheitsminister Karl Lauterbach zu sagen: *„Es war ein gigantischer kollektiver Irrtum. In der Krebsforschung wiederholt sich immer wieder, dass nichts so einfach ist, wie es scheint. Nur ungern erinnert man sich heute an die damalige Naivität."*[2] Nobelpreisträger James Watson geht noch weiter, indem er Antioxidantien für die meisten Krebstoten verantwortlich macht. Radikale sind die wahren Helfer im Kampf gegen Krebs. Deshalb ist die Rolle der Polyphenole im Rotwein weitaus subtiler als bislang angenommen. Viele Polyphenole entpuppen sich dabei als Chamäleon. In gesunden Zellen unterdrücken sie als Antioxidantien Radikale, während sie in Krebszellen als Prooxidantien gezielt Radikale erzeugen und Krebszellen vernichten.

Die krebshemmenden Eigenschaften von Rotweinen beschränken sich nicht auf das Vorliegen von Polyphenolen. Dadurch würde man die Bedeutung der Weinsäuren, insbesondere der Phenolsäuren, unterschlagen. Weitere relevante Wirkstoffklassen kommen hinzu. Das Potenzial des richtigen Rotweins bei der Krebsbekämpfung zeichnet sich gerade durch den synergistischen Mix verschiedener Wirkstoffe aus, die auf unterschiedlichen Wegen gemeinsam gegen Krebs vorgehen. Die systematische Auswertung zeigt, dass die Wirkstoffe nicht in allen Rotweinen in vergleichbaren Mengen vorliegen. Die Unterschiede sind beachtlich und werden in diesem Buch herausgestellt. Interessanterweise findet man in PIWI-Rotweinen, das sind Weine aus pilzwiderstandsfähigen Rebsorten, potente Wirkstoffe, die in normalen Rotweinen nicht vorkommen. Diese Wirkstoffe beruhen auf Kreuzungen mit Wildreben. Sie liegen vor allem in Rebsorten vor, in deren Stammbaum die asiatische Wildrebe *vitis amurensis* auftaucht. Letztere wird seit Jahrhunderten in Asien und in der Traditionellen Chinesischen Medizin (TCM) zur Behandlung von Krebs eingesetzt.

Der Weinanbau wird sich aufgrund des Klimawandels in den nächsten Jahren verändern. Vermehrt wird man Rebsorten brauchen, die neben der Anpassung an das Klima auch ökologischen Anforderungen Rechnung tragen. Das ist die Chance, widerstandsfähige Rebsorten zu integrieren, die nachweislich einen gesundheitsfördernden Beitrag leisten.

Der richtige Rotwein
Was wäre nun der richtige Rotwein gegen Krebs? Das hängt von der Ausgangssituation ab. Sucht man einen Wein zur Prävention, um Krebs zu vermeiden, oder im Falle einer Krebserkrankung einen Wein, der zur Stabilisierung und Verzögerung des Krankheitsverlaufs führt? Gibt es Rotwein, der Krebs heilen könnte? Letzteres ist möglich. Wie später ausgeführt wird, verfügt ein Rotwein über ein Chemotherapeutikum in ausreichender Menge! Und Krebs ist nicht gleich Krebs. So wie jede Krebserkrankung eine spezielle Therapie erfordert, stellen sich anderweitige Anforderungen an den jeweiligen Rotwein. Aktuelle Studien belegen, dass viele Inhaltsstoffe des Rotweins die Erfolgsaussichten bestehender Krebstherapien deutlich verbessern. Das wirft die Frage auf, ob Rotwein nicht eine sinnvolle Co-Medikation bei Krebs ist. Ohne auf alle Fragen schon hier zu antworten, muss gesagt werden, dass es den einen Rotwein, der alles vermag, nicht geben wird. Das ist nicht schlimm. Das große Spektrum der Inhaltsstoffe lässt es zu, durch Manipulation der Verhältnisse und Konzentrationen die richtigen Rotweine für jede Frage zu komponieren. Leider wird Rotwein in der Krebsforschung nicht beachtet. Das liegt zum einen daran, dass es nicht gelingen dürfte, eine Medikamentenzulassung für Wein zu bekommen. Zum anderen ist mit den nicht mehr zu patentierbaren hilfreichen Inhaltsstoffen kein Geld zu verdienen. In China sieht man das pragmatischer. Dort züchtet man gerade Rebsorten, die einen sechsfach höheren Anteil des Inhaltsstoffs Resveratrol

produzieren.

Weingegner mögen sich damit trösten, dass es in diesem Buch zu keiner Empfehlung für einen bestimmten Wein zur Krebsprävention oder zur Selbsttherapie bei Krebs kommt. Allerdings heißt das nicht, dass es den jeweils richtigen Wein nicht gibt. Lassen Sie sich überraschen!

Zum Aufbau des Buches
Dieses Buch grenzt sich von anderen Büchern ab. Es wird nicht auf die Gefahren eines übermäßigen Weinkonsums eingehen. Diese sind unbestritten! Es wird nicht auf die positiven gesundheitsfördernden Aspekte des Rotweins eingehen, etwa bei Herz-Kreislauf-, Koronar- und Demenzerkrankungen. Diese sind hinlänglich bekannt! In diesem Buch geht es ausschließlich um Krebserkrankungen und die positiven Beiträge des Rotweins zur Prävention und Therapie. Leider werden diese immer wieder in Frage gestellt. Das erste Kapitel rekapituliert deshalb wichtige Studien, um Klarheit und eine Basis zu schaffen. Bevor sich der Hauptteil des Buches mit den Inhaltsstoffen des Rotweins befasst, wird die Krebsentstehung und das Krebswachstum näher betrachtet: Nur wenn man erkennt, was das Besondere am Krebs ist und weshalb er sich anders ernährt, wird verständlich, wie er mit den Inhaltsstoffen des Rotweins bekämpft werden kann. Zudem hilft es, weitere Krebsrisikofaktoren besser einzuschätzen. Wenn man sieht, wie Krebs sich entwickelt, wird klar, dass sich der Zuckerkonsum und die Skepsis gegenüber Radikalen verändern müssen. Um es klarzustellen: Dieses Buch ist kein Aufruf zur Selbstmedikation. Das wäre töricht.

Die folgende Kurzfassung der zehn Kapitel soll den Buchaufbau und den roten Faden verdeutlichen.

Kapitel 1: Rotwein ist gesund
Die Empfehlung des amerikanischen Gesundheitsministeriums zu moderatem Alkoholkonsum, wurde 1996 ausgesprochen und 2020 erneuert. Dazwischen liegen 14 Jahre, in denen Alkoholgegner nichts unversucht ließen, um die wissenschaftlich fundierte Empfehlung ins Wanken zu bringen. Ihre prominenteste Studie wurde zum Bumerang. Moderate Alkoholkonsumenten haben im Vergleich zu Abstinenzlern ein niedrigeres Sterberisiko, während exzessive Alkoholkonsumenten

ein höheres Sterberisiko aufweisen.

Differenziert man zwischen alkoholhaltigen Getränken und Rotwein, fällt das Ergebnis noch eindrücklicher zu Gunsten des Rotweins aus. Hunderte Studien zum Französischen Paradoxon, darunter die Kopenhagen-Studie, bestätigten, dass moderater Rotweinkonsum lebensverlängernd wirkt und das Krebsrisiko senkt. Der Wein ist wieder in der Medizin zurück.

Kapitel 2: Medizinalweine

Die Erkenntnis, dass ein einzelner Wirkstoff selten zum Erfolg führt, hat sich in der Krebsforschung etabliert. Medikamenten-Cocktails werden eingesetzt, deren synergistische Wirkungen weit über die der Einzelwirkstoffe hinausgehen. Das Ganze ist mehr als die Summe seiner Teile. Die neuen Krebstherapien kopieren auf faszinierende Weise Medizinalweine, die in der Antike, in den Klöstern des Mittelalters und in der Traditionellen Chinesischen Medizin eingesetzt wurden. Heute lässt sich rekonstruieren, dass Medizinalweine durch das synergistische Zusammenspiel verschiedener Inhaltsstoffe wirkten. Dabei ist der Beitrag des Alkohols vielfältig. Die Analyse zeigt, dass Medizinalweine im Mittelalter durchaus manche Krebserkrankungen verhindern oder heilen konnten.

Kapitel 3: Krebsmerkmale

Wer sich vor Krebs schützen oder diesen heilen möchte, muss wissen, wie Krebs entsteht und warum sich Krebszellen anders ernähren als gesunde Zellen. Man kennt zwar heute über 200 Krebsarten, gleichwohl lassen sich Gemeinsamkeiten finden. Acht Krebsmerkmale treffen für alle Krebsformen zu. Dieses Grundlagenwissen über Krebs bildet die Basis, auf der weltweit nach neuen Präventionsmaßnahmen, Medikamenten und Therapien gesucht wird. Aus der Kenntnis der Krebsmerkmale heraus lassen sich wertvolle Inhaltsstoffe im Rotwein identifizieren, die zur Krebstherapie geeignet sind.

Kapitel 4: Krebs ernährt sich anders

Krebs ernährt sich anders als gesunde Zellen. Diese banale Feststellung, seit fast 100 Jahren bekannt, wurde erst 2011 als das achte und letzte gemeinsame Krebsmerkmal akzeptiert. Der Schlüssel zum

Verständnis einer Krebszelle liegt in ihrer Versorgung. Otto Warburg erkannte das bereits 1924. Übermäßiger Zuckerkonsum und Übergewicht führt zu Krebs und beschleunigt sein Wachstum. Dazu wird auf den „Warburg-Effekt" eingegangen. Dieser Effekt kann erklären, wie Wirkstoffe, die auch im Rotwein vorhanden sind, die Versorgung des Krebses empfindlich stören. Das Krebs sich anders ernährt, gilt es zu nutzen. Die aufgezeigten Möglichkeiten gehen über eine Reduzierung der Zuckermenge weit hinaus.

Kapitel 5: Krebsentstehung

Für ihr Wachstum benötigen Krebszellen sehr viel Eisen. Sie enthalten mitunter tausendmal mehr Eisen als gesunde Zellen. Krebszellen meiden Sauerstoff, damit dieser nicht mit Wasser zu Wasserstoffperoxid reagiert. Denn Wasserstoffperoxid produziert mit Eisen Sauerstoffradikale. Diese Sauerstoffradikale sind es nämlich, die einer Krebszelle schaden und sie in den Zelltod treiben. Deshalb bevorzugen Krebszellen einen besonderen Zuckerabbau, der keinen Sauerstoff benötigt. Dieser Abbau liefert deutlich weniger Energie. Krebszellen kompensieren dieses Manko durch gesteigerten Zuckerkonsum. Dadurch bildet sich das hochtoxische Mutagen Methylglyoxal im Überschuss, das nicht mehr schnell genug entsorgt werden kann. Dieses Mutagen verantwortet die meisten Krebserkrankungen, insbesondere jene mit schlechter Prognose. Zwei Beispiele verdeutlichen das, die Mutationen des schlimmsten Protoonkogens *ras* und die des wichtigsten Tumorsuppressorgens *p53*. Die mutierten Gene sind an mehr als der Hälfte aller Krebserkrankungen beteiligt. Bei Darmkrebs sind beide Gene mutiert. Die beste Krebsprävention ist deshalb der Verzicht auf übermäßigen Zuckerkonsum.

Kapitel 6: Beide Seiten der Medaille

Krebszellen mögen keine Radikale, weil sie ihnen schaden. Das sollte man auf sich wirken lassen. Über Jahrzehnte und noch immer wird damit geworben, Krebs mit Antioxidantien zu bekämpfen. Das Gegenteil tritt jedoch ein: Die Antioxidantien vernichten die Radikale und dem Krebs geht es danach besser als zuvor. Die Polyphenole von Obst, Gemüse und Rotwein, oft unreflektiert mit der Etikette „Antioxidans" versehen, werden genauer unter die Lupe genommen. Überraschenderweise stellt sich in vielen Fällen heraus, dass ein

Strukturmerkmal oder die Dosis darüber entscheidet, ob ein Polyphenol als Antioxidans oder im Gegenteil als Prooxidans auftritt. Dazu genauer betrachtet wird das im Rotwein vorhandene Resveratrol. Resveratrol wirkt in gesunden Zellen als Antioxidans und vernichtet Radikale. In Krebszellen hingegen produziert Resveratrol unablässig Sauerstoffradikale, die der Krebszelle schaden. Auf beeindruckende Weise ergibt sich ein wissenschaftlich belegter Synergismus von Resveratrol mit Chemotherapeutika, deren Wirkung ebenfalls über die Bildung von Radikalen verläuft.

Kapitel 7: Wirkstoffe im Rotwein

Viele Bücher zum Thema Wein und Gesundheit beschränken die Wirkung des Rotweins auf das Vorliegen von Polyphenolen, um die Vorteile bei Herz-Kreislauf-Erkrankungen zu erklären. Im gleichen Fahrwasser segeln zahlreiche Werke, die erklären wollen, warum Polyphenole erfolgreich Krebs bekämpfen. Fälschlicherweise werden sie auf ihre Wirkung als Radikalfänger reduziert. Dem Rotwein wird man damit nicht gerecht. Wein hat nicht nur Polyphenole zu bieten, und die Polyphenole mehr als nur ihre Fähigkeit als Anti- oder Prooxidans. Die Inhaltsstoffe des Rotweins werden deshalb differenzierter untersucht und bewertet.

In der Weintraube bilden sich aus Glukose zuerst die Weinsäuren und während der phenolischen Reife die Flavonide. Der Gehalt an Säuren ist im Rotwein fünf- bis zehnmal größer als der Gehalt an Flavonoiden. Die Wirkung der Säuren (kurzkettige Fettsäuren und Phenolsäuren) wird oft unterschätzt. Phenolsäuren besitzen verschiedene Wirkmechanismen, um Krebszellen anzugreifen. Alle Hydroxyzimtsäuren bilden beispielsweise Radikale, für die Darmkrebs besonders anfällig ist.

Auch Flavonoide bieten einiges auf. Sie hindern Krebszellen daran, Zucker aufzunehmen und stören auf vielfältige Weise deren Stoffwechsel. Ihr größter Beitrag ist die synergistische Unterstützung anderer Wirkstoffe. Sie machen es Krebszellen unmöglich, Medikamente zu entsorgen. Medikamentenresistenzen können so vermieden werden.

Flavonoide zeigen in unterschiedlichen Rotweinen erhebliche Diskrepanzen im Gehalt, sowie in der Zusammensetzung. Während im Merlot Malvidin-Verbindungen dominieren, übernehmen das im Nebbiolo Peonidin-Verbindungen. In einigen pilzwiderstandsresistente Rebsorten (PIWIs) liegen krebshemmende Flavonoide vor, die in normalen Rotweinen nicht vorkommen. Während der längeren Lagerzeit der Rotweine, für die Reife des Weines unabdingbar, entstehen weitere wichtige Helfer im Kampf gegen Krebs. Damit können die gleichen Flavonoide aus Obst und Gemüse nicht aufwarten.

Kapitel 8: Darmkrebs

Aus der Fülle positiver Befunde mit Flavonoiden stechen die Ergebnisse bei Darmkrebs hervor. Das liegt in erster Linie an unseren Darmbakterien. Sie bauen die im Rotwein reichlich vorhandenen Anthocyane zu Phenolsäuren ab, die ihre Wirkung direkt im Darm entfalten. Zusätzlich werden bereits im Wein vorhandene Phenolsäuren durch die im Darm gebildeten Phenolsäuren verstärkt.

Darmkrebs ist die dritthäufigste Krebserkrankung weltweit. Die Stadien seiner Entstehung und Entwicklung sind sehr gut bekannt. Neben der genetischen Veranlagung, die nur in wenigen Fällen zum Tragen kommt, spielen äußere Faktoren eine ungemein wichtigere Rolle. Experten halten diese äußeren Faktoren, wie Ernährung und Lebensstil, verantwortlich für 55 Prozent der Erkrankungen. Durch gezielte Ernährung könnte die Hälfte aller Darmkrebsfälle vermieden werden. Rotwein hat hier das Potenzial zum „game changer".

Kapitel 9: Bestandsaufnahme

Die krebshemmende Wirkung der meisten Inhaltsstoffe des Rotweins ist gut dokumentiert. Ob sie in allen Rotweinen in ausreichenden Mengen vorkommen, wird abschließend beantwortet. Große Datenmengen in öffentlich zugänglichen Datenbanken sind hier von unschätzbarem Vorteil. Es bestehen beachtliche Unterschiede zwischen den Rotweinen. Beispielsweise findet man durchschnittlich drei Milligramm Resveratrol pro Liter. Es gibt jedoch viele Rotweine, die kein Resveratrol enthalten, aber auch Spitzenreiter mit 30 Milligramm pro Liter, einer therapeutisch wirksamen Menge. Ähnliches gilt für weitere Inhaltsstoffe. Die Analyse zeigt zudem, dass es nicht nur auf die Rebsorte ankommt. Die Lagerung und Zusatzstoffe spielen eine wichtige Rolle, was sich in spezifischen Inhaltsstoffen zu erkennen gibt. Trends und Hinweise erleichtern es, den für sich persönlich richtigen Rotwein zu finden.

Kapitel 10: Ausblick

Rotwein wird keine Zulassung als Krebsmedikament bekommen: zu komplex, instabil und vor allem zu billig. Andererseits ist das eine Chance. Durch neue oder veränderte Rebsorten sowie dem Einsatz neuer Techniken lassen sich wertvolle Inhaltsstoffe weiter anreichern. Durch Legalisierung neuer Zusatzstoffe könnten weitere Verbesserungen erzielt werden. Es wäre denkbar, Kunstweine mit optimierter Zusammensetzung zu schaffen. Viele Inhaltsstoffe des Rotweins sind als unbedenkliche Nahrungsergänzungsmittel zugelassen und unterliegen keiner Mengenbegrenzung.

Anmerkung des Autors

Ein Buch über Chemie ohne Reaktionsgleichungen ist für einen Chemiker eine Herausforderung. Ich habe mit einer Ausnahme auf solche verzichtet, weil die Hauptaussagen auch ohne Kenntnis der Gleichungen verständlich sind. Die Ausnahme beleuchtet das unterschiedliche Verhalten von Resveratrol in normalen Zellen und in Krebszellen. Dieses herauszustellen ist mir besonders wichtig, da es einen der größten Irrtümer in der Krebstherapie entlarvt, den unreflektierten Einsatz von Antioxidantien. Es ist zudem unumgänglich, wichtige Proteine beim Namen zu nennen. Diese werden in der Literatur, zur Vermeidung langer wissenschaftlicher Namen, abgekürzt. Es sind Kurznamen, die Sie nicht abschrecken sollten. Jedem Kapitel sind ein Basissatz sowie ein Aphorismus von Georg Christoph Lichtenberg (1742 – 1799) vorangestellt. Letztere sind Lebensweisheiten in konzentrierter Form und kommen damit einem guten Rotwein sehr nahe. Sollte das Buch nicht den erwünschten Zuspruch finden, werde ich mich mit Lichtenberg trösten: *„Ich mag immer den Mann lieber, der schreibt daß es Mode werden kann, als den der so schreibt wie es Mode ist."*

Kapitel 1: Rotwein ist gesund

In dem wir sehen, dass die gesundheitsfördernden Beiträge von Rotwein bei Krebs oftmals durch Fehlinterpretationen, fehlerhaftes Studiendesign oder Lobbyismus unterschlagen werden.

„Die gefährlichsten Unwahrheiten sind Wahrheiten, mäßig entstellt."

Georg Christoph Lichtenberg

Die positiven Auswirkungen eines **moderaten Weinkonsums** wurden in den letzten Jahrzehnten immer wieder bestätigt. Dennoch berät das EU-Parlament aktuell darüber, ob künftig Weinflaschen mit Schockbildern etikettiert werden sollen, um auf die Gefahr hinzuweisen, dass Krebs durch **übermäßigen Alkoholkonsum** verursacht werden kann. Das muss, wie die Adjektive moderat und übermäßig und die Differenzierung zwischen Wein und Alkohol belegen, kein Widerspruch sein. Allerdings zeigt die Diskussion im EU-Parlament, wie Zahlen und Argumente konstruiert werden, um die jeweilige Sicht der Dinge zu untermauern. Einige Abgeordnete stützen sich auf einen Bericht der Weltgesundheitsorganisation (WHO), der in Europa schätzungsweise 10 Prozent der Krebsfälle bei Männern und 3 Prozent der Krebsfälle bei Frauen auf Alkohol zurückführt.[1] Andere Abgeordnete hingegen verweisen darauf, dass 2 Prozent der Krebsfälle durch übermäßigen Alkoholkonsum verursacht werden."[2]

Was ist nun richtig, 10 Prozent durch Alkohol oder 2 Prozent durch übermäßigen Alkoholkonsum? Beide Aussagen können nicht gleichzeitig richtig sein. Das Dilemma der Abgeordneten ist verständlich. In der wissenschaftlichen Literatur gibt es tausende Studien dazu, deren Resultate auf den ersten Blick unvereinbar erscheinen. Meistens lassen sich vermeintliche Widersprüche durch das Studiendesign aufklären, was dann nicht im gleichen Maße kommuniziert wird. Erschwerend kommt hinzu, dass die öffentliche Meinung nicht durch die Fachliteratur bestimmt wird, sondern durch Berichte in den Medien. Diese fühlen sich jedoch nicht unbedingt der objektiven Berichterstattung verpflichtet. Die Angst vor

Krebsauslösern oder die Hoffnung auf vermeintliche Wundermittel lassen sich besser vermarkten.

Angesichts Tausender Verkehrstote pro Jahr, durch Alkohol verursacht, sind die Bemühungen, den Alkoholkonsum zu diskreditieren, verständlich. Aber die Gleichsetzung von Alkohol und Wein ist aus wissenschaftlicher Sicht nicht akzeptabel. Die gesundheitlichen Vorteile eines moderaten Weinkonsums dürfen nicht in Frage gestellt werden, weil manche Menschen verantwortungslos handeln. Die Verzerrung von Studien, das gezielte Auslassen wichtiger Details, sowie die Aufstellung falscher Behauptungen und unzulässiger Interpretationen sind nicht entschuldbar. Deshalb werden in diesem Kapitel einige wichtige Studien und die Reaktionen darauf rekapituliert. Sie zeigen, wie schwierig es mitunter ist, den Überblick zu behalten.

Das Französische Paradoxon
Englischen Epidemiologen fiel in den 1960-er Jahren auf, dass in Frankreich die Sterblichkeit im Zusammenhang mit Herz-Kreislauf-Erkrankungen um 40 bis 50 Prozent niedriger als im Vereinigten Königreich war. Das wurde damals jedoch als französische Unfähigkeit, den Tod durch Herzinfarkt diagnostizieren zu können oder zu wollen, abgetan. Mit dieser Mär war nach Auswertung der sogenannten MONICA-Studie (MONItoring CArdiovascular disease) Schluss. Die Studie der WHO analysierte zwischen 1976 und 2002 über 10 Millionen Patientendaten aus 21 Ländern. Sie bestätigte die tatsächlich niedrigere Sterblichkeit in Frankreich.

Der Umstand, dem Rotwein seine heutige Renaissance in der Medizin verdankt, liegt erneut in Frankreich und wurde als Französisches Paradoxon bekannt. Am 17. November 1991 behauptete der französische Professor Serge Renaud in der populären Fernsehsendung „60 minutes" des amerikanischen Fernsehsenders CBS: Der regelmäßige Weinkonsum seiner Landsleute sei dafür verantwortlich, dass Franzosen, trotz eines hohen Pro-Kopf-Verzehrs an tierischen Fetten, weniger Herzinfarkte erlitten als Einwohner anderer westlicher Länder. Das zeigte Wirkung. 1992 stieg der Rotweinkonsum der Amerikaner um 39 Prozent an, nachdem er vorher jährlich um knapp fünf Prozent gefallen war![3]

In der Tat zeigten Renauds Befunde, dass die für andere Länder geltende positive Korrelation zwischen der Aufnahme tierischer Fette und der kardiovaskulären Sterblichkeit in Frankreich um 50 Prozent reduziert ist. Wurden allerdings Daten berücksichtigt, die den Weinkonsum in allen Ländern mit einbezogen, war kein Unterschied mehr zu erkennen (siehe Abbildung 1.1). Daraus folgt, dass nicht der Verzehr von tierischen Fetten für eine hohe, sondern der Weinkonsum für eine niedrigere Sterblichkeit verantwortlich ist. Die Aussage wird seitdem mit dem Begriff „Französisches Paradoxon" verbunden.

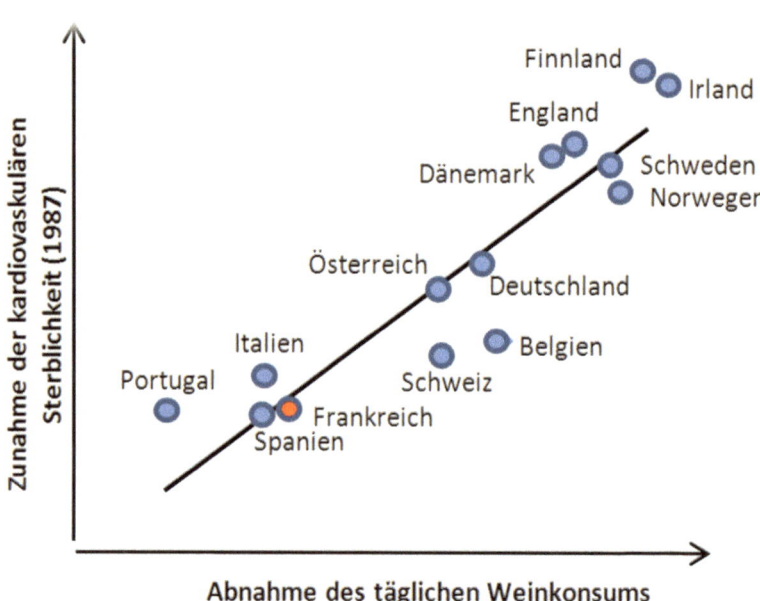

Abbildung 1.1: Beschreibung des Französischen Paradoxons: Zusammenhang zwischen Tod durch Herzinfarkt und dem täglichen Weinkonsum in verschiedenen europäischen Ländern (Abbildung modifiziert nach Ref.[4])

Das Französische Paradoxon, wie es Renaud formulierte, ist somit nicht paradox. Er beging den häufig gemachten Fehler, aus einer Korrelation eine Ursache anstelle einer Arbeitshypothese abzuleiten. Es wäre nicht notwendig gewesen, die unbewiesene und mittlerweile widerlegte Behauptung, dass Fettkonsum für Herzinfarkte verantwortlich ist, in die These einzuführen. Ohnehin ist Renaud nicht der geistige Vater des Französischen Paradoxons, sondern 1819 der irische Arzt Dr. Samuel Black. Black fiel bereits vor über 200 Jahren die außergewöhnlich große Diskrepanz bei Herzinfarkttoten in Irland und Frankreich auf. Allerdings war er so klug, sich bezüglich der Ursache nicht konkret festzulegen. Er formulierte weitaus vorsichtiger und vermutete das Resultat allgemein als Folge „französischer Gebräuche" (womit er die französische Küche gemeint haben dürfte), der Art zu leben, des Klimas und geringerem Stress".[5]

An Versuchen, diese „ketzerische Theorie" in Frage zu stellen, mangelte es nicht. Stets wurde jedoch die Gültigkeit des Paradoxons festgestellt. Alle Studien kommen zum gleichen Ergebnis. Moderate Alkoholkonsumenten haben ein niedrigeres Sterberisiko im Vergleich zu Abstinenzlern, während exzessive Alkoholkonsumenten ein höheres Sterberisiko haben. Eine Aufschlüsselung ergab zudem, dass Weinkonsum die Gefäße signifikant besser schützt als Bier oder Spirituosen. Der Weinkonsum erzeugt offensichtlich zusätzliche Wirkungen, die durch spezifische nicht-alkoholische Inhaltsstoffe vermittelt werden.[6] Diesen Befunden konnte sich selbst das amerikanische Ministerium für Gesundheit und Landwirtschaft nicht verschließen.

Wo ist jedoch die Grenze zwischen moderatem und exzessivem Alkoholkonsum? Für Frauen wird sie mit 25 Gramm Alkohol pro Tag angegeben und damit unter dem Grenzwert für Männer, der bei 40 Gramm Alkohol pro Tag liegt.[7] Diese Werte sind Näherungswerte und nicht exakt berechnet. Es gibt Gründe anzunehmen, dass sie nach unten korrigiert wurden, um auf der sicheren Seite zu sein. Damit war eine wichtige Bastion für ein generelles Alkoholverbot gefallen.

Die Kopenhagen-Studie
Am 19. September 2000 erschien in den *Annals of Internal Medicine* die Auswertung einer dänischen Studie[8], die unter dem Synonym

„Copenhagen City Heart Study" beträchtliche Aufmerksamkeit erregte. Die Trinkgewohnheiten von 13 000 Männer und Frauen zwischen 30 und 79 Jahren wurden über zwölf Jahre hinweg untersucht. Dabei unterschied man zwischen Wein-, Bier-, Spirituosenkonsum und Abstinenz. Innerhalb des langen Untersuchungszeitraums verstarb ein Drittel der Teilnehmer. Somit konnte man gesicherte Aussagen über den Einfluss der Getränke auf die gesundheitliche Entwicklung der Beteiligten tätigen.

Es zeigte sich, dass die Herz-Kreislauf-Sterblichkeit bei Weinkonsum um 60 Prozent und bei Bierkonsum um 28 Prozent niedriger als bei Abstinenzlern war. Zum gleichen Ergebnis kamen bereits frühere Studien. Betrachtet man allerdings die Gesamtsterblichkeit, die in starkem Maße durch Krebserkrankungen dominiert ist, ergab sich für die Weinkonsumenten eine Erniedrigung des Risikos um 50 Prozent, während Bierkonsum keinen Einfluss auf die Gesamtsterblichkeit hatte. Dieses Resultat unterstützt die Hypothese, dass im Falle der Herz-Kreislauf-Erkrankungen primär der Alkohol für die Senkung des Risikos verantwortlich ist und für die Senkung des Krebsrisikos zusätzliche Weininhaltsstoffe benötigt werden. Dementsprechend formulierten die Ärzte der Studie zusammenfassend: *„Weinkonsum kann einen positiven Effekt auf die Gesamtmortalität haben, der zu jenem von Alkohol additiv ist. Dieser Effekt führt zu einer Reduzierung der Todesfälle durch Herzkrankheiten und Krebs."*

Der Einfluss von Nahrungsmitteln auf das Krebsrisiko
Laut Zeitungsberichten kann Rotwein krebshemmend wirken und ihr Leben verlängern, oder krebsauslösend ihr Leben verkürzen. Schlagzeilen dieser Art berufen sich stets auf Studien und lassen den unvoreingenommenen Leser ratlos zurück. Was stimmt nun? Beide Aussagen widersprechen sich. Oder doch nicht? Das folgende Beispiel macht auf grundlegende Fehler in der Berichterstattung aufmerksam. Sehr oft ist die Datenlage in der wissenschaftlichen Literatur eindeutig und wird erst durch die Medien, gewollt oder ungewollt, in die eine oder andere Richtung verschoben. So geschah es 2013 bei der Untersuchung von Nahrungsmitteln auf ein mögliches Krebsrisiko.

Damals veröffentlichten amerikanische Wissenschaftler unter dem Titel „Is all we eat associated with cancer?"[9] eine Metaanalyse, die die Ergebnisse von 216 Studien aus den Jahren von 1976 bis 2011 auswertete. Unter einer Metaanalyse versteht man ein statistisches Verfahren, um die Ergebnisse verschiedener Studien mit derselben Fragestellung quantitativ zusammenzufassen und zu bewerten. Die Resultate einer Metaanalyse sind wertvoller und aussagekräftiger, da sehr viele Studien miteinander verglichen und vermeintliche Widersprüche leichter erkennbar werden. In der genannten Metaanalyse wurden zwanzig Nahrungsmittel identifiziert und ihr jeweiliges relatives Risiko bestimmt, Krebs zu hemmen oder auszulösen. Abbildung 1.2 gibt die Ergebnisse wieder. Jeder einzelne Punkt ist das Resultat einer einzelnen Studie. Die Werte auf der waagrechten Achse sind wie folgt zu verstehen. Ein Wert von 1 bedeutet keinen Effekt bei Verzehr des Lebensmittels. Ein Wert von 2 heißt doppeltes Risiko; ein Wert von 0,5 halbiert das relative Risiko an Krebs zu erkranken.

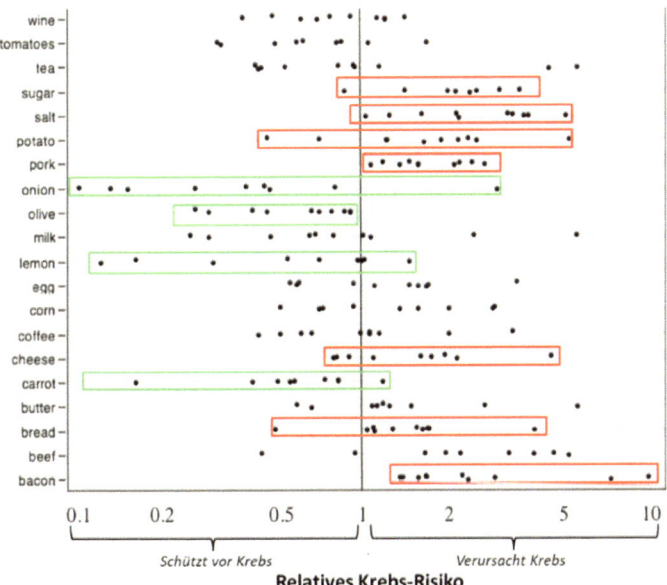

Abbildung 1.2: Einfluss unterschiedlicher Nahrungsmittel auf das relative Krebsrisiko. (Abbildung aus Ref.[9], farbliche Umrandungen vom Autor eingefügt)

Die Autoren bewerten die Ergebnisse vorsichtig, erkennen aber klare Trends. So ist offensichtlich, dass der Einfluss der Nahrungsmittel, Krebs zu fördern größer ist als Krebs zu hemmen. Dass dieses auf den ersten Blick nicht gleich erkannt wird, ist der logarithmischen Darstellung geschuldet. Bei linearer Darstellung wären die Punkte rechts von der 1 zehnmal weiter nach rechts verschoben und auf dem Blatt nicht mehr zu sehen. Ohne bereits hier auf die Gründe einzugehen, findet man für die Nahrungsmittel eine beachtliche Streuung. Es gibt Nahrungsmittel, die in der Metaanalyse mehrheitlich einen krebshemmenden Einfluss zeigen. Hierzu gehören Zwiebeln, Oliven, Zitronen und Karotten (in der Abbildung grün umrandet). Zu den Nahrungsmitteln, die mehrheitlich Krebs fördern, gehören Zucker, Salz, Kartoffeln, Schweinefleisch, Käse, Brot und Rindfleisch (in der Abbildung rot umrandet). Das Ergebnis der Metaanalyse wurde im American Journal of Clinical Nutrition veröffentlicht und ist aus diesem Grund nur wenigen Fachleuten bekannt. Wie wurde das Ergebnis aber in den Medien dargestellt?

Die Gesundheitsreporterin Julia Belluz, die die Metaanalyse zwei Jahre später einem größeren Leserkreis nahebrachte, kommt zu einer völlig anderen Interpretation als die Wissenschaftler. Ihrer Meinung nach ist der Einfluss der Nahrungsmittel nicht eindeutig. Für sie halten sich „für und wider" die Waagschale, weshalb man den einzelnen Studien keine größere Bedeutung beimessen sollte. Wie kann es zu einer solchen Diskrepanz kommen? Ganz einfach, indem man in der Abbildung aus der Fachzeitschrift alles weglässt, was die eigene Aussage in Frage stellt. In ihrem Artikel erweckt Belluz den Eindruck, dass es sich bei ihrer Abbildung (Abbildung 1.3) um dieselbe Abbildung handelt, die in der Fachzeitschrift publiziert wurde. Allerdings fällt auf, dass alle in Abbildung 1.2 farblich umrandet aufgeführten Nahrungsmittel entfernt wurden. Lichtenberg lässt grüßen!

Warum wurden gezielt Nahrungsmittel weggelassen, die einen positiven oder negativen Einfluss auf Krebs haben? Warum den krebshemmenden Einfluss von Zwiebeln und Oliven verschweigen? Oder handelt es sich um einen subtilen Versuch, vom Krebsauslöser Zucker abzulenken? Wie dem auch sei, der Bericht wurde von anderen Medien übernommen.[10] Das führte in der Öffentlichkeit zum falschen

Eindruck, dass Nahrungsmittel keinen großen Einfluss auf Krebsprophylaxe oder Krebsentstehung haben.

Kommen wir zum Fachartikel zurück und zur Rolle des Weins. Wie
in Abbildung 1.2 zu erkennen ist, wird dem Wein in drei Studien eine
krebsauslösende Rolle zugeschrieben und in sechs Studien eine krebshemmende Eigenschaft bescheinigt.

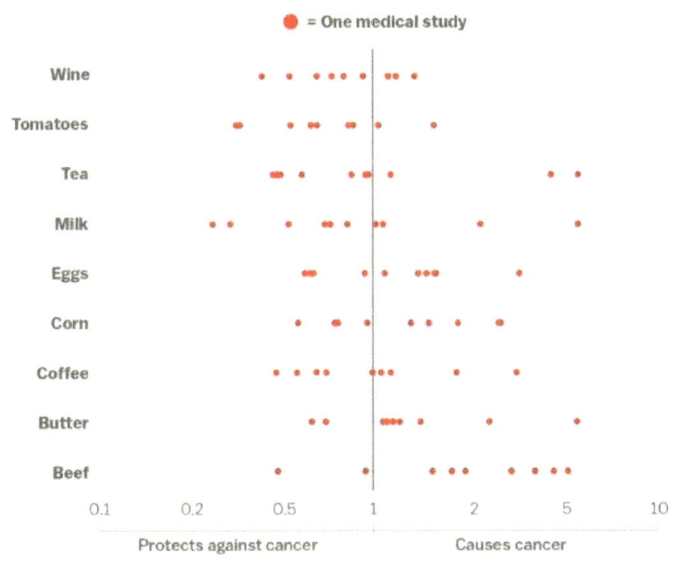

Abbildung 1.3: Einfluss unterschiedlicher Nahrungsmittel auf das relative
Krebsrisiko nach Julia Belluz. Durch Auslassen eindeutiger Resultate (vergleiche mit Abbildung 1.2) wird ein falscher Eindruck erweckt und von wirk-
lichen Krebstreibern abgelenkt. (Abbildung entnommen aus Ref.[11], die sich
auf Abbildung 1.2 beruft)

Weinbefürworter und Weinkritiker haben somit die Möglichkeit, unreflektiert ihren Standpunkt mit einer Studie zu untermauern. Von

dieser Möglichkeit wird allzu gerne Gebrauch gemacht. Das führt dazu, dass wir in den Medien mit einer Fülle widersprüchlicher Meldungen über Wein konfrontiert werden.

Die Rosinenpickerei ist nicht hilfreich, viel wichtiger erscheint die Frage, weshalb es zu dieser Streuung kommt. Spontan fällt auf, dass beim Wein nicht unterschieden wurde. Die krebshemmenden Resultate sind wahrscheinlich auf pharmakologisch wirksame Inhaltsstoffen zurückzuführen, die nicht in allen Weinen in der gleichen Größenordnung vorliegen. Rotweine müssten besser als Weißweine abschneiden. Mit Blick auf Zucker, für den fast nur krebsauslösende Resultate gefunden wurden, drängt sich ein weiterer Zusammenhang auf. Im Wein ist Zucker in unterschiedlichen Mengen enthalten. Höchstwahrscheinlich lassen sich die besten krebshemmenden Resultate mit einem trockenen, praktisch zuckerfreien Rotwein erzielen, während ein weißer Eiswein mit seinen beachtlichen Zuckermengen eher krebsauslösende Befunde verantwortet.

Die in Abbildung 1.2 aufgezeigte Streuung für einzelne Nahrungsmittel ist erklärbar. Es ist nicht die Unfähigkeit der Wissenschaft, reproduzierbare Ergebnisse zu liefern, sondern die zugrundeliegende Komplexität, die eine isolierte Betrachtung eines einzelnen Nahrungsmittels nahezu unmöglich macht. Eine Studie mit einem einzigen Nahrungsmittel über einen längeren Zeitraum ist nicht möglich. Stets müssen die Beiträge der anderen Nahrungsmittel mitberücksichtigt werden.

Mediterrane Ernährung senkt das Krebsrisiko

Moderater Weinkonsum senkt das Krebsrisiko. 2017 bestätigte das eine weitere Metaanalyse, die den Einfluss einer mediterranen Ernährung auf das Krebsrisiko untersuchte. Die Ergebnisse wurden für die Nahrungsmittel heraus gerechnet und offenbarten Beachtliches. Wie in Abbildung 1.4 deutlich zu erkennen ist, senkt moderater Rotweinkonsum das Krebsrisiko um 11 Prozent. Bei den anderen Nahrungsbestandteilen, mit Ausnahme von Fleisch, ist ebenfalls mit einem reduzierten Krebsrisiko zu rechnen. Überraschenderweise kamen alle untersuchten Nahrungsmittel nicht an das gute Ergebnis von Rotwein heran.

Wein ist nicht gleich Wein, die Unterschiede sind bemerkenswert. Selbst die einfache Unterscheidung zwischen weiß und rot trägt dem nicht Rechnung. Rotweine verfügen allgemein über mehr Inhaltsstoffe. Schaut man sich die Inhaltsstoffe etwas genauer an (siehe Kapitel 7), zeigen sich gewaltige Unterschiede zwischen den verschiedenen Rotweinen. Die Kopenhagen-Studie hatte ein reduziertes Krebsrisiko bei moderatem Weinkonsum festgestellt. Es ergab sich ein reduziertes Risiko von 50 Prozent über alle Weine hinweg! Da drängen sich Fragen auf, wie das Ergebnis ausgesehen hätte, wenn nur Rotweinkonsum untersucht worden wäre, oder nur Rotweine, die über eine definierte Menge an Resveratrol verfügen, oder zusätzlich über einige näher zu betrachtende Polyphenole. In Anbetracht der krebshemmenden und krebsbekämpfenden Eigenschaften bestimmter Inhaltsstoffe des Rotweins wäre es nicht überraschend, wenn ein solcher Rotwein ein viel besseres Ergebnis erzielen würde.

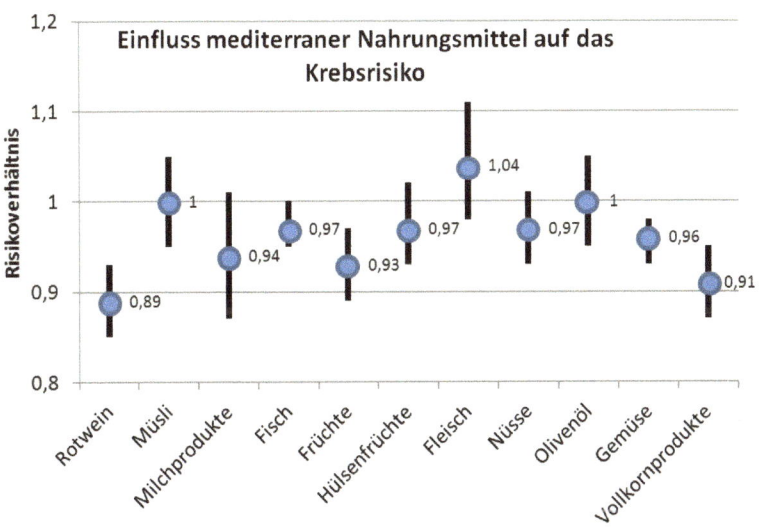

Abbildung 1.4: Einfluss unterschiedlicher Nahrungsmittel aus einer mediterranen Ernährung auf das Krebsrisiko. Während man für Fleisch ein erhöhtes Risiko von 4 Prozent ermittelte, senkte Rotwein das Krebsrisiko um 11 Prozent. Die Daten sind Ref.[12] entnommen.

Das Ergebnis der Metaanalyse wird dadurch brisant, dass eine Reduzierung der Nahrungsmittel auf ihren Polyphenolgehalt nicht zu diesem Ergebnis gekommen wäre. In den mediterranen Ländern besteht gegenüber den nicht-mediterranen Ländern keine höhere, sondern eine niedrigere Gesamtpolyphenolaufnahme. Zum Vergleich: Im Vereinigten Königreich findet man eine zweifach höhere Flavonoidaufnahme, die hauptsächlich auf den hohen Anteil an Flavanolen beim Teekonsum zurückzuführen ist. In den mediterranen Ländern werden vermehrt Anthocyane und Proanthocyanidine, die im Wein und in Früchten vorkommen, konsumiert. Das unterstreicht die Bedeutung des Rotweins bei der Ernährung. Zum einen kommt es auf den richtigen Mix an Polyphenolen an, zum anderen bewirkt der Alkoholanteil eine bessere Bioverfügbarkeit der Polyphenole. Weingegner behaupten, die positiven Ergebnisse wären nur auf die mediterrane Küche zurückzuführen. Das Gegenteil dürfte der Fall sein. Die Effekte der mediterranen Ernährung werden durch den moderaten Rotweingenuss verstärkt, wenn nicht sogar erst ermöglicht. Das sollte niemand überraschen. Die sinnvolle Kombination aus Wein und Inhaltsstoffen hat sich die Medizin über viele Jahrhunderte zunutze gemacht. Mehr dazu im 2. Kapitel.

Die Lancet-Studie

Die Empfehlung des amerikanischen Ministeriums für Gesundheit und Landwirtschaft für einen moderaten Alkoholkonsum konnte bei den Alkoholgegnern nicht unkommentiert bleiben. Mit einem erheblichen Aufwand untersuchte eine Langzeitstudie 23 Gesundheitsprobleme, angeblich durch Alkohol verursacht, über einen Zeitraum von 1990-2016 an über 600 000 Personen und wertete sie statistisch aus. Die Resultate publizierte 2018 die renommierte Fachzeitschrift *The Lancet*[13] und sorgte für einen erheblichen Medienwirbel. Angeblich stand es im Widerspruch zu den Empfehlungen der Gesundheitsbehörde. Was hatten die Forscher gefunden? Die Ergebnisse zum geringeren Herzinfarktrisiko bei moderatem Weinkonsum wurden nicht in Abrede gestellt. Unter der Hypothese, dass sich die 23 Gesundheitsprobleme auf Alkohol zurückführen lassen, wurde ein Anstieg des relativen Risikos, eines dieser 23 Probleme zu bekommen, von sage und schreibe 0,5 Prozent gefunden. Das nahm man zum Anlass, den moderaten Weinkonsum zu diskreditieren und forderte die

Gesundheitsbehörde auf, ihre Empfehlung zu widerrufen. Bei 0,5 Prozent nimmt der Laie irrigerweise an, dass eine von 200 Personen ein Problem bekommt. Dem ist aber nicht so!

Der Medienwirbel um die „Lancet"-Studie war weniger dem Resultat geschuldet als vielmehr der Art der Darstellung, der daraus gezogenen Interpretation und den Schlussfolgerungen. Glücklicherweise ist *The Lancet* eine Fachzeitschrift, die zwischen einem relativen Risiko und einem absoluten Risiko sehr wohl unterscheidet und deshalb, gemäß ihren Richtlinien, die Daten zum absoluten Risiko einforderte. Den Gutachtern war das offensichtlich entgangen. Diese Zahlen mussten nachgereicht werden und offenbarten Folgendes: Von je 100 000 Personen, die keinen Alkohol konsumierten, hatten 914 im folgenden Jahr eines der 23 Gesundheitsprobleme. Bei 100 000 Personen, die täglich moderat Alkohol tranken, stieg diese Zahl auf 918. Das heißt, der absolute Risikoanstieg war 4 von 100 000 Personen oder 0,004 Prozent! Ein deutlicher Unterschied zu den ursprünglichen 0,5 Prozent!

Im Jahre 2012 rief das Leibniz-Institut für Wirtschaftsforschung die Aktion „Unstatistik des Monats" ins Leben. Dort hinterfragt man jeden Monat jüngst publizierte Zahlen sowie deren Interpretationen. Die Aktion will dazu beitragen, mit Daten und Fakten vernünftig umzugehen, in Zahlen gefasste Abbilder der Wirklichkeit korrekt zu interpretieren und eine immer komplexere Welt sinnvoller zu beschreiben. Jeden Monat wird eine Statistik gewählt, deren Darstellung oder Interpretation mehr als fraglich oder gar falsch ist. Diese zweifelhafte Ehre wurde den Forschern der „Lancet"-Studie im Monat August 2018 zuteil.[14] In seiner Begründung schreibt das Institut: *„Erstens, ein Drink pro Tag ist wohl ein eher kleines Gesundheitsrisiko, auch weil frühere Studien ein solches nicht immer fanden. Zweitens, die Autoren der „Lancet"-Studie haben ein Grundprinzip transparenter Risikokommunikation nicht beachtet. Und dieser Fall ist im Gesundheitsbereich leider immer noch keine Ausnahme. Mit relativen Risiken kann man eben mehr Angst erzeugen als mit absoluten Risiken."* Das Leibniz-Institut gibt deshalb eine interessante Empfehlung zur Risikobetrachtung: *„Man kann sich auch vergegenwärtigen, dass wir anderswo schwere Risiken in Kauf nehmen, ohne viel darüber nachzudenken. Im Beipackzettel von Aspirin findet man etwa, dass Hirnblutungen und* *akutes Nierenversagen in weniger als einer von je 10 000 Personen auftreten, die Aspirin einnehmen. Kein Vergleich ist perfekt, aber Vergleiche helfen, die Risiken in eine Perspektive zu setzen.* "[15]

Um die Diskussion über mögliche Nachteile des Weinkonsums zu versachlichen, kann es helfen, die Perspektive zu verändern. Stellt man sich Wein nicht als Genussmittel, sondern als Medikament vor, verflüchtigen sich die meisten Argumente der Weingegner. Von jedem Medikament weiß man, dass es unterhalb eines therapeutischen Fensters nicht wirkt und es oberhalb des Fensters zu unerwünschten Nebenwirkungen bis hin zum Tode kommen kann. Selbst bei korrekter Dosierung sind Abhängigkeit und Suchtgefahr nicht auszuschließen. Wer also Weinkonsum wegen möglicher Überdosierung und Suchtgefahr verbieten möchte, muss sich darüber im Klaren sein, dass er gleiches für alle Medikamente fordern müsste. Ich bin mir sicher, dass die meisten Weingegner so weit nicht gehen würden.

Man könnte es auch deshalb nicht fordern, weil das strikte Verbot von Alkohol Konsequenzen für viele Nahrungsmittel hätte. Diese enthalten oftmals Alkohol, was vielen Konsumenten nicht bewusst ist. In Fruchtsäften findet sich bis zu 0,3 Prozent Alkohol, so viel wie in den meisten „alkoholfreien" Bieren. Hinzu kommt noch bis zu 0,2 Prozent des giftigen Methanols. Alkohol steckt auch in festen Speisen. Spitzenreiter sind überreife Bananen, mit fast 1,0 Prozent Alkohol, somit ist in fünf Bananen so viel Alkohol wie in einem Glas Bier. Selbst im Brot ist Alkohol in Spuren enthalten. In letzter Konsequenz müsste man auf fast alle pflanzlichen Nahrungsmittel verzichten, wenn man eine strikte Vermeidung von Alkohol anstrebt.

Ebenso muss die naheliegende Frage, die sich aus der „Lancet"-Studie ergibt, beantwortet werden: Wie können 914 von 100 000 Personen alkoholbedingte Gesundheitsprobleme aufweisen, wenn sie nachweislich keinen Alkohol trinken? Entweder beruhten einige der postulierten Gesundheitsprobleme nicht oder nur bedingt auf Alkohol, was bei ihrer Streichung zu einem besseren Ergebnis zugunsten des moderaten Weinkonsums geführt hätte – oder die Abstinenzler hatten den Alkohol an anderer Stelle unbewusst mit der Nahrung aufgenommen.

Kapitel 2: Medizinalweine

In dem wir sehen, dass Wein bereits im Mittelalter als wirksames Medikamentengemisch verordnet wurde.

> *„Die Medizin sollte nicht nur dem Leben Jahre geben, sondern auch den Jahren Leben."*
>
> Georg Christoph Lichtenberg

Bis zum Ende des 19. Jahrhunderts verordneten Weinärzte regelrechte Weinkuren. In Apotheken wurde Wein auf Rezept ausgegeben. Rheinwein, ein Klassiker unter den ärztlichen Verschreibungen, galt lange Zeit als bestes Heilmittel gegen die meisten Krankheiten. Im Jahre 1753 führte ein Kompendium mit dem Titel „Weinarzt" Wein-Rezepte für fast alle Krankheiten auf, unter anderem bei Gedächtnisproblemen. Trotz jahrzehntelanger Erforschung der Alzheimer-Erkrankung gibt es heute kein wirksameres Medikament. Somit liest sich die aktuelle Empfehlung, Rotwein zur Linderung bei Alzheimer zu trinken, wie ein Rückgriff auf alte Zeiten.[1] Wer sich für die Geschichte des Weins als historisches Medikament interessiert, für den wird sich das lesenswerte, amüsante Buch „Die Wein-Apotheke" von Elmar M. Lorey lohnen.[2] Es enthält einen wunderbaren Rückblick auf eine Zeit, in der, nach Ansicht von Lorey, den meisten Ärzten *„der Korkenzieher vertrauter war als das Skalpell".*

Frägt man einen Chemiker und einen Pharmazeuten nach dem Wichtigsten an einem Arzneimittel, wird man nicht immer dieselbe Antwort bekommen. Während der Chemiker dazu neigt, den aktiven Wirkstoff als wichtigsten Bestandteil anzusehen, sieht der Pharmazeut in der Komposition des Wirkstoffs mit den Hilfsstoffen den Schlüssel zum Erfolg. Und beide haben Recht. Ohne aktiven Wirkstoff wird kein Medikament funktionieren. Der beste Wirkstoff nützt jedoch nichts, wenn er vom Körper nicht verarbeitet werden kann. Die Rede ist von der Bioverfügbarkeit eines Arzneimittels. Diese wird erst durch die richtige Auswahl der Hilfsstoffe gewährleistet.

Somit gerät ein wichtiger Hilfsstoff in den Fokus, der nicht nur bei den Ärzten im Mittelalter, sondern noch heute in der modernen Pharmazie zum Zuge kommt – der Alkohol. Viele Wirkstoffe sind wasserunlöslich und können erst durch Auflösung in Alkohol wirksam verabreicht werden. Auf eine Destillation zur Herstellung reinen Alkohols wurde im Mittelalter verzichtet. Der direkte Einsatz von Wein zur Extraktion von Heilkräutern war einfacher und lieferte ein geschmacklich besseres Resultat. Durch diese Medikamentenentwicklung sind Kräuter- und Medizinalweine überliefert, von denen viele ihren Ursprung einem Kloster zu verdanken haben. Der Einsatz des Weins darf allerdings nicht nur auf die lösungsvermittelnde Eigenschaft des Alkohols reduziert werden. Wie an konkreten Beispielen aus dem Mittelalter aufgezeigt wird, ist es gerade die Mischung von Wein und weiteren Zutaten, die eine Wirkung erst ermöglichen.

Bei einigen Ernährungswissenschaftlern liegt die Empfehlung, Wein und mediterrane Ernährung zu kombinieren, ganz im Trend. Weingegner sehen darin einen Trugschluss. Sie glauben, dass Weingenießer eher zur Bildungsschicht gehören und über mehr Geld verfügen. Deshalb könnten sie sich eine ausgewogene und gesündere Ernährung leisten, die für die Gesundheit verantwortlich ist. Dabei wird fälschlicherweise davon ausgegangen, dass man alles, was man verzehrt, auch verwerten kann. Wenn dem so wäre, sähe es für Hilfsstoffe und die Zukunft der Pharmazie schlecht aus. Viele im Rotwein vorkommende Polyphenole sind schlecht wasserlöslich und benötigen einen gewissen Alkoholgehalt und ein saures Milieu, um resorbiert zu werden. Viele wichtige Inhaltsstoffe aus der Nahrung werden durch den gleichzeitigen Weingenuss erst und besser bioverfügbar werden. Die Kopenhagen-Studie (Kapitel 1) zeigte es auf. Zur Wirkung des Alkohols kommt diejenige weiterer Inhaltsstoffe hinzu, weshalb Wein als komplexe Wirkstoffkombination anzusehen ist. Das ist in der Medizin nicht ungewöhnlich.

Über viele Jahre hinweg war Thomapyrin das meistgekaufte rezeptfreie Schmerzmittel in Deutschland. Es handelt sich dabei um eine festgelegte Kombination von drei Wirkstoffen: Acetylsalicylsäure, Paracetamol und Koffein.[3] Acetylsalicylsäure reichert sich im Gewebe an und hemmt die Prostaglandin-Synthese, weshalb es vor allem gegen den entzündlichen Schmerz wirkt. Paracetamol wirkt bei fiebrigen Erkältungskrankheiten. Es gibt keinen Grund, die beiden Wirkstoffe zu kombinieren, sie könnten auch getrennt zusammen eingenommen werden. Der Vorteil der Kombination kommt erst durch die Hinzunahme von Koffein zustande, das gar kein Schmerzmittel ist. Koffein gilt als analgetisches Adjuvans (von lateinisch *adiuvare* = unterstützen, helfen), das den Effekt von Acetylsalicylsäure und Paracetamol um das 1,3- bis 1,7-fache verstärkt. Das Kombinationspräparat ist deutlich wirksamer als die Einzelsubstanzen und kann somit niedriger dosiert werden.

In der Krebstherapie ist der Einsatz von Wirkstoffkombinationen fast schon die Regel. Der Krieg gegen Krebs lässt sich leichter gewinnen, wenn er an mehreren Fronten gleichzeitig geführt wird. So wird bei bestimmten Tumoren die Kombination der Wirkstoffe cis-Platin, Cyclophosphamid und Etoposid als Team zur gleichen Zeit eingesetzt. Die drei Wirkstoffe verfolgen dasselbe Ziel: die Schädigung der DNA in der Krebszelle während der Wachstumsphase als auch während der Zellteilung. Im Team sind sie ungleich effizienter, da sie das gemeinsame Ziel auf unterschiedlichen Wegen und an unterschiedlichen Orten synchron anstreben. Da zudem die Nebenwirkungen verteilt werden, ist eine höhere Dosierung möglich, was die Heilungschancen weiter erhöht.

Bei der Suche nach potenten Naturwirkstoffen beobachtet man immer wieder, dass isoliert getestete Wirkstoffe nicht das halten, was der Extrakt einer Frucht oder Pflanze versprochen hat. Das ist verständlich, wenn man berücksichtigt, dass im Extrakt Wirkstoffkombinationen und natürliche Adjuvantien vorliegen. Als Paradebeispiel dient der Warnhinweis, bestimmte Medikamente nicht zusammen mit Grapefruitsaft einzunehmen. Grapefruitsaft enthält das Polyphenol Naringenin, das dafür sorgt, dass manche Arzneimittel langsamer abgebaut werden. Viele Beipackzettel warnen davor, ihr Produkt mit Grapefruitsaft einzunehmen, um eine mögliche Überdosierung des Medikamentes zu vermeiden. Auf die naheliegende Idee, weniger Medikament zusammen mit einer definierten Menge an Grapefruitsaft einzunehmen, kommt niemand. Die gleiche Wirkung bei weniger Nebenwirkungen wäre ein Gewinn für den Patienten. Im 7. Kapitel, das die Biosynthese der in Weintrauben vorkommenden Flavonoide betrachtet, wird aufgezeigt, dass alle Flavonoide aus Naringenin entstehen.

Naringenin ist in den Weintrauben und im Wein enthalten. Da liegt es nahe, dass viele Wirkstoffe im Wein besser wirken als in isolierter Form. Und Naringenin ist nicht das einzige Adjuvans im Rotwein!

2.1 Zurück ins Mittelalter

Die historischen Beispiele belegen, dass die Idee, dem Wein als effizientes Wirkstoffgemisch den Vorzug zu geben, nicht neu ist. *„Das Ganze ist mehr als die Summe seiner Teile"* hatte bereits Aristoteles bemerkt. Das Prinzip lässt sich weit über das Mittelalter hinaus zurückverfolgen. Es wurde zwischenzeitlich vergessen.

Antoniuswein und rotes Weinlaub
Im Mittelalter erkrankten viele Menschen an Mutterkorn-Vergiftungen (Ergotismus), ausgelöst durch die giftigen Bestandteile des Mutterkornpilzes, der auf Roggen wächst. Die betroffenen Menschen hatten das Gefühl, bei lebendigem Leib zu verbrennen und entwickelten halluzinogene Wahnvorstellungen, in denen sie von teuflischen Dämonen verfolgt wurden. Die Vergiftung bewirkte eine Verengung der Arterien, besonders in den Händen und Füssen mit der Folge, dass diese sich schwarz verfärbten und in den meisten Fällen sauber abfielen oder leicht amputieren ließen. Weniger „Glückliche" verstarben direkt an der Krankheit, schätzungsweise rund 200 000 Menschen im Verlauf von vier Jahrhunderten.

Im Jahr 1089 gründeten Mönche die „Hospitalbruderschaft zum Heiligen Antonius zur Pflege der am Heiligen Feuer Erkrankten". Diese konnte, trotz unbekannter Ursache der Krankheit, beachtliche Erfolge bei der Heilung erzielen. Wie sah der ganzheitliche Therapieansatz der Mönche aus? Er bestand aus einem geheimen Balsam, einem Wein, der durch Berührung mit einer Reliquie (Armknochen) des heiligen Antonius „verbessert" wurde, dem sogenannten Antoniuswein und stundenlanger Meditation vor Heiligenbildern in der Kirche zur Vertreibung der Dämonen. Die Korrelation zwischen diesem Therapieansatz und der Heilung ist beachtlich. Jedoch hätte die gleiche Therapie außerhalb der Klostermauern nicht gewirkt. Aus heutiger Sicht wissen wir weshalb. Die Ursache ist in den Essgewohnheiten der Klöster zu finden, die sich in der damaligen Zeit deutlich von denen der Landbevölkerung unterschieden. Im Kloster wurde fast ausschließlich Weißbrot aus Weizenmehl und Wein konsumiert. Damit wurde die schleichende Vergiftung durch den Roggenparasiten unterbrochen, die Arterien durch den Weinkonsum geweitet und die Patienten letztlich geheilt.[4]

Dabei beschränkt sich die Wirkung des Weins nicht nur auf die arterienweitende Eigenschaft des Alkohols. Durch die Vergiftung werden die Blutgefäße angegriffen und geschwächt. In diesem Stadium lediglich eine Arterienweitung vorzunehmen ist so unsinnig wie einen porösen Fahrradschlauch durch Aufpumpen funktionsfähig machen zu wollen. Besser vitalisiert man zusätzlich die Blutgefäße während der Erweiterung. Hier kommen Inhaltsstoffe im Rotwein ins Spiel, die seit über 100 Jahren ihren Weg in die Apotheken gefunden haben und zur Behandlung chronischer Venenschwäche eingesetzt werden. Die Rede ist von rotem Weinlaub.

Das rote Weinlaub ist eine Arzneidroge aus den Blättern von Rotwein-Reben[5], für deren Wirksamkeit die darin enthaltenen Flavonoide verantwortlich sind. Da die Dosis über den Heilerfolg entscheidet, sind nur bestimmte Rotwein-Rebsorten geeignet. „Rotes Weinlaub" wird aus den Blättern der weniger häufig angebauten Färbertrauben gewonnen. Diese verwendet man wegen ihres hohen Anteils an Farbstoffen als Deckwein zur Färbung heller Rotweine, zur Herstellung von rotem Traubensaft und von natürlichen Lebensmittelfarbstoffen (E163).

Die Weinstöcke werden nicht speziell zur Gewinnung des roten Weinlaubs angebaut. Ihre Ernte erfolgt einige Wochen nach der Weinlese. So kann der Weinstock wichtige Nährstoffe aus den Blättern in den Stamm transportieren und speichern. Auf den Gehalt der benötigten Flavonoide hat das keinen Einfluss. Sie erreichen erst während der Traubenreife ihre Höchstwerte und halten diese über einige Wochen. Nur wenn ein Mindestgehalt an Polyphenolen und Flavonoiden erreicht wird, ist rotes Weinlaub wirksam. Somit kann man festhalten: Die Arterienweitung und Heilung progredienter Venenerkrankungen durch Weininhaltsstoffe ist effizienter als durch Alkohol allein.

Wenn die Inhaltsstoffe des Rotweins die Arterien weiten und elastischer machen, ist eine Senkung des Blutdrucks die logische Folge. Aktuell geht die Krebsforschung der Frage nach, ob Blutdrucksenker synergistisch bei Krebstherapien eingesetzt werden können. Neue Ergebnisse lassen diesen Schluss zu. Die den Krebs versorgenden Blutbahnen zeichnen sich dadurch aus, dass sie weniger flexibel sind, stärker zusammenfallen und weniger Sauerstoff transportieren. Das ist für den Krebs nicht nachteilig. Im Gegenteil, Krebs ist an Sauerstoff nicht interessiert, wie in Kapitel 4 näher ausgeführt wird. Sauerstoff reagiert in den Zellen mit Wasser zu Wasserstoffperoxid, das seinerseits mit Eisen Sauerstoffradikale bildet. Diese Radikale schaden dem Krebs erheblich. Die durch Blutdrucksenker verursachte Gefäßerweiterung führt zu einer höheren Durchblutung und damit zu einer verbesserten Sauerstoffversorgung. Das Team von Rakesh Jain an der Harvard Universität konnte an Mäusen beobachten, dass der Blutdrucksenker Losartan den Erfolg der Chemotherapie deutlich verbesserte.[6] Losartan bewirkt, dass sich die zusammengefallenen Blutgefäße des Tumors wieder öffnen. Dadurch verbessert sich die Aufnahme von Krebsmedikamenten und von Sauerstoff. Während die alleinige Behandlung mit Losartan keine Auswirkung auf das Krebswachstum hatte, konnte durch Kombination von Chemotherapie und Blutdrucksenker das Wachstum verlangsamt und das Leben der Mäuse verlängert werden. Erste klinische Studien werden derzeit durchgeführt und mit Resultaten dürfte in den nächsten Jahren zu rechnen sein. Die Frage, ob in der Vergangenheit vereinzelte Chemotherapien eventuell durch unbeabsichtigte Co-Medikation mit Rotwein verbessert wurden, muss so lange unbeantwortet bleiben.

Johanniswein

Johanniswein, bei dem Johanniskraut mit Wein extrahiert wird, wurde bereits im Mittelalter als Medizin gegen Depressionen und zur Stimmungsaufhellung eingesetzt. Johanniskraut blüht von Juni bis September, wobei sich die leuchtend gelben Dolden um Johanni herum (24. Juni) besonders prächtig entfalten. So entstand die Namensgebung vor vierhundert Jahren, lange bevor der schwedische Botaniker Carl von Linné ihm den wissenschaftlichen Namen *Hypericum perforatum* gab.

Wissenschaftlich ist die Wirksamkeit von Johanniskraut gegen Depressionen seit einigen Jahren zweifelsfrei belegt.[7] Das führte zu einer positiven Bewertung des Bundesinstituts für Arzneimittel und Medizinprodukte (BfArm), weswegen eine Vielzahl alter und neuer Hypericum-Präparate auf den Markt kamen. Die Meinungen über die entscheidenden Wirkstoffe im Extrakt gingen zunächst auseinander, denn Johanniskraut wartet mit einer ganzen Palette von pharmakologisch interessanten Inhaltsstoffen auf. Neben den namensgebenden Wirkstoffen Hypericin und Pseudohypericin findet man einige Flavonoide (Quercetin und Kämpferol), Biflavonoide (Biapigenin und Amentoflavon) und Gerbstoffe (Catechin und Procyanidine).

Systematische Untersuchungen ergaben ein hochinteressantes Bild des Wirkmechanismus. Alle Inhaltsstoffe erwiesen sich, für sich allein genommen, als komplett unwirksam. Ihre Wirkung im Extrakt entsteht erst durch das Zusammenwirken aller beteiligten Inhaltsstoffe, wobei den Flavonoiden eine besondere Rolle zugewiesen wird. Der gesamte Extrakt, und nicht eine der in ihm enthaltenen Reinsubstanzen, muss als therapeutisch wirksames Prinzip angesehen werden.[8] Einige der Flavonoide im Johanniskraut sind auch im Rotwein enthalten. Es lässt sich annehmen, dass die Kombination zu einer Wirkungsverstärkung führt.

Für die Entstehung und den Verlauf von Depressionserkrankungen ist der Tryptophanstoffwechsel entscheidend. In gesunden Zellen wird die Aminosäure Tryptophan über das Glückshormon Serotonin zu Melatonin abgebaut und ein Wohlbefinden stellt sich ein. Die Beeinflussung des Tryptophanstoffwechsels wurde mittlerweile auch als therapeutisches Ziel zur Aktivierung des Immunsystems gegen Krebs erkannt.

Das Immunsystem ist in der Lage, gegen Krebszellen vorzugehen. Killerzellen (T-Zellen) spüren Krebszellen auf und bekämpfen sie. Um sich vor den Killerzellen zu schützen, produzieren Krebszellen ein Protein namens Indolamin-2,3-dioxygenase (IDO), dessen Aufgabe darin besteht, die Aminosäure Tryptophan nicht zu Serotonin und Melatonin, sondern zu Kynurenin abzubauen. Dadurch wird die Produktion der Killerzellen lahmgelegt. Als Nebeneffekt treten durch das fehlende Serotonin Niedergeschlagenheit und Depression auf. Wirkstoffe, die die Produktion von IDO behindern oder IDO unwirksam machen (IDO-Inhibitoren), sind ideale Werkzeuge im Kampf gegen Krebs.

Die Inhaltsstoffe des Johanniskrauts können beides bewirken. Zum einen unterdrücken sie Entzündungen, in deren Folge IDO gebildet wird[9], zum anderen sind im Extrakt Verbindungen wie Quercetin enthalten, die als IDO-Inhibitoren wirken. Diese immunmodulatorische Wirkung wird ebenfalls bei Rotwein beobachtet.[10] Der Abbau von Tryptophan zu Kynurenin wird durch eine ganze Palette von Rotwein-Inhaltsstoffen wie beispielsweise Apigenin[11], Quercetin, Resveratrol[12] und (!) Alkohol (Ethanol) behindert. Eine Kombination von Johanniskrautextrakt und Rotwein ist deshalb deutlich potenter in ihrer Gesamtwirkung. Somit dürfte Johanniswein im Mittelalter die eine oder andere Krebserkrankung verlangsamt, wenn nicht sogar geheilt haben.

Die Möglichkeiten des Johanniskrauts sind damit nicht erschöpft. Allen voran fanden die Inhaltsstoffe Hypericin und Pseudohypericin in der photodynamischen Krebstherapie ihren festen Platz. Bei dieser Therapie wird den Patienten eine durch Licht aktivierbare Substanz verabreicht, die sich in den Krebszellen anreichert. Durch anschließende Bestrahlung werden Sauerstoffradikale erzeugt, die die Krebszellen abtöten. Von weiteren Möglichkeiten, Krebs durch Radikale zu bekämpfen, wird noch die Rede sein.

Mittelalterliches Antibiotikum auf Weinbasis
Gerstenkörner (mediz. Hordeolum) resultieren aus einer bakteriellen Infektion eines Wimpernfollikels und der angrenzenden Talg- und Schweißdrüsen. Staphylokokken gelten in den meisten Fällen als Erreger. Auf eine besondere Augensalbe zur Heilung der Gerstenkörner sind vor kurzem Historiker und Mikrobiologinnen in England in dem 1 000 Jahre alten Medizinbuch *Bald's Leechbook* gestoßen. Wie dort nachzulesen ist, gebe man Knoblauch, Zwiebeln, Wein und Ochsengalle in einen Messingkessel und lasse die Mixtur neun Tage lang ruhen. Anschließend wird diese durch ein Tuch filtriert und fertig ist die Salbe.

Dass die Salbe hilft, davon waren die Wissenschaftlerinnen überzeugt. Alle Zutaten hatten in der Vergangenheit ihr antibiotisches Potential bereits zu erkennen gegeben. Was die Professorinnen bei ihren Reproduktionsversuchen beobachteten, übertraf ihre Erwartungen bei Weitem.[13] Für ihre Tests züchteten sie das Bakterium Staphylococcus aureus und behandelten Mäuse mit infizierten Wunden. Setzten sie die Bakterien nur den Einzelzutaten aus (also Knoblauch, Zwiebeln, Wein oder Ochsengalle allein) passierte nichts. Erst die im Messingkessel zubereitete Mischung löschte die Bakterien fast komplett aus. An infizierten Wunden konnten 90 Prozent der Bakterien abgetötet werden – ein Wert, der von den derzeit besten Antibiotika nicht übertroffen wird.

Zum Wirkmechanismus gibt es bislang eine interessante Theorie. Für ihre Versuche verwendeten die Forscherinnen Pennard Organic, einen Weißwein aus der Rebsorte Seyval Blanc. Da Wein über ein ganzes Arsenal an Flavonoiden verfügt, könnten sich durch die sauren Bedingungen Kupfer-Ionen aus dem Messingkessel lösen (weshalb die Mixtur neun Tage im Kessel verbleibt), die dann mit Flavonolen Komplexe bilden. Diese sind dafür bekannt, dass sie prooxidativ wirken und die Bildung von Radikalen fördern. Diese Radikale töten Bakterien und greifen Krebszellen an. Der Mechanismus wird in der Krebsforschung aktuell untersucht. Vielleicht könnte Rotwein, mit seinem höheren Anteil an Flavonoiden, eine noch bessere Salbe erzielen.

Kupfer in der Krebstherapie
Im Weinanbau bewähren sich seit Jahrzehnten kupferhaltige Spritzmittel zur Bekämpfung verschiedener Pilzkrankheiten. Langsam setzt sich die Erkenntnis durch, dass übermäßiges Spritzen nicht zur Qualitätssteigerung beiträgt und man die Einsatzmenge auf ein gesundheitlich unbedenkliches Niveau reduziert. Leider führt die verbreitete Aversion gegenüber Schwermetallen dazu, dass mitunter über das Ziel hinausgeschossen wird.

Ohne den Einsatz kupferhaltiger Präparate ist die Erzeugung qualitativ hochwertiger Weine kaum möglich, weshalb selbst im biologischen Weinbau darauf nicht verzichtet werden kann. Kupfer wirkt zudem bei der alkoholischen Gärung gegen Fehlaromen (Böckser). Im Laufe der

Gärung fällt es nahezu vollständig wieder aus, weshalb nur Spuren im Wein verbleiben. Zu viel Kupfer kann man schmecken. Bei mehr als 1,0 Milligramm pro Liter schmeckt Wein metallisch und bitter. Im Wein finden sich in der Regel Kupfermengen unter 0,5 Milligramm pro Liter. Zum Vergleich: die empfohlene Tagesmenge (richtig gelesen, das Spurenelement Kupfer ist lebensnotwendig) für einen Erwachsenen liegt bei 1 bis 1,5 Milligramm. Wer mit Kupfer ein Problem hat, sollte zuerst Leber vom Speiseplan entfernen, darin finden sich 50 Milligramm Kupfer pro Kilogramm – hundertmal mehr als in einem Liter Rotwein.

Wird Kupfer dem Wein zur Entfernung der Fehlaromen zugefügt, muss es durch „Blauschönung" mittels Kaliumhexycyanoferrat wieder entfernt werden. Diese Methode zur Entfernung von Schwermetallen und zur Korrektur von Aromen ist im ökologischen Weinbau nicht erlaubt. Das Verbot ist positiv, weil so der Gehalt an Kupfer-Flavonol-Komplexen höher ausfällt und der Rotwein wirksamer wird.

Das Prinzip des mittelalterlichen Antibiotikums verwirrt auf den ersten Blick. Wenn Kupfer-Flavonol-Komplexe prooxidativ wirken und die Bildung von Radikalen begünstigen, wie können sie im Wein wirksam werden, der angeblich ein Füllhorn antioxidativer Polyphenole sein soll? Hier handelt es sich um einen grundlegenden Gedankenfehler, dessen Berichtigung eines der Hauptanliegen dieses Buches ist.

Polyphenole wirken durchaus antioxidativ. Sie werden zu diesem Zweck von Pflanzen hergestellt, die sich damit besser schützen können. Dieser Effekt, der sich in vitro sehr gut messen lässt, ist unbestritten. Es bleibt jedoch festzustellen, dass der Mensch keine Pflanze ist und in vitro Resultate nicht einfach auf in vivo Studien übertragen werden können. Zudem haben Polyphenole nur eine begrenzte Bioverfügbarkeit. Langsam setzt sich die Erkenntnis durch, dass die Rolle der Polyphenole neu überdacht werden muss.[14]

Die Situation gestaltet sich komplex. Zum einen gibt es Polyphenole, die entweder prooxidativ oder antioxidativ wirken. Zum anderen gibt es Polyphenole, die beides können. Bei ihnen entscheidet die Dosis, ob sie antioxidativ oder prooxidativ auftreten. Bemerkenswert wird es, wenn sich ein Polyphenol in einer gesunden Zelle als Antioxidans und in einer Krebszelle als Prooxidans verhält. Zu diesen wünschenswerten Spezialisten gehört ein Polyphenol, das es im Rotwein zu einer gewissen Berühmtheit gebracht hat und auf das noch näher eingegangen wird - Resveratrol.

In diesem Kapitel liegt der Schwerpunkt auf Beispielen, in denen sich die Kombinationen verschiedener Inhaltsstoffe synergistisch ergänzen. Kupfer-Flavanol-Komplexen nehmen eine wichtige Rolle ein. Ihr Einsatz als Prooxidans setzt Krebszellen zu und gesunde Zellen werden durch Resveratrol geschützt. Krebspatienten, die sich ihren Krebs durch exzessiven Alkoholkonsum ertrunken haben und denen mit dem Medikament Disulfiram geholfen wurde, können das bestätigen.

Disulfiram
Nicht selten erweist sich ein Medikament, das für eine bestimmte Krankheit entwickelt wurde, plötzlich als außerordentlich wirksam für eine andere Krankheit. Das kann passieren, wenn der Patient zwei Krankheiten hat und die Heilung beider mit demselben Medikament gelingt. Die systematische Auswertung solcher Krankengeschichten ergibt den entsprechenden Hinweis.

In diese Kategorie fallen wundersame Genesungen von alkoholabhängigen Krebspatienten in den 1960er Jahren. Die Patienten bekamen gleichzeitig zur Chemotherapie das seit Jahrzehnten eingesetzte Alkoholismus-Medikament Disulfiram zur Unterstützung der Abstinenz. Die Studie geriet in Vergessenheit, vermutlich weil kein plausibler Wirkmechanismus für Disulfiram bekannt war.[15]

In den letzten Jahren ist das Interesse an Disulfiram wieder gewachsen. Die retrospektive Auswertung eines dänischen Krankenregisters ergab zweifelsfrei, dass Disulfiram-Nutzer seltener an Brust- oder Prostatakrebs erkranken. Zudem gibt es erste plausible Theorien zum Wirkungsmechanismus. Disulfiram wird in der Leber zu Dithiocarb abgebaut, das mit Kupfer einen Komplex bildet, der sich in den Tumorzellen anreichert. Dort bindet der Kupfer-Komplex an ein Protein, das für die Krebszellen überlebenswichtig ist. Im nächsten Schritt produziert der Kupfer-Komplex unablässig Sauerstoffradikale, die die Krebszellen in den programmierten Zelltod (Apoptose) treiben.[16]

Dieser Wirk-Ansatz scheint sehr vielversprechend, und man sucht nach anderen, natürlichen Kupferkomplexierern. Hier macht die Klasse der im Rotwein reichlich vorhandenen Flavonoide auf sich aufmerksam.[17] Sie sind in der Lage, Eisen- und Kupferionen zu binden und dadurch gezielt Radikalbildungen in Krebszellen auszulösen. Das stimmt für die Suche nach dem richtigen Rotwein hoffnungsvoll.

Nachtrag zum Antibiotikum auf Weinbasis
Unbeantwortet bleibt die Frage, ob die Wirksamkeit der reproduzierten Antibiotikasalbe vergleichbar ist mit der im Mittelalter hergestellten Salbe. Denn damals gab es den Weißwein Seyval Blanc noch nicht. Seyval Blanc ist ein Hybrid, den der französische Rebenzüchter Albert Seibel 1919 kreuzte (Abbildung 10.1). Zu dieser Zeit wurden pilzresistente Reben gezüchtet, da man sich neben der Reblaus auch einige Pilzkrankheiten aus Amerika importiert hatte. Das Problem mit der Reblaus konnte man durch Pfropfung des Edelreises von Europäerreben auf die Wurzelunterlage amerikanischer Wildreben lösen. Was lag also näher, als durch Kreuzung von Europäerreben mit amerikanischen Wildreben pilzwiderstandsfähige Rebsorten zu züchten? Seyval Blanc besitzt somit Gene der amerikanischen Wildrebe und könnte Inhaltsstoffe enthalten, die in Europäerreben nicht oder nicht ausreichend enthalten sind. So sind Hydroxyzimtsäuren in Weißweinen unterschiedlich stark ausgeprägt. Während im Riesling Ferulasäure dominiert, ist dies Kaffeesäure im Chardonnay und im Seyval Blanc eben Cumarsäure.[18] Der Einsatz unterschiedlicher PIWI-Weine, die über Gene aus Wildreben verfügen, könnte unterschiedlich wirkende Antibiotika zur Folge haben.

Wein bei Magenbeschwerden
Über viele Jahrhunderte hinweg wurde Wein zur Behandlung von Magenbeschwerden eingesetzt. Im 12. Jahrhundert benutzte Hildegard von Bingen gleich mehrere Kräuterweine aus ihrer Klosterapotheke: einen Weinsud von Melisse, ein Wein mit eingelegten Lorbeeren sowie eine Komposition aus Wermutsaft, Honig und Wein. In der Renaissance riet Michel Eyquem de Montaigne den Ärzten, Magenprobleme durch exzessiven Weingenuss einmal im Monat zu lindern. Sogar noch Ende des 19. Jahrhunderts verschrieb der Arzt und Winzer Stephan Oellers „Assmannshäuser Höllenberg" für Patienten, die es „mit dem Magen hatten".

Der berühmte Vinum Chalybeatum wurde als „Stahlwein" bei Magenbeschwerden verordnet. Das *Deutsche Apothekenbuch* beschrieb 1795 die Zubereitung. Für den Stahlwein wurden 120 Gramm Eisenfeilspäne, 16 Gramm Muskatblüte und 16 Gramm Zimt mit anderthalb Liter Rheinwein übergossen. Nach einem Monat wurde filtriert und die Kur mit diesem Medizinalwein, der gleich schalenweise zu konsumieren war, konnte beginnen. Das Herstellungsprozedere erinnert augenfällig an die mittelalterliche Rezeptur des Antibiotikums. Die Säuren im Wein greifen die Eisenspäne an. Die gelösten Eisen-Ionen bilden mit den im Wein vorhandenen Flavonoiden Eisen-Komplexe, die für die Radikalbildung verantwortlich sind. Diese attackieren Bakterien und werden dabei vom extrahierten und antibakteriell wirkenden Zimtaldehyd unterstützt.

Die Ärzte standen, was die Behandlung von Magenbeschwerden mit Wein betraf, bis zum Ende des 20. Jahrhunderts vor einem Dilemma. Der Wein half, aber niemand wusste warum. Gute Ideen werden, wenn sie nicht gleich als richtig erkannt werden, tragischerweise verworfen und bekämpft. Zwar veröffentlichte der Arzt Walter Krienitz 1906 eine Arbeit über spiralförmige Bakterien im Mageninhalt eines Patienten mit Magenkrebs.[19] Diese wurde jedoch nicht weiter beachtet, weil vier Jahre später sein Berufskollege Karl Schwarz das beliebte, aber falsche Diktum „Ohne Säure kein Ulkus" formulierte.

Als die australischen Ärzte Robin Warren und Barry Marshall 1982 das Bakterium Helicobacter pylori als Hauptursache für Magengeschwüre und Entzündungen der Magenschleimhaut präsentierten, rüttelten sie an den Grundfesten medizinischen Basiswissens. Dieses sah die Beschwerden als Resultat eines übersäuerten Magens und keine Überlebenschance für Bakterien in der Magensäure. Generationen von Medizinstudenten lernten, dass bei Stress der Magen vermehrt Säure produziert und davon schließlich selbst angegriffen wird.

Helicobacter pylori ist ein sehr großes Bakterium. Warren und Marschall kultivierten es und zeigten, dass ein Bakterium sehr wohl in der Magensäure überleben kann. Die Frage, ob die Bakterien Ursache für die Entzündung sind, beantwortete Barry Marshall endgültig durch einen Selbstversuch. Er schluckte Helicobacter und bekam eine schwere

Magenschleimhautentzündung. Der Weg war frei für die Behandlung von Patienten, die nun ganz unspektakulär in der sogenannten „Triple-Therapie" eine Kombination aus Antibiotika (Amoxicillin und Clarithromycin) und Pantoprazol erhalten. 2005 bekamen Warren und Marshall für ihre Arbeit den Nobelpreis für Medizin verliehen.[20]

Bei Patienten, die eine Helicobacter-Therapie durchlaufen haben, findet man auffallend weniger Magenkrebs. 1994 stufte die WHO Helicobacter pylori als Klasse-I-Karzinogen ein, weil vermutlich 95 Prozent aller Magenkarzinome durch Helicobacter pylori bedingt sind. Weltweit war Magenkrebs lange Zeit die zweithäufigste karzinombedingte Todesursache. Die Tendenz ist rückläufig, aktuell nimmt Magenkrebs Platz fünf ein. Das liegt daran, dass man Helicobacter nun diagnostizieren und therapieren kann. Das konnte in früheren Zeiten vereinzelt auch mit Wein erreicht werden!

Jüngste Studien belegen eine umgekehrte Beziehung zwischen einer Infektion von Helicobacter und Weinkonsum. Die Rebsorte und der pH-Wert der verschiedenen getesteten Weine sind bestimmende Faktoren für die bakterizide Wirkung. Weine mit mehr Säure zeigen eine höhere Wirksamkeit. Die Studien offenbaren erneut, dass die Wirkung nicht vom Alkohol allein erzielt wird, sondern durch die Synergie zwischen verschiedenen Inhaltsstoffen des Weins.[21] Zwischenzeitlich wurde ebenfalls bestätigt, dass Resveratrol das Wachstum von Helicobacter behindert.[22]

Den Ärzten im Mittelalter war das so nicht bekannt. Sie verordneten den Wein auf empirischer Grundlage, heilten damit durch Helicobacter-Infektionen ausgelöste Magengeschwüre und bewahrten einige Patienten vor Magenkrebs.

Wermut ist für alles gut
Wermut ist ein mit Gewürzen und Kräutern aromatisierter Wein, dessen Heilwirkung bereits in der Antike bekannt war. Wesentlicher Bestandteil ist Wermutskraut (*Artemisia absinthium*). Um die Bioverfügbarkeit der Inhaltsstoffe zu erhöhen, arbeitete man mit alkoholischen Lösungen und Extrakten. Gut belegt sind die Wermutabkochungen in Wein, die Hildegard von Bingen im 12. Jahrhundert beschrieb. Auf

deren Grundlage werden noch heute Wermutgetränke mit einem Alkoholgehalt von ungefähr 9,0 Volumen Prozent verkauft. Andere Wermutweine, bei denen Wermutblätter gemeinsam mit Trauben vergoren werden, sind für das 16. Jahrhundert belegt. Sie standen in dem Ruf, besonders wirksame Magenmittel zu sein.[23]

Die Traditionelle Chinesische Medizin setzte Wermutskraut schon sehr früh zur Behandlung von Brustkrebs ein. Neuere Untersuchungen belegen die Wirksamkeit des alkoholischen Extrakts für diese Krebserkrankung.[24] Das Wachstum der Krebszellen wird behindert, die Produktion von Sauerstoffradikalen erhöht und der programmierte Zelltod ausgelöst. Eine Besonderheit, die man auch bei Wirkstoffen aus anderen Artemisia-Arten beobachtet und die deshalb zunehmend in der Krebstherapie eingesetzt werden.

Zur Berühmtheit brachte es ein Wermut, dessen Name sich direkt vom wichtigsten Bestandteil ableitet: Absinth. In guter Absicht für Heilzwecke entwickelt, wurde das Getränk zu einem Problem für die Volksgesundheit. Während des Algerienkrieges (1844-1847) verabreichte man Absinth an die Soldaten zur Prophylaxe vor diversen Krankheiten, wie Malaria und Wurmbefall, sowie zur Steigerung der Kampfmoral. Die heimkehrenden Soldaten machten das Getränk populär. Die Verbreitung bekam einen zusätzlichen Schub durch die Reblaus-Plage, die zwischen 1865 und 1885 große Teile der französischen Weinanbaugebiete zerstörte. Wein wurde für einkommensschwache Schichten unbezahlbar, die nun verstärkt zum Absinth griffen.

Der massenhaften Konsum offenbarte gesundheitliche Nebenwirkungen, als Absinthismus bezeichnet, für die man eine Zeitlang die Verbindung Thujon verantwortlich machte. Aufgrund dieser Probleme kam es zu Beginn des 20. Jahrhunderts in fast ganz Europa zu einem Absinth Verbot.

Nach heutigem Wissenstand war der Absinthismus jedoch nichts anderes als eine Form der Alkoholabhängigkeit. Thujon spielt dabei keine oder nur eine untergeordnete Rolle. Dafür rückten andere gesundheitlich bedenkliche Zusatzstoffe ins Fadenkreuz. Die große

Nachfrage hatte dazu geführt, dass Mitte des 19. Jahrhunderts fleißig gepanscht wurde. Statt Branntwein wurde billiger Industriealkohol eingesetzt, über dessen Reinheit man nur Vermutungen anstellen kann. Hinzu kamen bedenkliche Mengen an Kupfersulfat und Kupferacetat, um die grüne Farbe zu intensivieren, und Antimonchlorid, um die für den Absinth typische Trübung mit Wasser zu erzeugen. Von weiteren Schwermetallzusätzen wird berichtet.

Seit 1988 ist Absinth in der EU wieder zugelassen und erfreut sich zusehender Beliebtheit.

2.2 Von gefährlichen und nützlichen Zusatzstoffen

Die Schwermetalle im Absinth waren keine Ausnahmeerscheinung. Schon immer wurde der Versuch unternommen, Wein durch Zusätze zu verbessern, haltbarer zu machen oder um eine bessere Qualität vorzutäuschen. Daran hat sich bis heute nichts geändert. Die Versuche im Mittelalter waren in der Regel nicht erfolgsversprechend. Im Gegenteil, viele Weine schädigten durch dilettantische Zusätze die Gesundheit massiv.

Deshalb verordnete Kaiser Friedrich III. bereits 1475: *„..., dass nymand, weder geistlich noch weltlich, daher Wein machen soll, bey aidts Pflicht, anders, dann er gewachsen sey ..."* Dieses Reinheitsgebot zum Schutz der Konsumenten ist sogar älter als das Reinheitsgebot für Bier von 1516. Bei strenger Auslegung wären alle Zusatzstoffe verboten gewesen, selbst die heute noch gebräuchliche Schwefelung zum Schutz vor Oxidation. Soweit wollte Friedrich III. sicher nicht gehen. Vielmehr versuchte er die im Mittelalter zur Gewohnheit gewordene Panscherei mit unsinnigen Chemikalien, zum Teil starken Giften, zu verbieten. Ein kurzer Blick auf einige gebräuchliche Zusätze lässt erschauern. Es kamen unter anderem Quecksilber und Bleiweiß (Bleihydroxidcarbonat) zum Einsatz, dessen Giftigkeit bereits seit der Antike bekannt war. Nicht selten beruhte ein langwieriges

46

Gebrechen oder eine tödliche Krankheit auf dem Genuss einer vergifteten Weinmischung.

Leider schreckte die Weinordnung von 1475 niemanden ab, da es sich um eine Empfehlung handelte. Das änderte sich am 24. August 1498, als Kaiser Maximilian I. auf dem Reichstag zu Freiburg die Weinordnung seines Vaters ergänzte und die Verfälschung und das Panschen von Wein unter Strafe stellte. Auf diese Weinordnung von 1498 beziehen sich spätere Verordnungen, wie beispielsweise die des Landgrafen von Hessen-Kassel aus dem Jahre 1751. Dort heißt es: „Wer Wein mit Mineralien vergifte und schädlich und ungesund mache, solle mit dem Strang vom Leben zum Tod gebracht werden."[25] So weit geht die heutige Rechtsprechung nicht mehr.

Wer deshalb glaubt, das Mittelalter sei vorbei, dem sei der Glykol-Skandal von 1985 in Erinnerung gerufen. Glykol, als Kühlerfrostschutzmittel bekannt, ist ein Alkohol, der normalerweise im Wein nicht vorkommt. Der Name leitet sich vom griechischem *glykys* ab und bedeutet süß-schmeckend. Wohl wegen des süßlichen Geschmacks und um eine bessere Qualität vorzutäuschen, kam es 1985 zum Skandal in Österreich. Dort wurde Glykol in großen Mengen dem Wein zugesetzt und löste eine Krise im Weinbau aus. Millionen Flaschen mussten vom Markt genommen werden. Zu Recht, heute weiß man, dass Glykol in anderen Produkten für mindestens acht schwere Vergiftungsepidemien sorgte, bei denen mehrere hundert Kinder verstarben.

Bei der alkoholischen Gärung entstehen 5 bis 10 Gramm Glycerin pro Liter. Glycerin ist ebenfalls ein Alkohol, aber im Wein erwünscht! Gerade in qualitativ besseren Weinen finden sich größere Mengen, die der Weinliebhaber wegen des resultierenden „mouthfeeling" besonders schätzt. Glycerin ist nicht gefährlich und als Süßstoff erhältlich. Da verwundert es nicht, dass „gewiefte" Winzer durch unerlaubte Glycerin-Zugabe ihre Weine nachträglich aufbessern. Das ist laut Weingesetz verboten. Nicht verboten ist es hingegen, durch gezielte Züchtungen und Beeinflussung des Gärungsverlaufs den Glycerin-Anteil zu erhöhen. Offensichtlich ist für den Gesetzgeber die Menge an Glycerin nicht entscheidend, sondern der Ursprung des Glycerins. Das sollte sich ändern, denn Glycerin unterstützt den wichtigsten Tumorsuppressor. Der ideale Rotwein gegen Krebs wird sicherlich über größere Glycerin-Mengen verfügen. Dazu später mehr.

Die Empfehlung der amerikanischen Gesundheitsbehörde für einen moderaten Alkoholgenuss kann man bei genauer Auslegung des Wortlauts viel weiter fassen. Während der Laie den in Getränken vorkommenden Ethylalkohol (auch Ethanol genannt) als Alkohol bezeichnet, versteht man in der Wissenschaft darunter einen Sammelbegriff für eine Klasse von Verbindungen. In diesen Alkoholen sind per Definition eine oder mehrere Hydroxygruppen (OH-Gruppen) an einer Kohlenwasserstoffkette gebunden. Glykol und Glycerin erfüllen diese Bedingung und werden als Alkohole bezeichnet.

Auch Traubenzucker (oder Glukose genannt) zählt zu den Alkoholen. Bei der im Traubensaft vorkommenden Glukose handelt es sich um einen fünfwertigen Alkohol, weil sie über fünf Hydroxygruppen verfügt. Glukose ist überlebenswichtig. Jede menschliche Zelle benötigt Glukose zur Energiegewinnung oder zur Herstellung der DNA-Bausteine, wenn sie wachsen und sich teilen möchte. Dennoch sollte Glukose moderat konsumiert werden, denn beim Abbau der Glukose entsteht das sehr starke Mutagen Methylglyoxal. Solange sich der Abbau auf kleine Mengen beschränkt, kann die Zelle das üble Mutagen sicher entsorgen. Bei übertriebenem Glukosekonsum kommt das Entsorgungssystem nicht mehr hinterher. Überschüssiges Methylglyoxal führt dann zu Mutationen und zu viele Mutationen letztlich zu Krebs! Somit gilt für Glukose sowie für Haushaltszucker, der ebenfalls Glukose enthält, das Gleiche, was für den Weinkonsum gilt. In moderaten Mengen ist Zucker überlebenswichtig, in größeren Mengen dagegen schädlich.

Über Nahrungsmittel sind wir ausreichend mit Zucker versorgt, deshalb gehört Zucker nicht in den Wein! Es wäre für den idealen Rotwein wichtig, dass er trocken ausgebaut wird. Die Gärung ist dann abgeschlossen und der Wein enthält fast keine Restsüße (Restzucker) mehr. Weil Alkohol ein Geschmacksverstärker ist, glauben einige Weintrinker, ein Wein wäre umso hochwertiger, je höher der Alkoholgehalt ist. Dieses Denken hat zu einer der meistpraktizierten

Weinmanipulationen geführt: der Anreicherung des Mostes mit Zucker, im Fachjargon mit „Chaptalisation" bezeichnet. Benannt nach dem französischen Chemiker Jean-Antoine Chaptal (1756–1832) dient sie der Erhöhung des Alkoholgehaltes von Wein durch Zugabe von Rohrzucker zum Traubensaft oder zum Most vor oder während der Gärung. Auf diese gesetzlich zulässige, Zuckerung mit Rohrzucker (Saccharose, auch Haushaltszucker genannt) sollte verzichtet werden. Haushaltszucker besteht zu gleichen Teilen aus Glukose und Fruktose. Da Glukose schneller vergärt, wird die verbleibende Restsüße in chaptalisierten Weinen von der Fruktose verursacht. Zuviel Fruktose kann im Körper ab einem gewissen Punkt nicht mehr zu Glukose umgesetzt werden. Fruktose wird dann in der Leber zu Fettsäuren umgewandelt und begünstigt auf diese Weise die Anreicherung von Körperfett und weitere Probleme.

Die Europäische Union teilt die Weinanbaugebiete nach klimatischen Kriterien in die Weinbauzonen A, B und C ein. Mit Ausnahme von Baden (B) liegen alle deutschen Weinbaugebiete in der kälteren Zone A. In Zone A darf der Alkoholgehalt durch Chaptalisation um bis zu 3,5 Prozent erhöht werden. In der wärmeren Zone C, zu der die Weinbaugebiete Bordeaux und Burgund in Frankreich gehören, ist das nicht nötig. Hier sorgt die Sonne für genügend Glukose. Aus diesem Grund enthalten französische Weine weniger Fruktose als deutsche Weine. Ein weiterer Hinweis auf das Französische Paradoxon.

Wenn Sie übermäßigen Zuckerkonsum vermeiden, haben Sie für die Krebsprophylaxe sehr viel Richtiges getan. Sollten Sie skeptisch sein, bietet die Lektüre des 4. Kapitels Gelegenheit, Ihre Meinung zu überdenken.

Einige herkömmliche Chemikalien zur Weinherstellung sind gemäß aktuellem Weingesetz erlaubt, weitere sind hinzugekommen. Ein Blick in das Chemikalienlager eines gut sortierten Winzers kann das belegen. Neben der bereits erwähnten Schwefelung mit Kaliumdisulfit (daraus bildet sich schwefelige Säure) wird Milchsäure zur Absenkung des pH-Wertes und Kalk zu dessen Anhebung immer noch eingesetzt. Aktivkohle oder Kupfersulfat werden angewendet, um Geruchsfehler (Bökser) zu beseitigen, was anschließend

Kaliumhexacyanoferrat zur Entfernung des eingesetzten Kupfers erfordert. Gelatine wird als Schönungsmittel benutzt, um Trub besser zu binden und Tannine wiederum, um die Gelatine zu entfernen. Der Zusatz von Tanninen erfreut sich besonderer Beliebtheit, weil damit eine geschmackliche Verbesserung des Rotweins erzielt werden kann.

Neu hinzugekommen sind zwei Stoffe, die besondere Erwähnung verdienen. Sie sind für die Überlegungen zu einem idealen Rotwein von Bedeutung. Zum einen handelt es sich um L-Ascorbinsäure (unter dem Trivialnamen Vitamin C bekannt), zum anderen um Eichenspäne.

Der Gesetzgeber lässt bis zu 250 Milligramm L-Ascorbinsäure pro Liter Traubenmaische oder Wein zu, weil L-Ascorbinsäure besser als schwefelige Säure den Wein vor Oxidation schützt. Das leistet einen positiven Beitrag zum richtigen Rotwein, da Vitamin C noch aus später genannten Gründen wichtig ist. Der Einsatz wird leider nicht oft praktiziert, weil L-Ascorbinsäure deutlich teurer als Kaliumdisulfit ist.

Die Zulassung von Eichenspänen war ein langwieriger Prozess. Die beliebte Holznote bei Weinen (Aromen von Vanille, Kaffee und Karamell) wurde in der Vergangenheit durch den Weinausbau in Holzfässern erzielt. Damit tat man sich in Deutschland bis in die 1980er Jahre schwer. Die Lagerung in einem Barrique kam einer Aromatisierung nahe, was weinrechtlich nicht zulässig war. Der Erfolg der Weine aus Übersee führte 1996 zu einem Umdenken und das Barrique wurde erlaubt. Der nächste Schritt war der Zusatz von Eichenchips zum Wein im Kunststoff- oder Stahltank. Für den Effekt, den man mit einem 700 Euro teuren Eichenfass erzielt, zahlt man bei den Holzchips etwa 20 Euro. Manche Winzer überzeugte zudem die Nachhaltigkeit. Für Eichenspäne benötigt man weniger Eichen als für Eichenfässer. Jedenfalls sind seit 2006 in der EU Eichenholzstücke bei der Weinbereitung zugelassen (EG-Verordnung 1507/2006). Damit rücken Verbindungen in den Fokus, die für die Krebstherapie von besonderem Interesse sind.

Das Geheimnis um die Barrique-Note im Rotwein wurde 2014 entschlüsselt und hält eine kleine Überraschung bereit. Professor Hanns Hatt von der Ruhr-Universität Bochum erkannte zum einen, dass der adstringierende „Geschmack" von Rotweinen weder durch den Geschmacks- noch Geruchssinn wahrgenommen wird, sondern durch den Trigeminusnerv, der in der Mundhöhle sehr präsent ist. Des Weiteren fand Hatt, dass dieser Nerv durch Gallussäure oder Tannine mit ausreichend Gallussäure-Bausteinen stimuliert wird.[26] Gallussäure entsteht normalerweise durch Lagern in Eichenfässern oder durch Zugabe von Eichenspänen während der Lagerung. Das Forschungsergebnis hat manchen Winzer auf den Plan gerufen, auf Eiche ganz zu verzichten und Tannine in größerer Menge zuzugeben. Das ist nach EU-Recht bis zu einer Höchstmenge von 100 Milligramm pro Liter Wein erlaubt. Rotwein-Genießer können davon ausgehen, dass dieser gesetzliche Spielraum ausgeschöpft wird.

Die Situation lässt sich für den richtigen Rotwein vortrefflich nutzen. Wie im 7. Kapitel ausgeführt wird, gibt es bei den Tanninen gewaltige Unterschiede bezüglich ihrer krebshemmenden Eigenschaften. Wenn ohnehin aus geschmacklichen Gründen Tannine zugesetzt werden dürfen, können die richtigen Tannine den richtigen Rotwein weiter optimieren.

Gallussäure leistet darüber hinaus mehr. Kapitel 4 erläutert, weshalb Krebszellen Glukose anders verwerten als gesunde Zellen. Besonders charakteristisch ist der Verzicht auf Sauerstoff, wodurch gezielt Milchsäure hergestellt wird. Dafür benötigt die Krebszelle größere Mengen des Enzyms Laktatdehydrogenase (LDH). Deshalb wurde die gezielte Inaktivierung von LDH, durch sogenannte LDH-Inhibitoren zu einem wichtigen Arbeitsfeld in der Krebstherapie. Und Gallussäure ist ein LDH-Inhibitor!

Damit nicht genug mit Erkenntnissen über Zusatzstoffe. Eichenfässer und Eichenspäne enthalten die Verbindung Vescalagin, die mit dem Catechin im Rotwein zu einem Krebsmittel reagiert, das herkömmliche Chemotherapeutika weit in den Schatten stellt. Vescalagin ist auch in Korkstopfen enthalten. Der Gehalt des Krebsmittels steigt während der Lagerung in den Weinflaschen weiter an, allerdings nur bei Korkverschluss. Wieder trägt der Gesetzgeber unbeabsichtigt zu einem besseren Rotwein gegen Krebs bei. Der ideale Rotwein sollte im Barrique ausgebaut und die Weinflasche mit einem Korken verschlossen werden.

Die Beispiele L-Ascorbinsäure und Eichenspäne zeigen, dass der Gesetzgeber Veränderungen zustimmt, selbst wenn deren ganze Tragweite nicht sofort abzuschätzen ist. Im Verlauf des Buches präsentieren sich im Rotwein weitere Inhaltsstoffe mit offensichtlichem Potential in der Krebstherapie. Für diese könnte der Gesetzgeber höhere Grenzwerte akzeptieren oder einfordern. Was müssen diese Verbindungen leisten? Dazu ist es notwendig zu wissen, wie Krebs entsteht und wächst. Nur dann können die richtigen Inhaltsstoffe identifiziert und optimiert werden.

Kapitel 3: Krebsmerkmale

In dem wir sehen, dass alle Krebsformen acht Gemeinsamkeiten besitzen, die mithilfe des richtigen Rotweins zur Krebsbekämpfung genutzt werden können.

> *„Wo damals die Grenzen der Wissenschaft waren, da ist jetzt die Mitte."*
>
> Georg Christoph Lichtenberg

Unter Krebs versteht man das unkontrollierte Wachstum und die unkontrollierte Ausbreitung von Zellen, das kann fast jeden Teil des Körpers betreffen.[1] Diese weit gefasste Definition lässt genügend Spielraum für zahlreiche Varianten, denn den *einen* Krebs gibt es nicht. Heute kennt man über 200 verschiedene Krebsarten, die sich sehr unterschiedlich verhalten. Manche wachsen sehr schnell (Gehirntumore), andere wiederum sehr langsam (Prostatakrebs). Lungenkrebs bildet früher Metastasen, Brustkrebs viel später. Auch bezüglich der Sterblichkeitsrate gibt es gewaltige Unterschiede. Während Bauchspeicheldrüsenkrebs eine sehr hohe Sterblichkeit aufweist, findet man eine sehr niedrige für Prostatakrebs.

Trotzdem gibt es Gemeinsamkeiten. Es ist das Verdienst von Douglas Hanahan und Robert A. Weinberg, die Komplexität auf wenige grundlegende Merkmale reduziert zu haben, die für alle Krebsformen zutreffen. Im Jahr 2000 publizierten die beiden Forscher die ersten sechs Krebsmerkmale[2] und aktualisierten 2011 diese Liste durch Hinzunahme von zwei weiteren.[3] Diese acht Merkmale stellen heute das Grundlagenwissen über die Krebsentwicklung dar, auf deren Basis weltweit nach neuen Medikamenten geforscht und Krebs behandelt wird. Aus den Merkmalen ergeben sich bereits erste Hinweise auf relevante Inhaltsstoffe im Rotwein.

1. Merkmal: Ungebremstes Wachstum

2. Merkmal: Keine Wachstumshemmung

3. Merkmal: Ausschaltung des programmierten Zelltods (Apoptose)

4. Merkmal: Unsterblichkeit

5. Merkmal: Wachstum von Blutgefäßen (Angiogenese)

6. Merkmal: Invasives Wachstum und Metastasenbildung

7. Merkmal: Tarnung vor körpereigenen Killerzellen

8. Merkmal: Umprogrammierung des Energiestoffwechsel

1. Merkmal: Ungebremstes Wachstum

Zellen brauchen, um wachsen und sich teilen zu können, Signale von außen. Krebszellen benötigen dazu keine äußeren Signale. Sie verfügen über verschiedene Möglichkeiten, um Wachstum auszulösen. Sie stellen die Signalstoffe selbst her oder verändern durch Mutation die für das Wachstum verantwortlichen Gene, so dass sie nicht mehr abgeschaltet werden können. So entstehen aus normalen Genen schädliche Onkogene. Stoffe, die diese Mutationen auslösen, werden als Mutagene bezeichnet.

Ein Gen, das nach Mutation zu einem besonders gefürchteten Onkogen wird, ist *ras*, das 1982 von Robert A. Weinberg gefunden wurde. [Einschub: Gene werden immer klein und kursiv abgekürzt.] Mutiertes *ras* befindet sich in fast jedem dritten menschlichen Tumor. Verhängnisvoll ist die signifikante Korrelation von *ras*-Mutation und schlechter Prognose für die Heilung. Die größte Korrelation besteht beim Bauchspeicheldrüsenkrebs, dem Krebs mit der schlechtesten Prognose, bei dem in 90 Prozent der Fälle eine einzige Mutation im *ras* vorliegt. Im 4. Kapitel wird erläutert, dass das sehr starke Mutagen Methylglyoxal vermehrt bei übermäßigem Zuckerkonsum entsteht und im 5. Kapitel, dass Methylglyoxal die *ras*-Mutation hervorruft. Für die Krebsprävention steht eine sinnvolle Reduzierung des Zuckers an allererster Stelle. Im Falle einer vorliegenden *ras*-Mutation können diverse Inhaltsstoffe des Rotweins (beispielsweise Resveratrol) die Aktivitäten des Onkogens abschwächen und das Krebswachstum verlangsamen.

2. Merkmal: Keine Wachstumshemmung

Alle gesunden Zellen besitzen Kontrollmechanismen, um Zellwachstum zu kontrollieren und gegebenenfalls anzuhalten. Die für die Kontrolle zuständigen Gene werden als Tumorsuppressorgene bezeichnet. Sie stellen sicher, dass schädliche Zellteilungen sofort repariert werden. Tumorzellen setzen durch Mutation der Tumorsuppressorgene die Kontrollmechanismen außer Kraft.

Das wichtigste Tumorsuppressorgen ist *p53*. Viele Forscher sind davon überzeugt, dass sich kein Krebs entwickelt, solange *p53* nicht mutiert ist. Eine Parallele zum *ras* liegt darin, dass Mutationen von *p53* nicht beliebig auftreten, sondern mehrheitlich durch Methylglyoxal, als Folge übermäßigen Zuckerkonsums, ausgelöst werden.

Nicht alle Genmutationen sind generell von Nachteil. Eine einzelne Mutation in einem Gen muss nicht unbedingt zu einem Austausch einer Aminosäure im dazugehörigen Protein führen. Kommt es dennoch dazu, wird es erst problematisch, wenn das resultierende Protein seine räumliche Struktur verändert. Die räumliche Struktur ist ausschlaggebend, ob ein Protein seine Aufgaben erfüllen kann oder nicht. Eine schädliche *p53*-Mutation wird dazu führen, dass sich das zugehörige Protein P53 anders faltet und dadurch seine Aktivität verliert. [Einschub: Proteine werden mit Großbuchstaben am Anfang und nichtkursiv geschrieben.]

In der Krebsforschung sucht man nach Stoffen, die diese ungünstigen Faltungen rückgängig machen. Dieses kann das im Rotwein enthaltene Glycerin in einigen Fällen bei mutiertem *p53* bewirken.[4] Das 5. Kapitel berichtet von weiteren Mechanismen, mit denen weitere Inhaltsstoffe des Rotweins (Apigenin, Quercetin und Resveratrol) P53 unterstützen.

3. Merkmal: Ausschaltung des programmierten Zelltods

Alle Zellen verfügen über einen Mechanismus, um sich selbst zu zerstören. Man nennt das Apoptose oder programmierter Zelltod. Bei gesunden Zellen ist es ein natürlicher Prozess, um diese nach Ablauf ihrer Lebenszeit oder bei zu großer Schädigung zu entsorgen. Kranke, infizierte oder entartete Zellen müssen vernichtet werden, um den Gesamtorganismus zu schützen. Tumorzellen können sich dieser Regulation entziehen und länger leben. Wie machen sie das?

Ein wichtiger Signalstoff zur Auslösung der Apoptose ist das Cytochrom C. Wird es in einer Zelle freigesetzt, führt es über mehrere Schritte zum Zelltod. Ein Onkogen mit dem Namen Bcl-2 verhindert die Freisetzung. Es wird durch den Transkriptionsfaktor NF-$_\kappa$B (ausgesprochen: NF-kappa B) unterstützt, der in allen Prozessen des Tumors beteiligt ist. Transkriptionsfaktoren sind Proteine, die an die DNA binden und verschiedene Signale auslösen. NF-$_\kappa$B bewirkt in einer Tumorzelle deren Wachstum und die Bildung neuer Blutgefäße (Angiogenese). Die Apoptose wird unterdrückt, das Immunsystem gehemmt und die Metastasenbildung erleichtert.[5] Durch seine Aktivierung kommt es auch zur Resistenzbildung gegen einige Chemotherapeutika.

Wirkstoffe, die NF-$_\kappa$B hemmen, also NF-$_\kappa$B -Inhibitoren, sind zur Bekämpfung ideal. Sie setzen nicht nur die Apoptose wieder in Gang,[6] sondern schaden Krebszellen auf mehreren Wegen. Das ist interessant, weil es im Rotwein natürliche NF-$_\kappa$B -Inhibitoren gibt: Resveratrol, Quercetin und Epicatechin.

Resveratrol kann doppelt punkten. Es hemmt nicht nur NF-$_\kappa$B, sondern senkt sogar die Produktion von Bcl-2. Die Apoptose wird somit auf zwei Wegen wieder aktiviert. Viele Forscher sind sich sicher, dass die Kombination von bereits zugelassenen Krebsmedikamenten mit Resveratrol deren Wirksamkeit gegen Krebs weiter steigert. Tierversuchen zeigten, dass Resveratrol die Wirkung von Cisplatin und Doxorubicin verbessert und gleichzeitig das Herz schützt.[7] Die Kombination von Resveratrol mit Taxol schwächte jedoch die Wirkung des Medikamentes ab. Was widersprüchlich erscheint, klärt sich bei genauem Hinsehen auf. Resveratrol hemmt den Eintritt der Krebszellen in die S-Phase des Zellzyklus, genau in der aber Taxol seine Wirkung entfaltet. Nachfolgende Versuche, Resveratrol vorab und Taxol etwas später zu verabreichen, zeigten Erfolg. Es konnte eine synergistische Wirkung, vermehrter Zelltod der behandelten Krebszellen, beobachtet werden.[8] Das Beispiel zeigt eindrücklich die Problematik und mögliche Gefahren bei einer Selbstmedikation auf.

4. Merkmal: Unsterblichkeit

Seit Jahrzehnten wird Forschung mit Krebszellen durchgeführt, obwohl die Menschen, denen sie entnommen wurden, schon lange tot sind. Während gesunde Zellen im Alter verschleißen und die Fähigkeit zur Zellteilung ganz verlieren, können Krebszellen ungehindert weiterwachsen und sich teilen. Von allen Krebsmerkmalen scheint dieses die Forschung am meisten zu interessieren. Kein Wunder, es ist nicht auszuschließen, dass sich bei der Suche nach einem effizienten Krebsmittel zugleich ein gutes Anti-aging Mittel findet.

Die ältesten Erkenntnisse über den Zusammenhang zwischen Ernährung, Krebs und Lebensalter liegen über 90 Jahre zurück und beschreiben die Korrelation von kalorienarmer Ernährung und Zunahme des Lebensalters. Um einen signifikanten Anstieg des Lebensalters und eine gleichzeitige Abnahme des Krebsrisikos zu erzielen, muss neben einer 30 bis 40 Prozent reduzierten Kalorienmenge zugleich eine ausgewogenen Ernährung stattfinden. Es überrascht nicht, dass Übergewicht durch übertriebenen Konsum ein erheblicher Risikofaktor ist.

Ins Visier der Altersforschung kamen als nächstes freie Radikale. Im Jahr 1956 stellte der amerikanische Biogerontologe Denham Harman die „Theorie der freien Radikale" auf,[9] der zufolge Radikale den Alterungsprozess verursachen. Während viele Gerontologen die Theorie ablehnen, wird sie immer noch als Erklärungsmodell für viele Krankheiten, insbesondere Krebs, herangezogen. Hierbei handelt es sich um einen grandiosen Denkfehler, wie in Kapitel 6 ausgeführt wird.

Stellvertretend für den Paradigmenwechsel stehen Forschungsergebnisse, die man mit Fadenwürmern erzielte. Diesen nahm man die Möglichkeit, Sauerstoffradikale zu vernichten. Man beobachtete, wie zu erwarten, vermehrte Radikalangriffe auf Proteine. Die Tiere lebten dennoch länger als die nicht manipulierten Würmer. Die Forscher folgerten: *„Reaktive Sauerstoffradikale wurden als Hauptursache für das Altern vorgeschlagen. Dennoch zeigen aktuelle Studien, dass moderate Radikalkonzentrationen Langlebigkeit fördern"*.[10]

Der Durchbruch zum Thema Langlebigkeit gelang Elizabeth Blackburn und Carol Greider, deren Arbeiten 2009 mit dem Nobelpreis für Medizin gewürdigt wurden. Die Forscherinnen beschäftigten sich mit der Zellteilung, wobei sie ihr Augenmerk auf die Enden der DNA, die sogenannten Telomeren, richteten. Diese Telomere schützen bei der Zellteilung die Enden der DNA. Trotzdem werden bei jeder Teilung die Telomere um ein winziges Stück kürzer. Wird dabei eine

Mindestlänge der Telomere unterschritten, teilt sich die Zelle nicht mehr oder stirbt ab. Blackburn und Greider entdeckten 1984 ein bemerkenswertes Protein, die Telomerase. Sie hält die Telomerenverkürzung auf, indem sie ab einer bestimmten Länge beginnt, die Telomere wieder aufzubauen.[11]

In den Medien wird Telomerase gerne als „Jungbrunnen der Zelle" kolportiert. In 95 Prozent aller Krebszellen finden sich sehr große Mengen an Telomerase, die diesen helfen, sich ungehemmt zu vermehren. Die Entwicklung von Telomerase-Blockern liegt nahe, ist aber komplizierter als gedacht. Genetisch veränderte Mäuse, die keine Telomerase produzieren, starben aufgrund alternder Muskelzellen deutlich früher an Herzversagen als gewöhnlich. Sie verfügten jedoch über einen natürlichen Krebsschutz. Alle Versuche, in diesen Tieren Krebs auszulösen, scheiterten. Die Mäuse bekamen keinen Krebs.[12]

Inzwischen kennt man ein ganzes Sortiment an Genen, die die Lebensdauer bei verschiedenen Organismen beeinflussen können.[13] Eine Sonderstellung nehmen hier Gene ein, die für das Überleben von Zellen wichtig sind, die sogenannten Sirtuine. Der Star unter den Sirtuinen ist Sirt1. Es hat die Eigenschaften eines Onkogens, verhält sich jedoch im Falle von mutiertem *p53* wie ein Tumorsuppressor.[14] Auf der Suche nach Sirt1-Aktivatoren taucht Resveratrol auf. Manche Forscher führen die positiven Effekte des Rotweins auf das Resveratrol und damit Sirt1 zurück. Es gibt Rotweine mit außergewöhnlich großen Mengen an Resveratrol und Rotweine, die kein Resveratrol enthalten. Es kommt somit auf den richtigen Rotwein an. Kann Resveratrol nun Krebs bekämpfen oder Langlebigkeit fördern? Offensichtlich kann es beides.

5. Merkmal: Wachstum von Blutgefäßen
Ein Tumor kann sich ab einer bestimmten Größe nicht mehr selbständig mit Nährstoffen versorgen oder seine Abfallprodukte entsorgen. Deshalb signalisiert der Tumor durch Aussenden von Wachstumsfaktoren den Blutgefäßen, dass ein Versorgungsnotstand vorliegt und er neue Blutgefäße benötigt. Die Blutgefäße besitzen auf ihrer Oberfläche spezielle Antennen (Rezeptoren) zum Empfang dieses Signals. Sobald das Signal eintrifft, bilden die Blutgefäße Verzweigungen aus und es entstehen neue Blutgefäße. Diese wachsen in die Richtung, aus

der die Signale gesendet wurden. So wird der Tumor bald von einem dichten Gefäßnetz umgeben, das ihn mit Nährstoffen versorgt. Diesen Vorgang nennt man Tumor-Angiogenese. Er wiederholt sich in dem Maße, wie der Krebs weiterwächst - die Gefäßneubildung ist ein permanenter Prozess im Verlauf des Tumorwachstums.

Wirkstoffe, die die Wachstumsfaktoren außer Kraft setzen, sogenannte Angiogenese-Inhibitoren, treffen den Krebs empfindlich. Die Neubildung von Blutgefäßen wird verhindert, indem der Wirkstoff an die Wachstumsfaktoren bindet. Dadurch wird der Tumor regelrecht ausgehungert.

Seit einigen Jahren wird ein Medikament als Angiogenese-Inhibitor in der Krebstherapie eingesetzt, das für die größte Tragödie in der deutschen Pharmaentwicklung steht. Die Rede ist von Thalidomid, dem Wirkstoff im Contergan. Die antikanzerogene Wirkung von Thalidomid untersuchte man schon in den 1960-er Jahren. Bedingt durch die Contergan-Tragödie wurde dieses eingestellt. Es war jedoch offensichtlich, dass die in Föten ausgelösten Missbildungen auf ein gezieltes und effizientes „Abschnüren" neu gebildeter Blutgefäße zurückzuführen waren.

Resveratrol präsentiert sich als natürlicher Angiogenese-Inhibitor. Gerade bei Brustkrebs entfaltet Resveratrol eine präventive Wirkung, verlangsamt das Tumorwachstum, reduziert die Angiogenese und begünstigt die Apoptose.[15]

6. Merkmal: Invasives Wachstum und Metastasenbildung

Gesunde Zellen und gutartige Tumore dringen weder in umgebendes Gewebe ein noch streuen sie über Blut- oder Lymphgefäße noch siedeln sie sich an anderen Körperstellen an. Bösartige Tumorzellen können das, sie können metastasieren. Die Metastasierung ist die gefährlichste Eigenschaft von Krebs. 90 Prozent der Patienten sterben an den Folgen der Metastasen und nicht am primären Krebstumor. Hauptsächlich liegt das daran, dass die Zellen der Metastase sich durch weitere Mutationen zusätzliche Überlebensvorteile schaffen. Das gilt besonders für Krebszellen, die eine Behandlung des Primärtumors mit Chemotherapeutika überstanden haben. Sie hatten Zeit, um eine Resistenz gegen die zuvor eingesetzten Arzneimittel zu entwickeln. Falls das passiert und andere Medikamente ebenfalls keine Wirkung zeigen, gilt der Patient als austherapiert. Die Resistenz gegen Medikamente, selbst solche, die zuvor überhaupt nicht eingesetzt wurden, resultiert aus Schleusen in der Zellmembran der Krebszellen, die diese Medikamente aus der Krebszelle hinausbefördern. Krebszellen gelingt es während ihrer Entwicklung immer mehr Schleusen, die als MDR-Transporter (für „Multi Drug Resistance") bezeichnet werden, in Stellung zu bringen. Inhaltsstoffe des Rotweins können diese MDR-Schleusen verstopfen, wie aktuelle Studien (siehe 7. und 8. Kapitel) belegen. Die synergistische Wirkung vieler Rotwein-Inhaltsstoffe mit Chemotherapeutika lässt sich dadurch erklären.

Die Verhinderung der Metastasenbildung ist eines der wichtigsten Gebiete der Krebsbehandlung. Wenn man Metastasen verhindern kann, wird Krebs heilbar sein. Es wäre ein unschätzbarer Erfolg. Der Primärtumor würde zum gutartigen Tumor degradiert - ein Tumor, mit dem man leben könnte.

Cadherine

Gesunde Zellen lösen sich nicht aus ihrem Zellverband, um sich auf Wanderschaft zu begeben. Das liegt an einer bestimmten Klasse von Proteinen, den sogenannten Cadherinen. Diese befinden sich in der Zellmembran und ragen zum Teil aus dieser heraus. Sie spielen eine wichtige Rolle bei der Stabilisierung von Zell-Zell-Kontakten, weil sich die herausragenden Bestandteile miteinander verhaken und den Zellverbund stabilisieren. Kommt es durch genetische Mutationen zum Verlust der Cadherine, verlieren die Zellen ihre Stabilisierung im Verband und gewinnen stattdessen die Fähigkeit zur Zellwanderung.

Wie gelingt es der einzelnen Tumorzelle nach der Wanderschaft in einem anderen Organ sesshaft zu werden und mit dem Wachstum zu beginnen? Dazu benötigen die neuen Tumorzellen wieder die Anwesenheit von Cadherinen, um einen stabilen Zellverbund zu organisieren. Eine genetische Mutation in der DNA kehrt sich jedoch nicht einfach wieder um. Es handelt sich um eine andere Art genetischer Manipulation: also Manipulationen, die umkehrbar sind. Hier rückt die Epigenetik mit neuen Therapieansätzen in den Vordergrund. Dieses Forschungsgebiet ist spannend, da auch Nahrungsmittelbestandteile in den Blick genommen werden. Wurden diese in der Vergangenheit eher belächelt, offenbaren sie nun ihr beachtliches Potenzial in der Krebstherapie.

Epigenetik

Die Epigenetik, ein Spezialgebiet der Biologie, befasst sich mit Zelleigenschaften, die zwar auf Tochterzellen vererbt werden, aber nicht in der DNA niedergeschrieben sind. Vielmehr setzen epigenetische Merkmale oberhalb der DNA und ihren Genen an. Jede Körperzelle trägt in ihrem Zellkern die vollständige Kopie für alle Gene. Damit sich im Laufe der Entwicklung die ca. 250 unterschiedlichen Zelltypen entwickeln können, werden je nach Bedarf einzelne Gene ab- oder wieder angeschaltet. Bei der embryonalen Entwicklung herrscht Hochkonjunktur für epigenetische Veränderungen, die jedoch auch noch später erfolgen können. So wird verständlich, warum sich eineiige Zwillinge (gleiche DNA) äußerlich kaum unterscheiden, aber durch epigenetische Faktoren, zum Beispiel unterschiedliche Ernährung, individuell anfällig für Diabetes oder Krebs werden können.

Bedeutsam an epigenetischen Faktoren ist, dass sie umkehrbar sind, also Gene wahlweise an- und abgeschaltet werden können. Derzeit sind drei epigenetische Schalter bekannt, von denen die Methylierung hier von besonderem Interesse ist. Beim Vorgang der Methylierung werden Methylgruppen an die DNA geheftet und die Gensequenz kann nicht mehr abgelesen werden. Werden die Methylgruppen wieder abgespalten, ist die Gensequenz wieder aktiviert und das zugehörige Protein wird hergestellt.

Im Jahr 2003 berichteten die Krebsforscher Randy Jirtle und Robert Waterland über ein Experiment mit Agouti-Mäusen, das die Mäuse und die Epigenetik schlagartig berühmt machte.[16] Agouti-Mäuse besitzen ein Gen, welches ihr Fell blassgelb statt dunkelbraun färbt, das Sättigungszentrum hemmt und sie anfällig für Krebs und Diabetes macht. Die Forscher mischten dem Futter trächtiger Weibchen mehrere Nahrungsergänzungsmittel (NEM) bei, was sich auf die Nachkommen auswirkte. Die Jungtiere hatten nun ein braunes Fell, waren schlank und blieben gesund. Die Jungtiere der Kontrollgruppe, deren Mütter das normale Futter erhalten hatten, waren wie ihre Mütter gelb, dick und krankheitsanfällig (Abbildung 3.1). Die zusätzlich gegebenen Nahrungsergänzungsmittel besaßen ein ganzes Arsenal an

Möglichkeiten, Methylgruppen an die DNA zu übertragen. Den Forschern war es gelungen, dem krankmachenden Gen der Agouti-Mäuse Methylgruppen anzuheften und es damit abzuschalten.

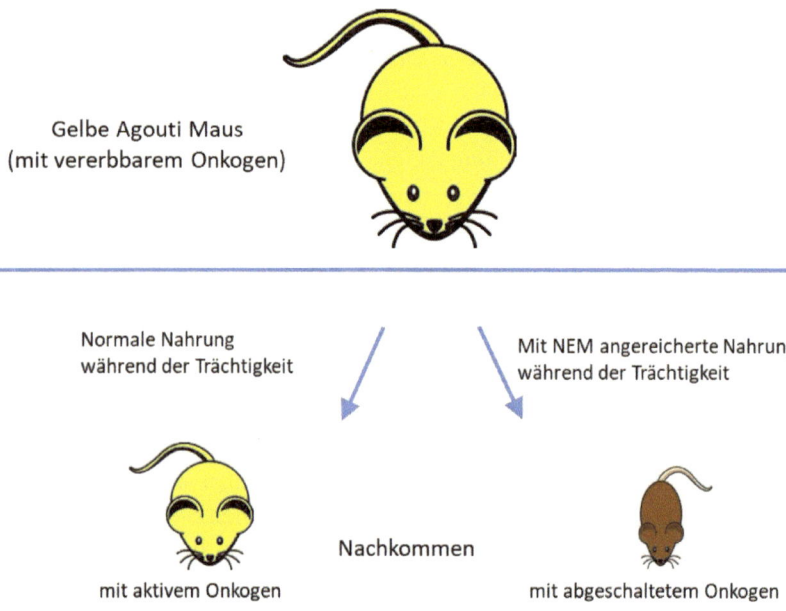

Gelbe Agouti Maus
(mit vererbbarem Onkogen)

Normale Nahrung
während der Trächtigkeit

Mit NEM angereicherte Nahrung
während der Trächtigkeit

Nachkommen

mit aktivem Onkogen

mit abgeschaltetem Onkogen

Abbildung 3.1: Agouti-Mäuse, die Stars in der Epigenetik-Szene. Während die Mutter (oben) mit hellem gelbem Fell dick und krebsanfällig ist, ist es der braune Nachwuchs (unten rechts) nicht mehr - aber nur, wenn der trächtigen Mutter NEM verabreicht wurde.

Humanstudien, die den Einfluss von Ernährung auf das Anheften oder Abspalten von Methylgruppen untersuchen, gibt es wenige. Eine Ausnahme bilden die Untersuchungen von Gary Stoner, der seit über 20 Jahren die krebshemmende Wirkung von Schwarzen Himbeeren untersucht. In einer Studie mit Darmkrebspatienten, die neun Wochen lang täglich 45 Gramm gefriergetrocknete Schwarze Himbeeren aßen, wurden abgeschaltete Tumorsuppressorgene durch Abspaltung der Methylgruppen wieder angeschaltet und das Tumorwachstum verlangsamt.[17] Stoner zeigte, dass dies auf den hohen Anteil des Anthocyanfarbstoffs der Schwarzen Himbeere, Chrysanthemin, zurückzuführen ist. Chrysanthemin kommt auch in erheblichen Mengen im Rotwein vor. Es sollte nicht verwundern, wenn weitere Anthocyanfarbstoffe und Flavonoide im Rotwein zu ähnlichen Resultaten führen.

7. Merkmal: Tarnung vor körpereigenen Killerzellen

Über viele Jahrzehnte hinweg galt das Paradigma, dass das Immunsystem Tumorzellen nicht angreifen kann. Tumorzellen sind körpereigene Zellen und das Immunsystem, so die damalige Lehrmeinung, lediglich auf die Bekämpfung körperfremder Krankheitserreger ausgerichtet. Inzwischen weiß man, dass sich das Immunsystem auch gegen körpereigene entartete Zellen richtet. Ein intaktes Immunsystem stellt ein wichtiges Element zur Vermeidung und Bekämpfung von Krebserkrankungen dar. Wesentlicher Bestandteil des Immunsystems ist eine Gruppe von weißen Blutkörperchen, die sogenannten Lymphozyten, die in B-Zellen, T-Zellen und „natürliche Killerzellen" (NK-Zellen) unterteilt sind. Die Hauptaufgabe der Lymphozyten ist die Erkennung und Entfernung von Fremdstoffen, wie beispielsweise Bakterien und Viren, aber auch von Tumorzellen. Beim Johanniswein wurde das bereits erwähnt.

Ein Durchbruch gelang 1992 dem japanischen Immunologen Tasuku Honjo, als er ein Protein auf der Oberfläche von T-Zellen isolierte, das den Namen PD-1 erhielt (für „Programmed-Death 1"). Mit PD-1 überprüft die T-Zelle andere Zellen. Falls diese Zellen auf ihrer Oberfläche über das passende Gegenstück[18] verfügen, erhält die T-Zelle die Rückmeldung „körpereigen" und die Zelle wird in Ruhe gelassen.

Tumorzellen verfügen anfänglich nicht über diese Gegenstücke, weshalb die T-Zelle keine Rückmeldung bekommt und die Tumorzelle vernichtet. Das geht leider nur bis zu dem Zeitpunkt, an dem es einer Tumorzelle durch weitere Mutationen gelingt, diese Gegenstücke zu produzieren. Dem Immunsystem wird jetzt suggeriert, es würde sich um eine normale Zelle handeln. Damit wird die Tumorzelle nicht mehr als entartet erkannt, entkommt der Immunüberwachung und vermehrt sich ungehindert. Durch Verabreichung eines Inhibitors gelang es Honjo 2002, das Gegenstück zu maskieren, weshalb die T-Zelle die Tumorzelle wieder erkannte und vernichtete.[19] Für diese außergewöhnliche Arbeit erhielt Honjo 2018 den Nobelpreis für Medizin. In vielen Rotweinen befinden sich größere Mengen an Myrtillin und Chrysanthemin. Für beide Anthocyane konnte gezeigt werden, dass sie das Gegenstück ebenfalls inhibieren.[20]

Logischerweise helfen die Inhibitoren nur bei Krebszellen, die auf ihrer Oberfläche die Gegenstücke zum PD-1 Protein ausbilden. Das ist jedoch nicht bei allen Krebsarten der Fall. Zum Glück gibt es weitere Kandidaten in der Immunabwehr. Natürliche Killerzellen (NK-Zellen) sind ebenfalls in der Lage, Tumorzellen zu erkennen und abzutöten. Ihren Namen verdanken sie der Besonderheit, dass sie nicht über eine Antigenerkennung aktiviert werden müssen, wie im Fall der T-Zellen. Tumorzellen oder mit Viren befallene Zellen produzieren unvermeidlich körperfremde Proteine, die von den NK-Zellen direkt erkannt werden. Allerdings können sich Tumore mit der Zeit gegen natürliche Killerzellen behaupten. Wenn es gelingt, diesen Prozess durch gezielte Aktivierung der NK-Zellen hinauszuzögern, können dadurch Tumorzellen länger vernichtet werden. Bleibt die Frage: Gibt es Inhaltsstoffe im Rotwein, die diese Aktivierung bewerkstelligen könnten? Einmal mehr scheint Resveratrol auch das zu können![21]

Die Empfehlung, bei Krebs Sport zu treiben und sich ausgewogen zu ernähren, um das Immunsystem zu stärken, hat in der Vergangenheit Patienten nicht unbedingt überzeugt. Mit dem heutigen Wissen um die bedeutende Rolle des Immunsystems bei der Krebsbekämpfung wird sich daran einiges ändern.

8. Merkmal: Umprogrammierung des Energiestoffwechsels
Fast 100 Jahre rätselte die Wissenschaft, warum Krebszellen bei ihrer Energieversorgung einen Weg beschreiten, der ihnen viel weniger Energie liefert als das bei gesunden Zellen der Fall ist. Otto Heinrich Warburg hatte 1924 die Verschiebung im Glukose-Stoffwechsel als erster beobachtet.[22] Krebszellen bauen den Zucker Glukose bis zur Stufe des Pyruvats ab, das in verstärktem Maß in Milchsäure umgewandelt wird (Warburg-Effekt). Gesunde Zellen hingegen bauen Pyruvat mit Sauerstoff sehr energiegewinnend in den Mitochondrien zu Kohlendioxid und Wasser ab. Kurzfristig können sie ebenfalls den Weg über die Milchsäure gehen, machen das aber nur bei Sauerstoff-Not, um nicht zu ersticken.

Krebszellen wählen den vermeintlich ineffizienten Weg jedoch bei ausreichender Sauerstoffversorgung, weshalb Warburg davon ausging, dass die Funktion der Mitochondrien gestört sei. Diese als Warburg-Hypothese bezeichnete Theorie gilt als überholt. Für den unbestrittenen Warburg-Effekt selbst konnte bislang niemand eine schlüssige Erklärung geben.[23] Ob das zur Ignoranz in den 1950/60-iger Jahren beitrug oder ob diese in der Biografie Warburgs lag, ist heute schwer nachzuvollziehen. Die Ergebnisse gerieten ab den 80-iger Jahren ins Abseits, als sich die Entstehung des Krebses bedingt durch genetische Mutationen manifestierte. So waren sie aus dem Fokus, als Douglas Hanahan und Robert Weinberg im Jahre 2011 ihre berühmten sechs Merkmale der Krebszellen publizierten.[24] Bei diesen ersten Merkmalen war von Zucker keine Rede. Das änderte sich 2011, als die Autoren ihre aktualisierte Liste auf acht Merkmale erweiterten.[25] Jetzt wurde der ungewöhnliche Verbrauch von Zucker beziehungsweise die deregulierte Energiegewinnung als Merkmal aller Krebszellen herausgestellt.

Obwohl niemand die Liste von Hanahan und Weinberg anzweifelt, können sich viele Krebsforscher mit diesem Krebsmerkmal nicht anfreunden. Der Krebsinformationsdienst des DKFZ gibt sich ebenfalls sehr bedeckt: *„Bisher gibt es keine Studiendaten, die hierauf eine pauschale, einfache und für alle Patienten passende Antwort bieten würden".*[26]

Aber muss eine Studie pauschale und einfache Antworten liefern? **Fast** jedes Körperteil kann von Krebs betroffen sein. Bei Herz und Muskeln wird kein Krebs beobachtet! Herz- und Muskelzellen unterscheiden sich in ihrem Energiestoffwechsel deutlich von Krebszellen.

Der Warburg-Effekt ist heute wieder aktuell. Es mehren sich Hinweise, das Merkmal des unterschiedlichen Energiestoffwechsels für Prävention und Krebstherapie zu nutzen. Wie das mit Inhaltsstoffen des Rotweins gelingen könnte, berichtet das nächste Kapitel.

Kapitel 4: Krebs ernährt sich anders

In dem wir sehen, dass Krebszellen auf große Zuckermengen angewiesen sind, deren Abbau ein starkes Mutagen freisetzt, das Krebs in seinem Wachstum unterstützt.

> *„Es ist ein großer Unterschied zwischen etwas noch glauben und es wieder glauben. Noch glauben, daß der Mond auf die Pflanzen wirke, verrät Dummheit und Aberglaube, aber es wieder glauben zeigt von Philosophie und Nachdenken."*
>
> Georg Christoph Lichtenberg

Mit seinen Studien zur alkoholischen Gärung zwischen 1857 und 1876 entmystifizierte Louis Pasteur die Weinherstellung. Es enthielt die göttliche Komponente, ein Gedankengut, das in der christlichen Welt auf fruchtbaren Boden gefallen war, zumal die Herstellung von Wein aus Wasser das erste Wunder Christi darstellte. Allerdings war es nicht Pasteur selbst, der die alkoholische Gärung durch Hefen entdeckte. Die Idee publizierten bereits 1837 Charles Cagniard-Latour, Theodor Schwann und Friedrich Kützing unabhängig voneinander. Während die meisten Wissenschaftler von einer abiotischen Gärung (keine Lebewesen sind daran beteiligt) ausgingen, meinte Pasteur, dass Gärung nur in Verbindung mit lebenden Zellen möglich sei.[1] Die Kontroverse entschied 1897 Eduard Buchner, der nachwies, dass die alkoholische Gärung bereits mit zellfreiem Hefeextrakt abläuft. Für die Arbeit erhielt er 1907 den Nobelpreis für Chemie. Pasteur machte bei der alkoholischen Gärung jedoch eine weitere wichtige Entdeckung, die den Stoffwechsel der Hefezellen betrifft. Bei Sauerstoffmangel konsumieren die Hefen mehr Zucker und decken ihren Energiebedarf durch den sogenannten anaeroben Abbau des Zuckers, auch Glykolyse genannt. Bei ausreichender Versorgung mit Sauerstoff schalten sie wieder auf den aeroben Abbau um.

Zwischen alkoholischer Gärung und Krebswachstum besteht eine eindrückliche Analogie. Wie Otto H. Warburg vor hundert Jahren erkannte, ernährt sich Krebs nach dem gleichen Muster wie Hefezellen. Könnte man vielleicht Krebszellen genauso zum Absterben bringen, wie es bei Hefezellen geschieht? Bei der alkoholischen Gärung tötet der entstandene Alkohol ab einer bestimmten Konzentration (ca. 15 Volumen Prozent) die Hefen ab. Perfekte Ironie! Der Produzent wird durch sein eigenes Produkt umgebracht. Bekanntlich steckt der Teufel nicht im Alkohol, sondern im Detail. Die Idee, Krebszellen durch Alkohol in die Knie zu zwingen, lässt sich jedoch nicht realisieren, weil gesunde Zellen ebenfalls angegriffen werden. Das Problem der mangelnden Selektivität wird uns im Verlauf des Buches öfter begegnen.

Der Schlüssel zum Verständnis der Krebszelle liegt nach Warburg in ihrer Versorgung, die sich sehr deutlich von der einer gesunden Zelle unterscheidet. Um zu verstehen, wie übermäßiger Zuckerkonsum und Übergewicht zu Krebs führt und ihn in seiner Entwicklung unterstützt, muss auf den Warburg-Effekt näher eingegangen werden. Dabei erkennt man, wie die Krebsversorgung durch gezielte Wirkstoffe gestört werden kann. Auch Inhaltsstoffe des Rotweins sind hier wirksam. Die Versorgung kann sogar so weit verhindert werden, dass eine Krebszelle daran zugrunde geht.

4.1 Warburg-Effekt

Alle Zellen, gesunde wie entartete, brauchen zum Überleben Energie. Das erreichen sie durch Umsetzung von Traubenzucker (Glukose). Die Energie wird in Form von Adenosintriphosphat (ATP) gespeichert. Benötigt eine Zelle Energie, spaltet sie vom ATP zwei Phosphatgruppen ab und es entsteht Adenosinmonophosphat (AMP). Bei der Spaltung werden ungefähr 65 Kilojoule zur Nutzung freigesetzt. Die Zellen verfügen über zwei Möglichkeiten, die sie gezielt einsetzen, um die Energiegewinnung den jeweiligen Anforderungen anzupassen. Die beiden Versorgungswege, in Abbildung 4.1 dargestellt, muss man genau anschauen.

Jede Zelle ist, um funktionsfähig zu bleiben und nicht „auszulaufen", von einer Zellmembran umgeben. Damit Nährstoffe in die Zelle eindringen und Abfallstoffe die Zelle verlassen können, besitzt die

Membran an einigen Stellen Schleusen, die aus maßgeschneiderten Proteinen bestehen. Sie werden allgemein als Transporterproteine bezeichnet. Gase brauchen keine Transporterproteine: sie sind klein und diffundieren problemlos durch die Zellmembran. Der Eintritt des Nährstoffs **Glu**kose in die Zelle wird durch ein **T**ransporterprotein ermöglicht, dem man den Namen **GLUT** gab. Gelangt Glukose durch die GLUT-Schleuse in die Zelle, wird sie in mehreren Schritten bis zur Verbindung Pyruvat abgebaut. Pyruvat ist die Salzform der Brenztraubensäure. Dieser Weg wird nach seinen Entdeckern als Emden-Meyerhof-Parnas-Abbauweg (EMP) bezeichnet.

Für den Abbau des Pyruvat verfügen Zellen über zwei Möglichkeiten, die gesunde Zellen und Krebszellen unterschiedlich nutzen. Welcher Weg eingeschlagen wird, entscheidet ein Protein namens HIF, das als „Atemnotschalter" fungiert. Der Mechanismus dieses Torwächters ist bekannt. HIF, das in der Zelle kontinuierlich gebildet wird, ist sehr sauerstoffempfindlich. Es wird in Anwesenheit von Sauerstoff sofort vernichtet. Dadurch kann das Pyruvat ungehindert in die Mitochondrien gelangen und dort zu Kohlendioxid und Wasser verbrannt werden. Das liefert beachtliche 36 Teile ATP, also sehr viel Energie. Fällt die Sauerstoffversorgung aus irgendeinem Grund aus, bleibt HIF aktiv. Es versperrt dem Pyruvat den Zugang zu den Mitochondrien. Das Pyruvat wird umgeleitet und außerhalb der Mitochondrien zu Milchsäure vergärt. Diese Vergärung liefert sehr viel weniger Energie, lediglich 2 Teile ATP.

Der Weg über die Vergärung kann allerdings überlebenswichtig sein. Geht einer gesunden Zelle vorübergehend der Sauerstoff aus, benutzt sie kurzfristig diesen ineffizienten Weg. Das geschieht beispielsweise, wenn man die Luft anhält oder ein Sprinter auf den letzten Metern nicht mehr ausreichend atmen kann. Es handelt sich um eine Notversorgung der gesunden Zelle, um nicht zu ersticken.

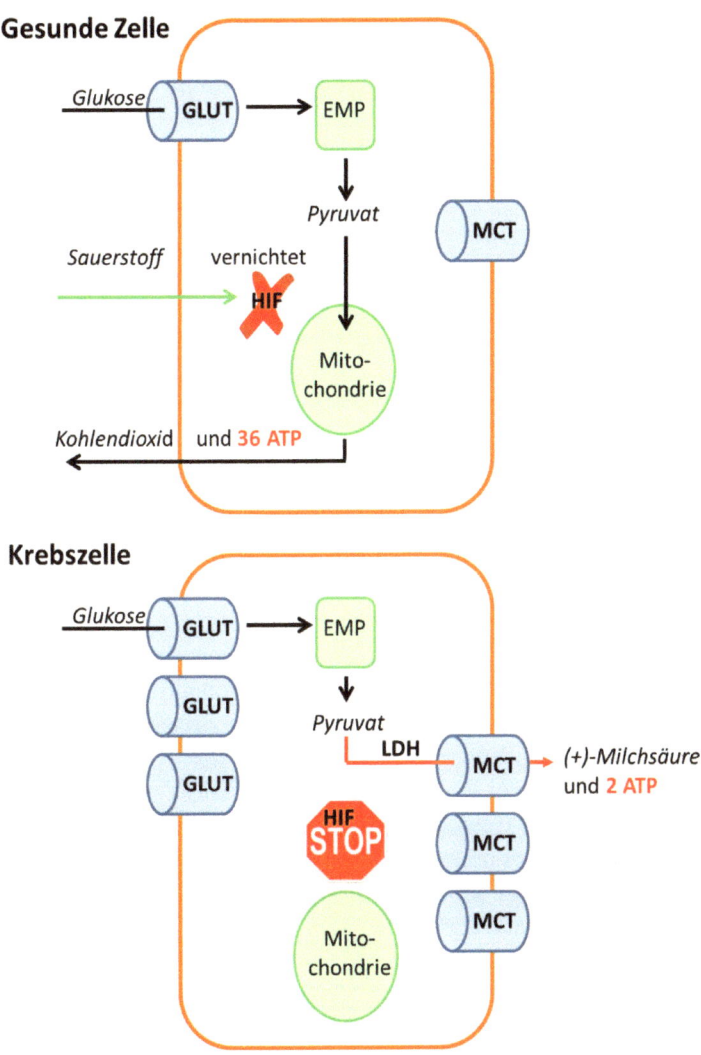

Abbildung 4.1: Die Energiegewinnung mit Hilfe von Sauerstoff durch Verbrennung von Pyruvat in den Mitochondrien (gesunde Zelle) liefert sehr viel Energie (36 Teile ATP). Die Energiegewinnung ohne Sauerstoff durch Vergärung von Pyruvat außerhalb der Mitochondrien (Krebszelle) liefert wenig Energie (nur 2 Teile ATP).

Zum richtigen Ablauf der Vergärung braucht es zwei weitere Proteine. Das Protein LDH wirkt in der Zelle als Katalysator für die Umsetzung von Pyruvat zu Milchsäure. Das Transporterprotein MCT in der Zellmembran dient als Schleuse dafür, dass Milchsäure die Zelle verlassen kann. Keine Zelle ist an Milchsäure interessiert. Zu viel Milchsäure schadet jeder Zelle und kann sie sogar vergiften. Ein Vorgang, den man sich für eine Krebszelle durchaus wünscht.

Krebszellen bevorzugen die Vergärung von Pyruvat. Das entdeckte Warburg 1924 („Warburg-Effekt"). Warum entscheiden sich Krebszellen, die sich gerade durch schnelles Wachstum auszeichnen für diesen vermeintlich unattraktiven Weg? Warum nur 2 Teile ATP anstelle von 36 Teilen ATP? Das erschien paradox. Warburg vermutete 1924, dass die Krebszellen keine Wahl haben und die Vergärung akzeptieren müssen, da die Mitochondrien nicht mehr funktionieren. Diese als „Warburg-Hypothese" bezeichnete Annahme ist mittlerweile überholt. Heute weiß man, dass die Mitochondrien oft noch funktionieren und Krebs sich gezielt für die Vergärung entscheidet.

Weshalb Krebszellen diesen Weg wählen, wird später genauer erläutert. Vorweggenommen sei: Krebs meidet Sauerstoff wie der Teufel das Weihwasser, weil Sauerstoff in den Zellen Radikale produziert. Krebs mag keine Radikale, da sie für ihn schädlich sind. Vielmehr versucht er seine Umgebung mit Milchsäure zu schwächen, damit er leichter Metastasen bilden kann. Er umgeht das vermeintliche Energiedilemma, indem er vermehrt GLUT- und MCT-Schleusen in Stellung bringt. Fazit: Eine Krebszelle will keinen Sauerstoff. Deshalb braucht sie sehr viel mehr Zucker als eine gesunde Zelle und produziert größere Mengen an Milchsäure. Weniger Zucker behindert eine Krebszelle in ihrem Wachstum.

4.2 Therapiemöglichkeiten (1. Teil)

In der Krebstherapie kann der Warburg-Effekt genutzt werden. Dazu muss man alles unternehmen, um die Energiegewinnung mit Sauerstoff wieder zu fördern sowie alles unternehmen, um die Vergärung von Pyruvat zu Milchsäure zu vermeiden. Diesen Ansatz verfolgen einige Wissenschaftler und erzielen vielversprechende Resultate, unter anderem mit Inhaltsstoffen des Rotweins.

Sauerstoff und erholsamer Schlaf

In gesunden Zellen kommt die Vergärung nur in Ausnahmesituationen zum Einsatz. Entsprechend lässt der Gehalt an Milchsäure Rückschlüsse auf den Gesundheitszustand zu. In der Sportmedizin ist die Messung der Milchsäurekonzentration im Blut wertvoll für die Trainingsoptimierung.

Speziell Sprinter bekommen am Ende eines Rennens Atemprobleme. Den Zellen geht der Sauerstoff aus und die Milchsäurekonzentration schießt auf Werte über 2 Gramm Milchsäure pro Liter Blut. Langstreckenläufer sind langatmiger, erhalten mehr Luft und können mit Hilfe des Sauerstoffs länger Pyruvat verbrennen. Am Ende eines 10 000 Meter Laufes weisen sie tiefere Laktatwerte von 0,6 Gramm Milchsäure pro Liter Blut auf. Verbrauchen Zellen permanent Energie, haben sie keine Zeit und keinen Treibstoff, um zu wachsen! Deshalb erkranken Sportler, die ein aerobes Dauerlauftraining absolvieren, seltener an Krebs. Die meisten Ärzte empfehlen Joggen zur Krebsprophylaxe oder zur Unterstützung der Krebstherapie.

Sauerstoffmangel begünstigt Krebs. Das beobachtet man bei Schlafapnoikern, Schnarchern und Asthmatikern. Schlafapnoiker bekommen während des Schlafs kurzfristig Atemstillstände, was zu einer verringerten Sauerstoffversorgung führt. Die Auswertung der „Wisconsin-Schlafkohorte" ergab, dass Schlafapnoiker häufiger an Krebs erkranken.[2] Asthmatiker haben Sauerstoffprobleme und ebenfalls ein größeres Risiko. Eine schwedische Studie[3] zeigte 2002, dass Asthmatiker ein um 58 Prozent höheres Lungenkrebs-Risiko aufweisen.

Ein erholsamer Schlaf ohne Atemprobleme ist ein weiterer Baustein für eine optimale Krebsprävention. Manche Weintrinker schwören auf ihren abendlichen Schlummertrunk, eine Erfahrung, die nicht alle teilen. Beide Seiten haben Recht. Betrachtet man nur den Alkohol, ist die Sachlage eindeutig. Alkohol verstärkt den Tiefschlaf und vermindert die erholsamen REM-Schlafphasen. Schnarchen und Schlafapnoe können hervorgerufen und verstärkt werden. Bei Rotwein ist die Sachlage differenzierter zu betrachten.

Im Jahr 2006 beobachteten italienische Wissenschaftler Spuren des Hormons Melatonin in den Schalen von Weinbeeren.[4] Melatonin steuert den Tag-Nacht-Rhythmus und wirkt schlaffördernd. Die Ärztezeitung kommentierte: *„Sollte sich bestätigen, dass das Hormon auch noch nach dem Keltern im fertigen Wein vorhanden ist, wäre Rotwein sogar noch gesünder als bislang angenommen."*[5] Der 2011 erbrachte Nachweis[6] überraschte in mehrfacher Hinsicht. Es wurden größere Mengen von mehr als einem halben Milligramm pro Liter Wein gemessen. Besonders hohe Werte fand man in Merlot, Cabernet Sauvignon und Syrah. Im Vergleich zur Hybridrebe Isabella (mit Genen der amerikanischen Wildrebe) nahm sich das dennoch bescheiden aus. Hier ist der Gehalt an Melatonin viermal höher.[7] Warum kommt Melatonin im Wein in beachtlichen Mengen vor, aber in der Weinbeere und im Traubensaft nur in Spuren? Es wird während der Gärung von den Weinhefen aus der Aminosäure Tryptophan gebildet. Der Alkohol erhöht die Bioverfügbarkeit des schlecht löslichen Melatonins, so dass sich die Wirkstoffmenge auf dem Niveau von Melatonin-Präparaten zur Behandlung von Schlafproblemen bewegt. Diese Medikamente enthalten meistens nur ein Milligramm Melatonin. Erholsamer Schlaf nach einem Gläschen des richtigen Rotweins, nicht alle Rotweine besitzen gleich viel Melatonin, wird so verständlich. Das ist noch nicht alles.

Melatonin wird seit einigen Jahren in die Krebstherapie integriert. Eine Metaanalyse belegt, dass sich selbst bei verschiedenen Krebsarten die Todesfälle um fast 70 Prozent innerhalb eines Jahres reduzieren, wenn Melatonin in der Therapie mitverabreicht wird. Wie Melatonin das bewerkstelligt, wird in Kapitel 7 erläutert. Mediziner prognostizieren Melatonin aufgrund der vielfältigen Wirkung, den geringfügigen Nebenwirkungen und den günstigen Kosten eine große Zukunft in der Krebstherapie. Die geringen Kosten dürften allerdings dazu führen, dass die benötigten klinischen Studien nur schleppend vorankommen. Zudem lässt sich Melatonin nicht mehr patentieren, weshalb sich das wirtschaftliche Interesse in Grenzen halten wird. Da die Melatonin-Menge im richtigen Rotwein als therapeutisch wirksam erkannt wurde[8], können Rotweingenießer gelassen warten – insbesondere, wenn sie, um Schnarch-Probleme nicht zu verstärken, ihren Schlummertrunk spätestens zwei Stunden vor dem Zubettgehen zu sich nehmen.

Die Vermeidung von Milchsäure

Mit dem Wissen, dass eine Krebszelle bei der Energiegewinnung auf die Vergärung von Pyruvat setzt, ergeben sich eine ganze Reihe neuer Angriffsziele gegen den Tumor. Allen geeigneten Wirkstoffen ist gemeinsam, dass sie die Milchsäurekonzentration in und außerhalb der Tumorzelle verringern. In Abbildung 4.1 zeigt sich, warum vier Eingriffe sinnvoll und möglich sind:

1. Die Glukose-Schleusen mit GLUT-Inhibitoren zu verstopfen, oder falls dies nicht gelingt, die Glukose unverwertbar zu machen.
Die Blockierung der Glukose-Schleusen betrifft auch gesunde Zellen, eine Tumorzelle leidet jedoch unter Glukosemangel deutlich mehr. Verbindungen im Rotwein, die als GLUT-Inhibitoren wirken, verlangsamen das Krebswachstum. Man kann die Tumorzelle täuschen, indem man ihr statt Glukose einen Ersatzzucker anbietet, den sie begierig aufnimmt, aber nicht verwerten kann.

2. Den Atemnotschalter außer Kraft zu setzen.
Viel effizienter ist das gezielte Abschalten des Atemnotschalters mit HIF-Inhibitoren, da es selektiver ist. Gesunde Zellen, die ohnehin HIF ständig vernichten, sind nicht betroffen. Tumorzellen hingegen brauchen HIF, um zu überleben. Etliche im Rotwein vorkommende Flavonoide bewirken die Absenkung von HIF.

3. Die Umsetzung von Pyruvat zu Milchsäure behindern.
LDH-Inhibitoren sind sehr selektiv. In den Krebszellen findet dann keine Vergärung mehr statt, wenn die Umsetzung von Pyruvat zu Milchsäure blockiert wird. Hier kann Rotwein mit seinen Inhaltsstoffen, insbesondere Gallussäure überzeugen.

4. Die Säure-Schleusen verschließen.
Die Blockierung durch MCT-Inhibitoren wurde bereits für mehrere Inhaltsstoffe des Rotweins festgestellt. Die Tumorzelle wird langsam, aber zunehmend vergiftet, da die Milchsäure sie nicht mehr verlassen kann.

Das Faszinierende am Rotwein ist, dass er über Inhaltsstoffe verfügt, die alle vier Möglichkeiten unterstützen. Eine Wirkstoffkombination wie im Rotwein, dürfte deutlich wirksamer sein als ein Wirkstoff, der nur über eine Möglichkeit verfügt. Seit einigen Jahren untersucht man alle diese Strategien intensiver. Die beachtlichen Resultate werden nachfolgend näher ausgeführt.

GLUT-Inhibitoren oder Ersatzzucker
Eine vermeintlich einfache Maßnahme, um den Eintritt von Glukose in eine Zelle zu verhindern, ist die Vermeidung jeglichen Zuckers aus Nahrungsmitteln. Diese Idee liegt vielen Diäten zugrunde. Hervorzuheben ist hier die ketogene Ernährung. In ihrem Buch „Krebszellen lieben Zucker – Patienten brauchen Fett" beschreibt das Autorenteam eindrücklich den Einfluss dieser Diät auf den Stoffwechsel von Krebszellen.[9] Weniger Kohlenhydrate, wozu Zucker gehört, stören das Wachstum von Krebs empfindlich und unterstützen Krebstherapien. Heilerfolge, die ausschließlich auf Zuckerentzug setzen, führen jedoch nicht zum gewünschten Erfolg, da Zellen die benötigte Glukose aus öl- und eiweißhaltigen Nahrungsmitteln selbst herstellen. Der Mechanismus ist überlebenswichtig und kein Zufall. Unser Gehirn braucht täglich ca. 140 Gramm Glukose, weshalb der radikale Verzicht nicht ratsam ist. Das heißt nicht, dass man 14 Stücke Würfelzucker essen sollte. Der Körper gewinnt die Glukose beispielsweise aus Stärke, die in Gemüse und getreidehaltigen Lebensmitteln enthalten ist.

Das Phänomen der Unsterblichkeit des Krebses (4. Merkmal) beschäftigt die Forschung schon länger. So erhofft man sich Erkenntnisse darüber, wie man Krebs bekämpfen oder älter werden kann. Das Lebensalter steigt bei deutlich reduziertem Zuckerkonsum an. Der Effekt verstärkte sich in Versuchen bei alten Mäusen, wenn man einen Ersatzzucker verfütterte.[10] Dazu diente Aminoglukose, die als Nahrungsergänzungsmittel Glukosamin angeboten wird. Die Lebenserwartung der mit Glukosamin haltiger Nahrung gefütterten Tiere erhöhte sich durchschnittlich um 10 Prozent. Das entspricht einer Steigerung der menschlichen Lebenserwartung von etwa acht Jahren. Nebenbei wiesen die Mäuse einen verbesserten Blutzucker-Stoffwechsel auf, was vor Diabetes schützt. Humanstudien bestätigten, dass verlangsamter Zuckerabbau das Wachstum von Krebszellen behindert,[11] und Glukosamin eine Antitumorwirkung auf Prostatakrebszellen ausübt.[12]

Die Glukose-Schleusen problemlos verstopfen können andere Verbindungen. Quercetin (im Rotwein reichlich vorhanden) und

Epigallocatechingallat (Wirkstoff im grünen Tee) senken bei Brusttumorzellen die Glukoseaufnahme deutlich und verlangsamen das Tumorwachstum, wie das Team von Elisa Keating aufzeigte.[13] Im Falle von Quercetin wurde der Mechanismus, die gezielte Blockierung der GLUT-Schleusen, bestätigt.[14]

Abschalten des Atemnotschalters
In der Krebsforschung hat die Beeinflussung des Atemnotschalters einen festen Platz. Trotz der dezidierten Kenntnislage über den Mechanismus gibt es noch keine HIF-Inhibitoren auf dem Markt. Solange sich daran nichts ändert, muss man mit kleinen Fortschritten leben. Im Jahre 2010 machte Margreet Vissers von der neuseeländischen Universität Otago eine bemerkenswerte Beobachtung zum Krebs der Gebärmutterschleimhaut.[15] Die Tumore enthielten größere Mengen an HIF, aber deutlich weniger Vitamin C im Vergleich zu gesunden Zellen. Durch nachträgliche Vitamin C Verabreichung gelang es ihr, dass sich die Konzentrationen in den Tumorzellen wieder normalisierten, HIF gebremst wurde und die Tumore ihr Wachstum verlangsamten.[16]

Vitamin-Befürworter propagieren oft unreflektiert Vitamin C als Radikalfänger. Dabei übersehen sie, dass es gerade Radikale sind, die Krebs sehr effektiv bekämpfen. Vitamin C schützt offensichtlich vor Krebs auf eine andere Art als bislang angenommen. Für die Überlegungen zum idealen Rotwein ist das wichtig. Vitamin C findet sich in Rotweinen in größeren Mengen als in Weißweinen. Es kommt in den festen Teilen der Trauben vor, die beim Rotwein mit vergoren werden. Der Anteil kann durch die erlaubte Zugabe von Vitamin C als Oxidationsschutz weiter erhöht werden.

Eine bemerkenswerte Wirkung auf HIF besitzt auch Epigallocatechingallat, der Wirkstoff im grünen Tee. Es kann HIF nicht vernichten, jedoch so stabilisieren, dass das Protein seinen Aufgaben als Torwächter nicht mehr nachkommen kann. Die antikanzerogene Wirkung auf Prostatakrebszellen[17] und Lungenkrebszellen[18,19] wird auf diese Weise erklärt. Epigallocatechingallat liegt im Rotwein nicht vor, aber seine Flavonoide müssen sich nicht verstecken. Insbesondere Quercetin und Kämpferol machen ebenfalls HIF unwirksam.

LDH-Inhibitoren

Der Katalysator LDH wird für die Vergärung von Pyruvat zu Milchsäure benötigt. Die Hemmung von LDH verhindert, dass die Tumorzelle so viel Energie aus Pyruvat herausholt, um überleben zu können. Gesunde Zellen sind davon nicht betroffen, somit ist die Behandlung deutlich sicherer und nebenwirkungsfreier. In einem 2013 erschienenen Übersichtsartikel zu LDH-Inhibitoren erlauben sich die Autoren einen Seitenhieb auf die Ignoranz für dieses Forschungsgebiet. *„LDH war bislang ein eher unerforschtes Ziel, da seine Bedeutung für die Förderung des Fortschreitens von Krebs seit Jahrzehnten vernachlässigt wurde".*[20]

Das bedeutet nicht, dass es keine LDH-Inhibitoren gibt. Wir begegnen erneut Flavonoiden, allen voran Epigallocatechin und Galloflavin[21]. Epigallocatechin kommt im Rotwein vor, größere Mengen sowie Galloflavin werden jedoch leichter aus grünem Tee gewonnen. Im Magen wird der Wirkstoff des grünen Tees in Epigallocatechin und Gallussäure aufgespalten, wobei letztere im Darm zu Galloflavin verstoffwechselt wird. Gallussäure ist für die Barrique-Note im Rotwein ausschlaggebend und verfügt über den gleichen Baustein wie Epigallocatechin und Galloflavin. Somit wirkt Gallussäure ebenfalls als LDH-Inhibitor.[22] Bedauerlicherweise werden klinische Tests für die drei Wirkstoffe nicht finanziert, da sie nicht mehr zu patentieren sind und die „Gefahr" besteht, dass durch Tee- und Rotweinkonsum die gleiche Wirkung wie mit Medikamenten der Pharma-Industrie erzielt werden kann. Ein Los, dass sie mit weiteren hoffnungsvollen Krebswirkstoffen teilen.[23]

Verstopfung der Säure-Schleusen

Genauso elegant wie die Hemmung des LDH-Katalysators ist die Blockade der MCT-Schleusen. Diese Säure-Schleusen nehmen in dem Maße zu, wie Milchsäure produziert wird und immer mehr Milchsäure aus der Tumorzelle entsorgt werden muss. So lässt sich aus der Anzahl der Säure-Schleusen das Krebswachstum ermitteln. Je mehr Säure-Schleusen vorhanden sind, umso weiter ist der Krebs fortgeschritten.

Die Blockierung der Säure-Schleusen trifft eine Krebszelle in mehrerer Hinsicht. Die Zelle muss die Milchsäure nach außen entlassen. Das geschieht zum einen, um sich nicht selbst zu vergiften und zum anderen, um ihre Umgebung zu schwächen. Die Krebszelle legt sich zudem mit der austretenden Milchsäure einen „Säuremantel" zu, um sich vor Angriffen des Immunsystems zu schützen. Die Blockierung der Säure-Schleusen macht eine Krebszelle somit auch von außen leichter angreifbar.

Die ersten erfolgreich entwickelten „MCT-Blockierer" waren Zimtsäureverbindungen. Diese enthalten zwar eine Säuregruppe, jedoch verhindern andere Gruppen den Durchgang durch die Schleuse. Im Gegensatz zu Weißweinen mit 10 – 20 Milligramm pro Liter kommt Rotwein auf beachtliche 100 – 200 Milligramm pro Liter an Zimtsäureverbindungen.

Das Verstopfen der Säure-Schleusen durch weitere Verbindungen, die keine Säuren sind, liegt nahe. Die Flavonoide Morin, Quercetin, Naringin, Phloretin und Silibinin wurden als MCT-Inhibitoren bestätigt.[24] Von diesen kommen nur Naringenin und Quercetin im Rotwein vor. Die anderen finden sich in Obst, Gemüse und Gewürzen wieder, was die Kombination von Rotwein mit mediterraner Küche einmal mehr unterstreicht. Interessanterweise wurden einige dieser Flavonoide schon als GLUT-Inhibitoren vorgestellt. Sie sind somit in der Lage, Glukose- als auch Säure-Schleusen zu blockieren. Das macht diese Verbindungen noch wertvoller. Dieses Konzept konnte in einer Studie mit Brustkrebszellen eindrücklich bestätigt werden.[25]

4.3 Pentosephosphat-Abbauweg

Die oben beschriebenen Möglichkeiten schwächen Krebs. Der Zuckerentzug trifft ihn am heftigsten, reicht jedoch nur bedingt aus. Krebszellen können selbst Glukose herstellen. Sie brauchen sie primär nicht zur Energiegewinnung, sondern zur Herstellung von DNA-Bausteinen für ihr Wachstum. Dabei sind sie auf einen besonderen zweiten Abbauweg der Glukose angewiesen, der als Pentosephosphat-Abbauweg[26] bezeichnet und im Folgenden mit PP-Weg abgekürzt wird.

Auf dem PP-Weg entsteht vermehrt das starke Mutagen Methylglyoxal. Eine gesunde Zelle erkennt die Gefahr und entsorgt das Mutagen, indem sie es in Milchsäure umwandelt. Diese Milchsäure ist jedoch nicht die gleiche Milchsäure, die durch LDH aus Pyruvat gebildet wird. Dieser Sachverhalt wurde in der Medizin nicht überall richtig erkannt und führte dazu, dass Krebs über 50 Jahre hinweg falsch behandelt wurde. Der Irrtum ist mittlerweile Medizingeschichte. Leider verstehen das einige sogenannte Heiler aber nicht und propagieren immer noch eine falsche Krebstherapie. Um die Sachlage zu erklären, beschreibt das nächste Kapitel, wie sich die beiden Milchsäuren unterscheiden. Danach folgt die Betrachtung des Mutagens Methylglyoxal, das letztlich die Ursache allen Übels ist.

Der Mythos der linksdrehenden Milchsäure
Ein Detail in Abbildung 4.1 ist wichtig. Die aus den Säure-Schleusen ausgetretene Milchsäure wurde mit dem Präfix (+) versehen, was so viel wie rechtsdrehend bedeutet. Der Begriff ist vielen im Zusammenhang mit Milchsäure geläufig. Joghurt-Hersteller werben damit, dass ihr Produkt besonders bekömmlich sei, weil es rechtsdrehende Joghurtkulturen enthalte. Die Kulturen sind natürlich nicht rechtsdrehend. Eigentlich meint der Hersteller, dass die Bakterien rechtsdrehende Milchsäure produzieren. Damit suggeriert man dem Konsumenten, der Joghurt würde keine linksdrehende Milchsäure enthalten. Linksdrehende Milchsäure wird zur Unterscheidung mit dem Präfix (-) versehen. Fast alle Joghurts enthalten beide Formen, allerdings in unterschiedlichem Verhältnis, das durch den verwendeten Bakterienstamm festgelegt wird.

Missverständnisse entstehen leicht, wenn Verbindungen nicht eindeutig benannt werden. Was jedoch nicht toleriert werden darf, sind Falschaussagen. Eine solche ist die Behauptung, dass linksdrehende Milchsäure für gesundheitliche Probleme bis hin zu Krebs verantwortlich ist. Das ist falsch.

Der Mythos basiert auf einem der größten Irrtümer in der Medizingeschichte. Der Sachverhalt ist zu klären, weil Milchsäure im Wein enthalten ist. Milchsäure entsteht bei der malolaktischen Gärung und wird zur Absenkung der Säurestärke dem Wein zugeführt. Selbst wenn sie nicht direkt zugesetzt wird, wird man sie zukünftig vermehrt im Wein finden. Viele Winzer aus dem ökologischen Weinbau lehnen klassische Spritzmittel ab. An ihre Stelle rückt der Einsatz von Milchsäurebakterien.

Beide Milchsäuren, rechts- und linksdrehende, sind chemisch identisch. Sie unterscheiden sich jedoch in ihrer räumlichen Anordnung: Sie sind unterschiedlich wie ein Bild zu seinem Spiegelbild, vergleichbar mit unserer rechten und linken Hand. Das Phänomen wird deshalb Chiralität genannt (vom griech. cheir = Hand). Die spiegelbildlichen Formen verhalten sich unter physikalischen Bedingungen gleich. Einzig gegenüber linear polarisiertem Licht oder einer anderen chiralen Substanz zeigen sich Differenzen. Das nutzt man sich zur Unterscheidung und Benennung. Verbindungen, die die Ebene des Lichts nach links drehen, werden mit dem Präfix (-) versehen und als linksdrehend bezeichnet, diejenigen, die die Ebene nach rechts drehen mit dem Präfix (+) und als rechtsdrehend gekennzeichnet.

Bedeutsam ist, dass chirale Verbindungen im menschlichen Körper unterschiedliche Wirkungen entfalten können und sich diese nicht gegenseitig aufheben. So schmeckt bei der Aminosäure Asparagin eine Form süß, die andere Form bitter. Beim Limonen riecht eine Form nach Orange, die andere nach Zitrone. In beiden Fällen ist eine Mischung weder geschmack- noch geruchlos!

Die gesteigerte Produktion von Milchsäure durch Krebszellen erkannte 1925 Otto Warburg. In seiner vielzitierten Arbeit „Über Milchsäurebildung beim Wachstum"[27] berichtet er, dass 2,7 Gramm Trockengewicht eines Jensen Rattensarkoms innerhalb von zwei Stunden 0,416 Gramm Milchsäure produziert. Eine außergewöhnlich große Menge! Warburg will wissen, welche Form vorliegt und bestimmt dazu den Drehwert. Er kristallisiert die Milchsäure vorab als Zinksalz, um mit einer besonders reinen Substanz zu arbeiten. In der anschließenden Messung erhält er für das Zinksalz der Milchsäure einen Drehwert von -8,6°.

Der Wert von -8,6° wird die Quelle aller Missverständnisse werden. Aus dem Vorzeichen wird später, im Laufe der Zeit, irrtümlich geschlossen, dass es sich um linksdrehende (-) Milchsäure handelt. Jedoch wusste man damals schon, dass einige Salze der Milchsäure, insbesondere das Zinksalz, die Richtung des Drehwerts umkehren. Aus diesem Grund kristallisiert rechtsdrehende (+)-Milchsäure als linksdrehendes (-)-Zinksalz. Warburg weiß das und schreibt folgerichtig: *„Es lag also nach dem Umkristallisieren reines und vor dem Umkristallisieren fast reines d-Laktat vor."* Die Gleichsetzung von Milchsäure und Laktat ist üblich, weil Milchsäure unter physiologischen Bedingungen als Laktat vorliegt. Die durchaus korrekte Schreibweise verhindert nicht das Missverständnis für Laien. Warburg verwendet anstelle des Präfixes (+) die alte Abkürzung „d", was ebenfalls für rechtsdrehend steht (vom griech. dextro = rechts). Es gilt damit: Die von Warburg untersuchten Krebszellen produzieren rechtsdrehende (+)-Milchsäure, wie er selbst festhält.

Trotzdem verbreitet sich die Missinterpretation und das falsche Dogma „Krebs produziert linksdrehende Milchsäure". Das führte seit hundert Jahren zu einer bestenfalls sinnlosen Krebstherapie. Die Therapie sieht vor, die schädliche Wirkung der linksdrehenden Milchsäure durch Verabreichung von rechtsdrehender Milchsäure zu „neutralisieren" und aus dem Körper zu schleusen. Das ist in mehrfacher Hinsicht ein verhängnisvoller Unsinn. Der Begriff Neutralisierung wird völlig falsch verwendet. Eine Säure wird nicht mit einer Säure, sondern Lauge neutralisiert. Es gibt keine Ausschleusung von linksdrehender Milchsäure - sie liegt überhaupt nicht vor. Vor allem missachtet man die Tatsache, dass Enantiomere unterschiedliche und nicht genau entgegengesetzte Wirkungen im Körper haben. Man stellt Patienten unverantwortlich eine Heilung in Aussicht, die gar nicht eintreten kann.

Gesunde Zellen und Krebszellen produzieren grundsätzlich rechtsdrehende Milchsäure. Sie können linksdrehende Milchsäure herstellen, allerdings nur in extrem kleinen Mengen, die nicht schädlich sind. Die Tatsache, dass linksdrehende Milchsäure lediglich in Spuren gebildet werden kann, führt bei übermäßigem Zuckerkonsum direkt zur Entstehung von Krebs.

Wird auf dem EMP-Weg Glukose abgebaut, entsteht als Nebenprodukt das sehr starke Mutagen Methylglyoxal in sehr kleiner Menge. Es wird sofort durch zwei Enzyme in linksdrehende Milchsäure umgewandelt und durch die Säure-Schleusen entsorgt. Den PP-Weg für Glukose wählen Zellen, die wachsen wollen und ist somit für Krebszellen prädestiniert. Auf dem PP-Weg entstehen größere Mengen an

Methylglyoxal, die dann nicht schnell genug entsorgt werden können. Das führt zu gefährlichen Mutationen. Mehr dazu im 5. Kapitel. Welcher der beiden Wege eine Zelle benutzt, hängt vom Bedarf ab. Braucht sie Energie, wählt sie den EMP-Weg. Will sie Wachstum, wählt sie den PP-Weg. Diese Entscheidung trifft ein Protein, das als AMPK bezeichnet wird (Abbildung 4.2).

AMPK kann als ein Energiesensor betrachtet werden, quasi als ein Messgerät, das unentwegt das Verhältnis von AMP zu ATP misst.[28] Fällt das Verhältnis zu Gunsten von AMP aus, realisiert die Zelle einen Energiemangel. Sie aktiviert AMPK und sorgt dafür, dass der PP-Weg gehemmt wird. Fällt das Verhältnis zu Gunsten von ATP aus, realisiert die Zelle, dass sie über ausreichende Energiereserven verfügt. Folglich aktiviert sie das AMPK nicht, und verwendet die Glukose für Wachstum, indem sie den PP-Weg benutzt.

Kleine Mengen Methylglyoxal stellen kein Problem dar. Problematisch wird ein übermäßiges Vorliegen, weil der Abbau einer größeren Menge Methylglyoxal nicht schneller vonstattengeht. Der Abbau funktioniert nur bis zu einem gewissen Umfang, selbst wenn es länger dauert. Über diese Menge hinaus findet kein Abbau mehr statt. Zwischenzeitlich findet das Methylglyoxal andere Wege mit gefährlichen Konsequenzen.

Reaktionen unter Beteiligung von Enzymen setzen in einem bestimmten Zeitfenster nur eine bestimmte Menge eines Stoffes um. So lässt sich bei einer Blut-Alkoholbestimmung leicht ausrechnen, welche Alkoholmenge Stunden zuvor konsumiert wurde. Der Alkohol im Blut wartet darauf, bis er beim Abbau an die Reihe kommt. Diese Geduld bringt Methylglyoxal nicht auf. Im Gegensatz zum reaktionsträgen Alkohol ist Methylglyoxal eine hochreaktive Verbindung. Die Moleküle warten nicht darauf, bis sie zum Abbau an der Reihe sind. Stattdessen treiben sie in der Zwischenzeit ihr Unwesen, reagieren bevorzugt mit der DNA und bewirken Mutationen, die Krebs begünstigen. Deshalb findet man in gesunden Zellen und in Krebszellen keine größeren Mengen an linksdrehender Milchsäure!

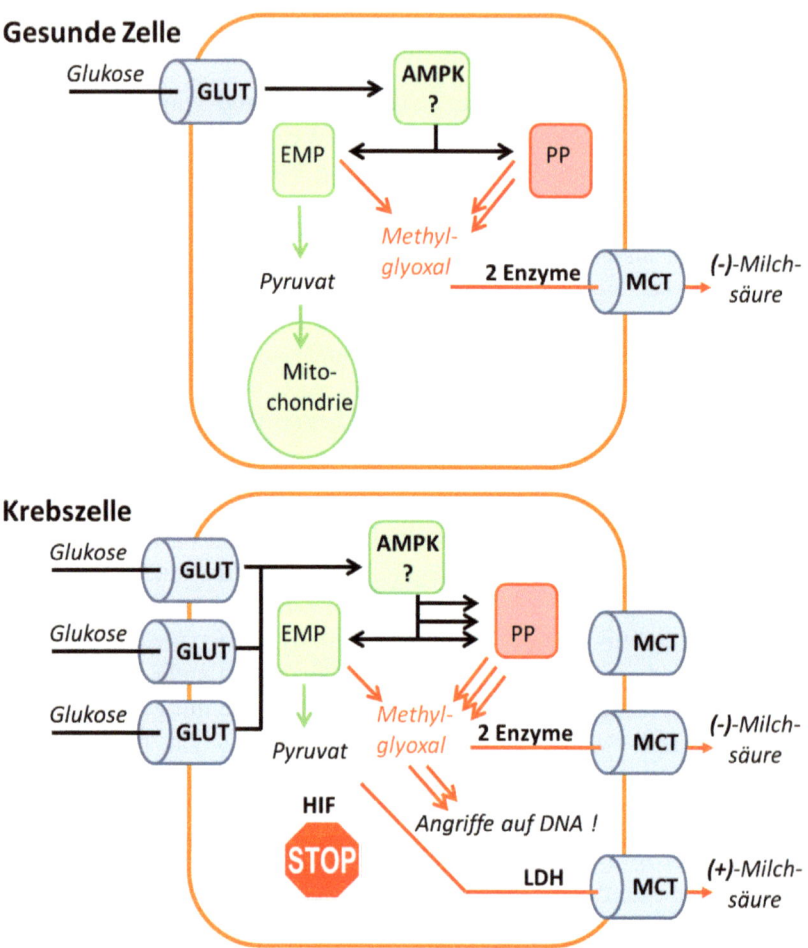

Abbildung 4.2: Abbau von Glukose. Das Protein AMPK entscheidet über den EMP-Weg (bei Energiemangel) oder den PP-Weg (bei Wachstum). Auf beiden Wegen bildet sich das Mutagen Methylglyoxal. Eine gesunde Zelle kann das entsorgen. Eine auf Wachstum ausgerichtete Krebszelle wird hingegen von Glukose überflutet, wobei auf dem PP-Weg vermehrt Methylglyoxal anfällt, das nicht mehr vollständig zu linksdrehender (-)-Milchsäure abgebaut wird. Nicht abgebautes Methylglyoxal attackiert die DNA, was zu weiteren Mutationen führt.

Methylglyoxal – die Wurzel allen Übels

Der PP-Weg ist ausschlaggebend für Krebsentstehung und Krebswachstum. Die Enzyme für den PP-Weg gibt es in fast allen Zellen, jedoch nicht in der gleichen Größenordnung. Die höchsten Konzentrationen liegen in Leberzellen und im Fettgewebe vor. Weitere Gewebe, in denen Fettsäuren und Steroide synthetisiert werden, sind auf den PP-Weg angewiesen. Zuvorderst sind die weibliche Brust, der Hoden und der Eierstock zu nennen. Die hohe Korrelation zwischen Krebsvorkommen und intensiv genutztem PP-Weg ist erkennbar.

Muskel- und Herzzellen verfügen über keine Enzyme für den PP-Weg. Hier findet der Glukoseabbau fast ausschließlich über den EMP-Weg statt.[29] Für Muskeln und Herz wird praktisch kein Krebs beobachtet! Langläufer sind in der Regel schlank, weshalb der Pentosephosphatweg zum Abbau von Fettzellen nicht benötigt wird. Bei übergewichtigen Menschen sieht das deutlich anders aus. Durch übermäßigen Zuckerkonsum wird Fettgewebe produziert und der PP-Weg angekurbelt, auf dem dann vermehrt Methylglyoxal anfällt.

Der Teufelskreis ist in Abbildung 4.2 festgehalten. DNA-Mutationen führen dazu, dass sich die Krebszelle mit zusätzlichen Glukose-Schleusen versorgt. Durch den Glukoseüberschuss besteht kein Energienotstand und die Krebszelle kann sich auf Wachstum konzentrieren. Sie wählt deshalb den Glukose-Abbau über den PP-Weg. Auf diesem entsteht vermehrt das Mutagen Methylglyoxal, das nicht mehr vollständig zu linksdrehender Milchsäure abgebaut werden kann. Das nicht abgebaute Methylglyoxal attackiert die DNA und führt zu weiteren Mutationen. Die Mutationen veranlassen wiederum, dass noch mehr Glukose-Schleusen aufgebaut werden, wodurch sich der Teufelskreis schließt.

4.4 Therapiemöglichkeiten (2. Teil)

Neue Wege zur Krebsbekämpfung bieten sich an. Gemeinsames Ziel ist die Vermeidung des PP-Wegs. Am einfachsten ist der Verzicht auf übermäßigen Zuckerkonsum. Dann liegt keine Glukose vor, über deren Verbleib der AMPK-Sensor entscheiden muss. Befindet sich die Glukose durch Zuckerkonsum bereits in der Zelle, muss man AMPK aktivieren, damit der PP-Weg nicht eingeschlagen wird. Das kann zum Beispiel durch moderates Joggen erreicht werden. Sport und Bewegung wird im Zusammenhang mit Krebsprävention, Krebstherapie und Krebsnachsorge immer wieder positiv konnotiert. Wir erinnern uns an das geringere Krebsrisiko von Langläufern. Ein Großteil der gesundheitsfördernden Effekte von Bewegung beruht auf der Aktivierung von AMPK.[30] Viele AMPK-Aktivatoren sind pflanzliche Naturstoffe oder Medikamente pflanzlichen Ursprungs. Rotwein kann hier punkten, weil mit Epigallocatechin, Resveratrol, Hesperidin und Salicylsäure ein ganzes Bündel an AMPK-Aktivatoren enthalten ist.

Salicylsäure ist in Form von Aspirin besser bekannt. Die Medikamente Aspirin und Metformin können vor Krebs schützen. Der Entdecker der AMPK, Grahame Hardie, führt das darauf zurück, dass beide Medikamente als AMPK-Aktivatoren wirken.[31]

Radikale und Sirtuine fördern Langlebigkeit und dürfen nicht durch übereifrige Einnahme von Vitaminen oder Antioxidantien behindert werden (siehe Kapitel 3.4). Es zeigt sich ein weiterer wichtiger Grund: Radikale und Sirtuine aktivieren ebenfalls AMPK!

Fast täglich überfluten uns Meldungen über vermeintliche neue Mutagene. Der Überblick und eine realistische Risikoabschätzung gehen schnell verloren. Weshalb mein Beharren auf Methylglyoxal, weshalb sticht Methylglyoxal aus allen heraus? Weil viele potenzielle und reale Mutagene nicht annähernd an die Gefährlichkeit von Methylglyoxal heranreichen. Während das vermutete Krebsrisiko des Unkrautvernichtungsmittels Glyphosat die Schlagzeilen bestimmt, spielt dasjenige des Zuckers in der Öffentlichkeit keine große Rolle. Jedoch ist das Krebsrisiko durch Zucker millionenfach größer als das durch Glyphosat. Kapitel 5 verdeutlicht, worin die besondere Gefährlichkeit des Methylglyoxals besteht. Daraus entstehen weitere Lösungsansätze - in denen Inhaltsstoffe des Rotweins erneut auftauchen.

Der Entdecker der DNA-Struktur, Nobelpreisträger James Watson, wurde befragt, was er unternehme, um sich vor Krebs zu schützen. Seine Antwort: *„Ich nehme Metformin und Aspirin; ich versuche, nicht zu viel Zucker zu essen und treibe Sport. Alles zusammen wird* *wahrscheinlich mein Risiko, an Krebs zu erkranken, um 50 Prozent reduzieren".*[32] Nach allem, was wir nun wissen, keine überzogene Prognose. Wenn die AMPK-Aktivatoren Metformin und Aspirin durch den richtigen Rotwein ersetzt werden, dürfte mit dem gleichen Ergebnis zu rechnen sein.

Schon im 2. Kapitel wurde geraten, zur Krebsprophylaxe übermäßigen Zuckerkonsum zu vermeiden, weil Sie dann vieles richtig machen. Zu viel Zucker produziert zu viel des hochreaktiven Mutagens Methylglyoxal, das für Mutationen in den Genen verantwortlich ist und dem Krebs Vorschub leistet. Sollte darüber noch Skepsis bestehen, können zwei Mäuse die Zweifel ausräumen. Im nächsten Kapitel wird vorgestellt, wie es bei ihnen gelang, auf einfache Weise den Blutzuckerspiegel und das Krebsrisiko zu senken.

4.5 Intervallfasten

Seit dem Bestseller „Der Ernährungskompass" von Bas Kast ist einem größeren Publikum die immense Bedeutung einer zeitlich begrenzten Nahrungsaufnahme bewusst geworden. Die vorgestellten Forschungsergebnisse von Satchin Panda am Salk Institut in San Diego haben das gepflegte Paradigma der Zuckerindustrie, „eine Kalorie ist eine Kalorie", endgültig beerdigt.

Panda veröffentlichte 2012 in der renommierten Fachzeitschrift *Cell Metabolism* das Foto zweier schwarzer Mäuse.[33] Beide Tiere stammten aus der gleichen Zuchtlinie, waren gleich alt, bekamen die gleiche (sehr fettreiche) Futtermenge und hatten beide wenige Bewegungsmöglichkeiten. Dennoch wurde eine Maus fett, während die andere schlank blieb (Abbildung 4.3). Der einzige Unterschied: Die schlanke Maus durfte ihre Futtermenge jeden Tag nur in einem begrenzten Zeitfenster fressen, während die fette Maus dies rund um die Uhr durfte. Das Zeitfenster der Futteraufnahme bestimmt demnach, wie die Kalorien verarbeitet werden.

Menschen mit Übergewicht sind entsprechend optimistisch, ihre

Pfunde mit dem sogenannten Intervallfasten loszuwerden oder nicht noch mehr zuzunehmen. Das Intervallfasten kann in verschiedenen Formaten durchgeführt werden. Bei der häufigsten Form, dem 16:8-Fasten, wird nur in einem Zeitfenster von 8 Stunden am Tag Nahrung aufgenommen; in der restlichen Zeit wird nichts gegessen. Oft wird auf das Frühstück oder das Abendessen verzichtet. Trinken soll und darf man immer, solange es kalorienfrei ist. Die Karenzzeit kann die Nacht umfassen, man schläft sich schlank. Diese 16:8 Variante setzte Panda in seinem Mäuse-Experiment ein. Beide Mäuse in Abbildung 4.3 konsumierten die gleiche Futtermenge. Während die linke Maus das Futter rund um die Uhr fressen konnte, hatte die rechte Maus nur ein Zeitfenster von 8 Stunden am Tag zur Verfügung. Das Resultat ist eindrücklich: die linke Maus wird fett und krebsanfällig, die rechte Maus bleibt schlank und ist besser vor Krebs geschützt.

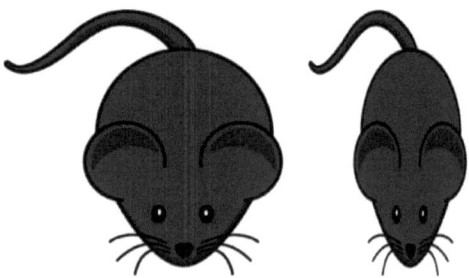

Abbildung 4.3: Der Zeitrahmen und nicht die Futtermenge entscheiden über die Gewichtszunahme bei Mäusen. Bei gleicher Futtermenge konnte die linke Maus das Futter rund um die Uhr fressen, hingegen hatte die rechte Maus nur ein Zeitfenster von 8 Stunden am Tag zur Verfügung.

Noch bemerkenswerter wurde es im Jahr 2014, als Valter Longo von der University California nachwies, dass krebskranke Mäuse durch zeitweises Fasten länger leben.[34] Zudem bremste das Intervallfasten das Wachstum des Tumors. Es schützte die gesunden Zellen vor den

Wirkungen einer Chemotherapie, Krebszellen aber nicht. Der Wirkmechanismus lässt erwarten, dass sich die Ergebnisse auf den Menschen übertragen lassen.

Das Intervallfasten führt bei Mäusen und Menschen zu einem signifikanten Abfall von Glukose, von Insulin und von IGF-1 sowie zu einem 5-10fachen Anstieg eines Proteins, das IGF-1 gezielt inhibiert. IGF-1 ist ein ganz besonderer Wachstumsfaktor. Er ist entscheidend bei der Entstehung einiger Tumorarten beteiligt und verstärkt gezielt das Wachstum von bereits vorhandenen Tumoren. Umso unverständlicher ist der Einsatz von IGF-1 als illegales Dopingmittel bei Sportlern.

Die extremen Veränderungen, die durch periodisches kurzfristiges Fasten verursacht werden, schaffen eine für Krebszellen schädliche Umgebung. Krebszellen verlieren als Folge vermehrter Mutationen schrittweise die Fähigkeit, sich an extreme Umgebungen anzupassen. Erste Studien, bei denen 36 Stunden vor und 24 Stunden nach der Chemotherapie auf Nahrung verzichtet wird, sind ermutigend.[35] Sie lassen hoffen, dass Intervallfasten nicht nur für Krebsprävention und Langlebigkeit, sondern ebenso für die Krebstherapie genutzt werden kann.

Kapitel 5: Krebsentstehung

In dem wir sehen, dass das Mutagen Methylglyoxal für Krebs mit den schlechtesten Heilungschancen verantwortlich ist und die Inhaltsstoffe des Rotweins dem Krankheitsverlauf entgegenwirken.

> *„Es gibt eine Menge kleiner moralischer Falschheiten, die man übt, ohne zu glauben, daß es schädlich sei; so wie man etwa aus ähnlicher Gleichgültigkeit gegen seine Gesundheit Tabak raucht."*
>
> Georg Christoph Lichtenberg

Rauchen verursacht 90 Prozent der Lungenkrebserkrankungen, übermäßige Sonnenbäder sorgen für Hautkrebs. Viren oder Bakterien erhöhen signifikant das Risiko für bestimmte Krebserkrankungen, wie Gebärmutterhalskrebs und Magenkrebs. Pestizide und andere Umweltgifte lösen nach Expertenmeinung weniger als ein Prozent der Krebserkrankungen aus.[1] Durch Umwelteinflüsse Krebs zu bekommen, wird in der Öffentlichkeit dennoch deutlich überschätzt. Dagegen wird übermäßiger Zuckerkonsum als Krebsauslöser nicht wahrgenommen. Jede dritte Krebserkrankung entsteht durch Methylglyoxal, das beim Zuckerabbau entsteht und Krebszellen in ihrem Wachstum unterstützt. Schlimmer noch, die durch Methylglyoxal ausgelösten Mutationen sind für die schlimmsten Krebsfälle verantwortlich.

Jede Krebserkrankung beginnt in einer Zelle durch Mutationen in ihrem Erbgut, durch die sie einen Wachstumsvorteil gegenüber anderen Zellen in ihrer Umgebung bekommt. Dieser Vorteil führt zu einer Ansammlung schneller wachsender Zellen und damit zu einem Tumor. Solche Mutationen liegen meist in Abschnitten auf der DNA, die zur Herstellung von Proteinen benötigt werden. Viele Jahre glaubte man, dass durch Mutation eines einzigen Gens, eines sogenannten Protoonkogens, ein Onkogen entsteht und das zugehörige Protein für alle Krebserkrankungen verantwortlich sei. Diese Vorstellung ist überholt. Die Suche nach dem einen Onkogen lieferte ein komplizierteres Bild der Tumorentstehung. Zum einen fand man über 100 Onkogene, die Krebs verursachen. Zum anderen identifizierte man Gene, die Tumorzellen erfolgreich bekämpfen, weshalb sie als Tumorsuppressorgene bezeichnet werden.

Das Zusammenspiel von Onkogenen und Tumorsuppressorgenen beim Zellwachstum wird gerne mit der Geschwindigkeit in einem fahrenden Auto verglichen.[2] Den Protoonkogenen kommt die Rolle des Gaspedals zu, den Tumorsuppressorgenen die Rolle der Bremse. Die Mutation zu einem Onkogen führt im übertragenen Sinn zu einem eingeklemmten Gaspedal und zu einer Erhöhung der Geschwindigkeit bei der Zellteilung. Die Konsequenzen wären bei voller Funktionsfähigkeit der Bremse überschaubar. Allerdings ist die Mutation in einem Tumorsuppressorgen gleichbedeutend mit dem Verlust der Bremse. Das Zellwachstum kann nicht mehr gestoppt werden, die Zelle wächst und teilt sich ohne Kontrolle weiter. Kein großes Problem, solange niemand das Gaspedal einklemmt. Zur Katastrophe kommt es erst, wenn zur Mutation eines Protoonkogens noch die Mutation in einem Tumorsuppressorgen kommt, also gleichzeitig ein eingeklemmtes Gaspedal und eine defekte Bremse vorliegen.

Im Folgenden kann nicht auf alle Onko- und Tumorsuppressorgene eingegangen werden. Die beiden bedeutendsten Vertreter werden vorgestellt: das wichtigste Protoonkogens, *ras*, sowie das wichtigste Tumorsuppressorgen, *p53*. Für die Mutation dieser Gene ist in den meisten Fällen Methylglyoxal verantwortlich. Im Falle von Darmkrebs sind sogar beide Gene mutiert. Könnte man diese Mutationen vermeiden, hätte Darmkrebs keine Chance. Um zu verdeutlichen, wie einfach die beiden Mutationen zu verhindern sind, werden einige Grundlagen der Molekularbiologie, insbesondere der genetische Code beleuchtet. Bei der Entstehung von Krebs geht es letztlich um Veränderungen in der Aminosäuresequenz von Proteinen. Falls es die für die räumliche Struktur eines Proteins relevanten Aminosäuren betrifft, verändert sich diese räumliche Struktur. Dadurch kann das Protein seine Aufgabe in der Zelle nicht mehr richtig erfüllen (Schlüssel-Schloss-Prinzip).

5.1 Bauplan des Lebens

Die Teilung einer Zelle funktioniert nur, wenn sich zuvor der Träger der Erbinformation, die DNA, verdoppelt hat. Die hierzu benötigten DNA-Bausteine werden durch den Abbau von Glukose über den Pentosephosphat-Abbauweg hergestellt. Im Jahre 1953 entdeckten James Watson und Francis Crick die dreidimensionale Struktur der DNA und den Mechanismus ihrer Verdopplung. Diese brillante Leistung wies den Weg zum Verständnis der Funktion von Genen. Im Normalzustand ist die DNA in Form einer Doppelhelix aufgebaut. Chemisch gesehen handelt es sich um lange Kettenmoleküle, die aus vier verschiedenen Bausteinen, den Nukleotiden, aufgebaut sind. Jedes Nukleotid besteht aus einem Phosphat-Rest, dem Zucker Desoxyribose und einer der vier organischen Nukleinbasen Adenin, Thymin, Guanin und Cytosin.

Zur Verdopplung wird zuerst die doppelsträngige Helix von Enzymen aufgetrennt. Die entstandenen Einzelstränge dienen als Vorlage für den neu aufzubauenden komplementären Gegenstrang, der sich daran anlagert, womit die Verdopplung der DNA abgeschlossen ist.

Die Baupläne (Gene) für die Herstellung von Proteinen finden sich in einem bestimmten Bereich der DNA. Da die DNA und die Pläne im Zellkern liegen und die Proteine außerhalb zusammengebaut werden, braucht es einen Mechanismus, der die DNA-Information überbringt. Dazu wird die DNA-Doppelhelix im entsprechenden Gen-Abschnitt erst „entspiralisiert" und von der freigelegten DNA-Sequenz eine mRNA-Abschrift angefertigt. Der Vorgang ähnelt der DNA-Verdopplung, mit zwei Ausnahmen. Anstelle des Zuckers Desoxiribose (D) wird der Zucker Ribose (R) und anstelle der Nukleinbase Thymin wird Uracil eingebaut. Diese RNA ist der Bote des Bauplans, weshalb ihr der Präfix m (für engl. messenger) vorangestellt wird.

Ist die mRNA im Zytoplasma angelangt, wird das Protein daran schrittweise, eine Aminosäure nach der anderen, aufgebaut. Jetzt kommt der genetische Code ins Spiel. Der genetische Code ordnet einem Triplett (drei aufeinanderfolgende Basen, genannt Codon) jeweils eine bestimmte Aminosäure zu.

Den Fluss der genetischen Informationsweitergabe zeigt die Abbildung 5.1. Die DNA enthält die Baupläne (Gene) für die zugehörigen Proteine. Zum Aufbau eines Proteins wird eine mRNA-Matrize von der Gen-Sequenz hergestellt. Diesen Vorgang nennt man Transkription. Im Zytoplasma wird dann das Protein an der mRNA zusammengesetzt. Diesen Vorgang bezeichnet man als Translation. Um es prägnanter mit Francis Crick zu formulieren, der gesagt haben soll: *„DNA makes RNA makes protein."*[3]

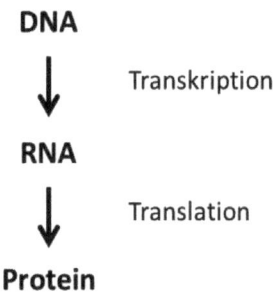

Abbildung 5.1: Der Fluss der genetischen Information

Methylglyoxal – die Wurzel allen Übels (Fortsetzung)
Nicht alle Aminosäuren tragen gleichermaßen zur räumlichen Proteinstruktur bei. Die bedeutsamen Aminosäuren für die korrekte Struktur eines Proteins sind Cystein, Arginin, Glycin und Tryptophan. Bei diesen vier Aminosäuren befindet sich stets die Nukleinbase Guanin in der mittleren Position des Codons. An dieser Stelle hat der Austausch von Guanin durch eine andere Nukleotidbase enorme Konsequenzen. Im Translationsschritt wird dadurch zwangsläufig eine andere Aminosäure ins Protein eingebaut. Es kommt zum Zusammenbruch der Proteinstruktur und zum Verlust der Proteinfunktion. Genau diesen Ärger verursacht Methylglyoxal.

91

Zur Erinnerung: Durch übermäßigen Zuckerkonsum entstehen größere Mengen an Methylglyoxal. Diese warten nicht darauf, von Proteinen abgebaut zu werden. Vielmehr greift die hochreaktive Verbindung Proteine und DNA an. Wie sehen diese Angriffe aus?

Methylglyoxal besteht fast ausschließlich aus zwei reaktiven Carbonylgruppen, die besonders Aminogruppen angreifen. Das läuft umso leichter ab, je basischer das Amin ist. Methylglyoxal reagiert mit der Verbindung Guanidin besonders schnell, da Guanidin eine extrem starke Base ist. Genauso schnell greift Methylglyoxal Verbindungen mit einem Guanidinbaustein an. Das trifft auf die Nukleinbase Guanin und die Aminosäure Arginin zu. Durch den Angriff des Methylglyoxals kann Guanin im Transkriptionsschritt nicht mehr richtig erkannt werden. Es folgt der Einbau einer falschen Nukleinbase in die m-RNA. Im anschließenden Translationsschritt wird dadurch eine andere Aminosäure eingebaut. Das Protein hat nun eine veränderte Struktur und Funktion erhalten.

Die Angriffe des Methylglyoxals an Arginin-haltigen Proteinen führt ebenfalls zu Strukturveränderungen der Proteine. Dieser Vorgang wird bei Alzheimer beobachtet. Aber was passiert, wenn Methylglyoxal auf die reine Aminosäure Arginin trifft? Es findet die gleiche Reaktion statt, nur richtet das entstandene Produkt keinen Schaden an und wird entsorgt! Das würde erklären, weshalb es sechs Codons für Arginin gibt. Für keine andere Aminosäure findet man so viele Codon-Möglichkeiten. Offensichtlich versteht die Natur beim Arginin keinen Spaß. Es kommt nicht darauf an, wie häufig die Aminosäure in Proteinen gebraucht wird, sondern ob sie Aufgaben von fundamentaler Bedeutung übernimmt. Arginin kommt neben seiner bedeutsamen Aufgabe als Strukturbildner in Proteinen eine weitere wichtige Rolle beim Glukoseabbau zu. Es springt bei der Entsorgung des sehr mutagenen Methylglyoxals ein, wenn die dafür vorgesehene enzymatische Entsorgung überlastet ist. Arginin, als Nahrungsergänzungsmittel in jeder Drogerie zu erwerben, müsste deshalb zur Krebsprävention und Hemmung des Krebswachstums geeignet sein. Gestützt wird diese Hypothese durch die Wirksamkeit des Medikamentes Metformin, das ebenfalls einen Guanidinbaustein enthält.

Weintrauben produzieren während der Reife Aminosäuren aus den

Zwischenstufen des Glukoseabbaus und verschiedenen Stickstoffverbindungen, mehrheitlich Nitrat. In einem Liter Traubensaft finden sich 3-4 Gramm Aminosäuren. Interessanterweise werden nicht alle 20 natürlich vorkommenden Aminosäuren in gleichem Ausmaß gebildet. Eine Analyse der einzelnen Aminosäuren in Mostproben offenbart eine beachtliche Menge an Arginin in der Größenordnung von 1-2 Gramm pro Liter. Analysiert man die Rotweine nach der Gärung, findet man nur noch 1-2 Gramm Aminosäuren und für Arginin lediglich Werte um 20 Milligramm. Die eingesetzten Gärhefen brauchen keinen Sauerstoff, aber in großen Mengen Stickstoff und diesen bekommen sie am leichtesten aus Arginin. Unter diesem Gesichtspunkt allein wäre es sinnvoller, Traubensaft anstelle des Weines zu trinken. Es ist dennoch keine sinnvolle Alternative! Der Verzicht auf Alkohol, der als Löslichkeitsvermittler für wasserunlösliche Polyphenole wirkt, würde zugleich den Verzicht auf dieses Arsenal an guten Wirkstoffen bedeuten. Die reduzierte Menge Arginin wird wettgemacht durch andere Aminosäuren, die während der Gärung im Wein entstehen.

Abschließend bleibt die Frage nach der Bedeutung der durch Methylglyoxal ausgelösten Mutationen. Handelt es sich um Sonderfälle oder wird der Austausch von Guanin in der mittleren Position eines Codons vermehrt beobachtet? Diese Frage wird für die beiden wichtigsten Kandidaten, Protoonkogen *ras* und Tumorsuppressorgen *p53*, nachstehend beantwortet. Leider handelt es sich nicht um Sonderfälle. Dieser Mutationstyp verantwortet die schlimmsten Krebsverläufe, insbesondere bei Bauchspeicheldrüsenkrebs und Darmkrebs.

5.2 *ras*-Mutationen

RAS spielt eine außergewöhnliche Rolle bei der Steuerung von Wachstumsprozessen und damit bei der Krebsentstehung. Das Protein besteht aus 189 Aminosäuren. Nur wenn diese Sequenz nicht verändert wird, kann RAS das Zellwachstum je nach Bedarf an- oder abstellen. Kommt es zu einer *ras*-Mutation, kann dieser Schalter nicht mehr abgestellt werden. Er bleibt dauerhaft aktiv und leitet unablässig

Wachstum und Zellteilung ein. In 30 Prozent der menschlichen Tumore findet man eine Mutation von RAS.

Tragisch ist die signifikante Korrelation von mutiertem *ras* und schlechter Prognose für die Heilung. Die höchste Korrelation liegt beim Bauchspeicheldrüsenkrebs vor, dem Krebs mit der wohl schlechtesten Prognose, obwohl in 90 Prozent der Fälle nur eine einzige Mutation im *ras* vorliegt. Bei dieser Punktmutation ist es fast immer die an 12. Stelle im Protein vorkommende Aminosäure Glycin, die durch andere Aminosäure ersetzt wird. Die Mutation betrifft in 98 Prozent dieser Fälle ausschließlich die Nukleinbase Guanin. Dabei wird Glycin nicht durch ein- und dieselbe Aminosäure ersetzt, was die Suche nach dem mutationsauslösenden Faktor spannend macht. In mutierten Proteinen findet man mehrheitlich die Aminosäuren Asparaginsäure, Valin oder Arginin in Position 12. Besteht eine schlüssige Erklärung für die drei Möglichkeiten? In der Literatur gibt es schlagkräftige Hinweise auf Methylglyoxal.[4] Man muss nicht nach drei verschiedenen Ursachen für die Mutationen von Codon 12 suchen. Vielmehr lassen sich alle drei Mutationen schlüssig auf das Mutagen Methylglyoxal zurückführen.

Dass die Abstellfunktion des Wachstumsschalters verloren geht, ist schlimm. Aber es kommt noch schlimmer. Die *ras*-Mutation unterstützt die Ausbildung weiterer GLUT-Schleusen und bewirkt eine vermehrte Glukoseaufnahme.[5] RAS-Mutanten mögen zudem keine Radikale. Gerade beim Bauchspeicheldrüsenkrebs induzieren sie niedrige Radikalkonzentrationen, was das Krebswachstum zusätzlich begünstigt.[6]

Was ist dem entgegenzusetzen? Arginin und Metformin können Methylglyoxal abfangen und die Tumorentstehung verhindern. Die Synergismen gehen weiter. Auch bei bereits vorhandenen Krebszellen helfen Arginin und Metformin. Ihre Aufgabe begrenzen sich nicht auf das reine Abfangen von Methylglyoxal. Bei der Abfangreaktion durch Arginin entstehen Sauerstoffradikale,[7] die zusätzlich den Tumor bekämpfen.

Hat sich bereits ein Tumor gebildet und mutiertes RAS liegt vor, müssen sich Wirkstoffe dem Tumorwachstum entgegenstellen können. Die Suche nach solchen darf sich nicht auf RAS-Inhibitoren beschränken, denn die RAS-Mutation bewirkt die Aktivierung weiterer Proteine für Wachstum und Zellteilung. Besonders eine Proteingruppe wird aktiviert, die für den Krebs von Vorteil ist, weshalb sie den Trivialnamen **Ras**putin erhielt.

Verbindungen, die Rasputin inhibieren, verlangsamen logischerweise das Krebswachstum. Bekannte Substanzen begegnen uns hier. Epigallocatechingallat (EGCG) im grünen Tee und Resveratrol im Rotwein sind in der Lage, an Rasputin zu binden und das Krebswachstum zu behindern.[8] Resveratrol kann nicht hoch genug bewertet werden. Neben der Aushebelung des üblen Onkogens *ras* bewirkt es zudem die Aktivierung des mit Abstand wichtigsten Tumorsuppressorgens *p53*.

5.3 *p53*-Mutationen

„Natürlicher Krebskiller", „Wächter des Genoms" oder „Haupttumorsuppresorprotein" - die Superlative überschlagen sich, wenn es um P53 geht. Zu Recht, die Bedeutung des Proteins P53, das aus 393 Aminosäuren besteht, ist enorm. Viele Forscher glauben, dass sich kein Krebs entwickelt, solange die Funktion dieses Proteins nicht beeinträchtigt ist. Tatsächlich erfüllt es in mehr als 50 Prozent der menschlichen Tumore seine Aufgabe als Tumorsuppressor nicht. P53 war deshalb in den letzten 40 Jahren das am häufigsten untersuchte Protein. Zwar werden noch nicht alle Funktionen verstanden, dennoch ist klar, welche fundamentalen Aufgaben es übernimmt. Funktionstüchtiges, also nicht mutiertes P53 ist an der Regulierung der Zellteilung beteiligt, erkennt mutierte DNA-Sequenzen, stoppt das Wachstum der Zelle, veranlasst die entsprechenden DNA-Reparaturen und löst, falls diese nicht greifen, den gezielten Zelltod (Apoptose) aus. Das perfekte Krebsmedikament?

Es dauerte über 10 Jahre, bevor man P53 als Tumorsuppressor erkannte. Durch Zufall hatte Arnie Levine nicht mutiertes P53 isoliert, während die Forscher in aller Welt mutiertes P53 isolierten, das sich wie ein Onkogen verhält. Durch die Mutation wird der eigentliche Tumorsuppressor zum Onkogen. P53 findet man in gesunden Zellen nicht, jedoch immer in Krebszellen. Deshalb hielt man über lange Zeit P53 für ein Onkogen. Wie konnte es zu dieser falschen Einschätzung kommen?

Stellen sie sich vor, was ein Außerirdischer auf der Erde beobachtet. Er sieht überall dort, wo ein Haus brennt, Menschen in Uniformen und Helmen. Überall dort, wo kein Haus brennt, sieht er sie nicht. Wer könnte es dem Außerirdischen verdenken, wenn er uniformierte Helmträger zunächst für Pyromanen hält. Beschäftigt er sich länger mit den Helmträgern, kann er deren eigentliche Aufgabe erkennen. Die Feuerwehr wurde gerufen und bekämpft das Feuer. Dabei sind unterschiedliche Strategien zu beobachten. Kleine Feuer werden gelöscht, das Haus wird renoviert. Bei großem Feuer lässt die Feuerwehr das Haus abbrennen und beschränkt sich darauf, dass das Feuer nicht auf benachbarte Häuser überspringt.

Im übertragenen Sinn kann man sich P53 als Feuerwehr vorstellen. Wie wird sie gerufen und wie sehen ihre Strategien zur Bekämpfung von Krebszellen aus? P53 fungiert als Schalter, der in gesunden Zellen ausgeschaltet und in Krebszellen angeschaltet wird.

Funktion des P53-Schalters
Gesunde Zellen produzieren ständig P53. Ein Protein namens Mdm2 hat die Aufgabe, an dieses P53 zu binden, um es zu inaktivieren. Das entstandene Produkt wird aus dem Zellkern transportiert und abgebaut. In gesunden Zellen ist die Anwesenheit von P53 nämlich nicht erwünscht.

Werden Zellen durch Bestrahlung, Radikale oder Mutationen angegriffen, aktivieren sie Proteine, die bewirken, dass P53 mit Phosphorsäure umgesetzt wird. Die Bindung zwischen P53 und Mdm2 kommt dadurch nicht mehr zustande und P53 kann nicht abgebaut werden. Die Konzentration nimmt zu, der Tumorsuppressor P53 beginnt seine Arbeit. Zuerst werden Proteine gebildet, die die Zellteilung stoppen. Danach wird die Reparatur der DNA veranlasst. Sollte dies nicht mehr möglich sein, wird der gezielte Zelltod (Apoptose) eingeleitet.

P53 wird auch in Zellen angetroffen, die von Krebs bedroht sind. Moderate Sonnenbäder helfen, Vitamin D zu produzieren und beugen bestimmten Gesundheitsproblemen vor. Sonnenanbeter verdanken es

P53, dass die Bestrahlung nicht sofort Krebs auslöst. In sehr sonnigen Ländern tritt vermehrt Hautkrebs auf, weil bei exzessiver Bestrahlung selbst der beste Schutzmechanismus nicht mehr ausreicht.

Kommt es zu einer Mutation von P53, wird es in der Zelle fatal. Die Bindung zwischen mutiertem P53 und Mdm2 kann nicht rückgängig gemacht werden, die Bremse ist blockiert. Diese blockierte Bremse beim Zellwachstum findet sich in 50 Prozent aller Krebsfälle. Bei den meisten Patienten liegt nur eine Mutation im *p53*-Gen vor, wodurch eine andere Aminosäure ins Protein eingebaut wurde.

Die Auswertung der P53-Daten von 10 000 Krebspatienten beweist: Die *p53*-Mutationen geschehen nicht x-beliebig. Sie finden an bevorzugten Stellen, sogenannte „Hot Spots", statt.[9] In den Hot Spots wird stets die Aminosäure Arginin ausgetauscht, weshalb stets die Nukleotidbase Guanin von der Mutation betroffen war. Wieder dürfte Methylglyoxal der Übeltäter dafür sein.

Alle im vorherigen Kapitel vorgestellten Medikamente und Naturstoffe sind aus diesem Grund doppelt sinnvoll. Sie verhindern nicht nur eine Mutation des Protoonkogens *ras*, sondern auch die des Tumorsuppressorgens *p53*.

Therapieansätze

Wenn in einer Krebszelle P53 stabilisiert wird, stirbt diese daran. In gesunden Zellen ist P53 wegen seiner Toxizität dagegen nicht erwünscht. Deshalb hilft die generelle Verabreichung von P53 nicht, was Mäuseversuche bestätigten. Die Zellen produzierten zwar mehr P53 und zeigten die gewünschte Resistenz gegen Tumorwachstum. Jedoch wiesen die Mäuse eine deutlich kürzere Lebensspanne auf. Sie alterten schneller als normale krebsanfällige Mäuse. Ein weiterer Hinweis darauf, dass der natürliche Schutz vor Krebs mit dem Altern bezahlt wird.

Konventionellere Ansätze bestehen darin, P53-Mutanten, die entweder die schädliche oder aber die nützliche räumliche Anordnung einnehmen können, gezielt zu stabilisieren. Das Gleichgewicht wird durch Substanzen zugunsten der nützlichen Anordnung verschoben. Das im Rotwein vorkommende Glycerin trägt in bestimmten Fällen zur Stabilisierung von P53 an der DNA bei.[10]

Eine weitere Möglichkeit zur Aktivierung von P53 besteht darin, die Anlagerung von Mdm2 zu verhindern. Seit vielen Jahren werden in China Naturstoffe auf ihre Eigenschaft untersucht, das Zusammenspiel von P53 und Mdm2 zu beeinflussen.[11,12] Dabei fallen immer wieder Apigenin, Quercetin und Resveratrol[13] im Rotwein, sowie Epigallocatechingallat (EGCG) im grünen Tee positiv auf.

Apigenin stabilisiert die richtige räumliche Konformation von P53.[14,15] Bei Mäuseversuchen gingen die Zahl und Größe von Hauttumoren nach Behandlung mit einer Apigenin-haltigen Creme deutlich zurück.[16] Chemotherapeutika wie Cisplatin konnten deutlich effektiver eingesetzt werden, wenn zeitgleich Apigenin verabreicht wurde.[17] Auch in der alternativen Krebstherapie werden angebliche Erfolge mit natürlichen Flavonoid-Extrakten erzielt. Diesen Studien zufolge soll Apigenin nach verschiedenen Krebsoperationen mögliche Rezidive deutlich reduzieren. Die Euphorie wird nicht überall geteilt.[18] Dennoch besteht Anlass zur Hoffnung. Klinische Studien bei Patienten mit operiertem Darmkrebs, denen man zusätzlich eine Mischung aus Apigenin und EGCG gab, belegen eine signifikante Verminderung von Rezidiven.[19]

EGCG beeindruckt im Kampf gegen Krebs durch seine synergistische Wirkung mit vielen Wirkstoffen. Das betrifft Naturstoffe (wie Quercetin in Äpfeln und Rotwein oder Sulforaphan im Brokkoli) gleichermaßen wie Chemotherapeutika (wie Cisplatin, Doxorubicin, Docetaxel etc.). In vielen Fällen kommt es zusätzlich zu einer Erhöhung der Radikalkonzentration in den Krebszellen. EGCG unterstützt somit nicht nur P53, es schadet en passant den ras-Mutanten, die keine Radikale mögen.[20]

P53 und Glukosemetabolismus
Gesunde Zellen favorisieren für den Glukoseabbau den EMP-Abbauweg. Krebszellen brauchen den PP-Abbauweg, auf dem die vermehrt benötigten Nukleotide hergestellt werden. P53 überrascht mit einer außergewöhnlichen Rolle beim Glukoseabbau. Es kehrt den Warburg-Effekt um und versucht, den PP-Abbauweg zu behindern.

Während Tumorzellen durch Radikale geschwächt werden und durch Ausbildung zusätzlicher GLUT-Schleusen ihren Energiebedarf realisieren, erhöht P53 die Radikalkonzentration und reduziert die Anzahl der GLUT-Schleusen. Durch die Aktivierung von AMPK (siehe Abbildung 4.2) verschiebt sich der Glukose-Abbau zugunsten des EMP-Weges. Unter diesem Gesichtspunkt bekommt die Behandlung mit Glykolyse-Inhibitoren, die im letzten Kapitel vorgestellt wurden, einen neuen Stellenwert. Die Glykolyse-Inhibitoren, zur Reduzierung des Energiebedarfs in Tumorzellen eingesetzt, aktivieren P53, und umgekehrt nehmen P53-Aktivatoren Einfluss auf den Glukoseabbau. Was liegt näher, als die Verbindungen zu kombinieren? Die Kombination aus Glykolyse-Inhibitoren, P53-Aktivatoren und Chemotherapeutika liefert erste beeindruckende Ergebnisse. „P53 und Glukosestoffwechsel: ein Orchester, das in der Krebstherapie zu dirigieren ist" lautet der Titel eines Übersichtsartikels.[21] Treffender kann man die Metapher nicht formulieren, die den Einsatz der vorgestellten Wirkstoffkombinationen propagiert.

Fazit

Es ist der übermäßige Zuckerkonsum, der Tumorzellen hilft, schneller zu wachsen. Insbesondere die mutagene Verbindung Methylglyoxal, die beim Zuckerabbau entsteht, löst Mutationen aus. Erneut kommt es auf die Balance an. Auf Zucker ganz zu verzichten, ist ungesund. Moderater Zuckerkonsum ist in Ordnung, weil unser Gehirn Glukose braucht. Übermäßiger Zuckerkonsum jedoch heißt mehr Methylglyoxal und damit mehr Mutationen und Krebs. Vorrangiges Ziel sollte ein stark gemäßigter Zuckerkonsum sein, gepaart mit der Einnahme von Methylglyoxal-Abfängern.

Letzteres erfüllen Verbindungen mit Guanidinbaustein (Arginin, Citrullin, oder Metformin) hervorragend. Unser Körper stellt dafür insbesondere Arginin bereit. Leider nimmt die Bildung von Arginin mit dem Alter ab, was dem Krebs dann Vorschub leistet. Eine ausreichende Versorgung mit Arginin bietet zudem den zusätzlichen Vorteil, dass bei der Abfangreaktion von Methylglyoxal Radikale entstehen. Dadurch wird *p53* aktiviert und der Zuckerabbau zugunsten des EMP-Weges verschoben. Es wird deutlich: Radikale leisten einen wichtigen Beitrag bei der Krebsbekämpfung und üben unterschiedliche Funktionen in gesunden Zellen und in Tumorzellen aus.

Kapitel 6: Beide Seiten der Medaille

In dem wir sehen, dass Inhaltsstoffe des Rotweins in Krebszellen Radikale zur Krebsbekämpfung erzeugen, die nicht durch Antioxidantien behindert werden sollten.

> *„Man muß in der Welt und im Reich der Wahrheit frei untersuchen, es koste was es wolle, und sich nicht darum bekümmern, ob der Satz in eine Familie gehört, worunter einige Glieder gefährlich werden können. Die Kraft die dazu gehört kann sonstwo nützen."*
>
> Georg Christoph Lichtenberg

Radikale bekämpfen Krebszellen und dürfen nicht durch Antioxidantien behindert werden! Das muss man auf sich wirken lassen. Trotzdem berufen sich die meisten Gesundheits-Ratgeber oder Publikationen zum Thema „Wein und Gesundheit" auf dasselbe falsche Argument. Das folgende Zitat steht stellvertretend: *„Im Tierversuch hat sich gezeigt, dass ein Weinextrakt der Spontanbildung von Krebstumoren entgegenwirkt (Clifford 1996). [So weit ist noch alles richtig, Anm. des Autors] Die Erklärung dafür leuchtet ein: Polyphenole sind Antioxidantien und hemmen als solche das Zellwachstum, damit auch Wucherungen".*[1] Diese Erklärung wird nicht richtig, indem sie unreflektiert wiederholt wird. Die stereotype Einordnung von Polyphenolen als Antioxidantien ist schlicht falsch. Es handelt sich um einen der großen Irrtümer in der Krebsbehandlung.

Ein Irrtum, der nach Meinung von Nobelpreisträger James Watson die meisten Krebstoten zu verantworten hat: *„Antioxidative Nahrungsergänzungsmittel, die freie Radikale zerstören, haben möglicherweise mehr Krebserkrankungen verursacht als verhindert."*[2] Die Begründung seiner Aussage ist eindrucksvoll: *„P53 leitet die Apoptose ein, indem es die Synthese von reaktiven Sauerstoffradikalen initiiert."* Und an anderer Stelle: *„Alle diese scheinbar unzusammenhängenden Tatsachen ergeben schließlich einen Sinn, wenn man postuliert, dass nicht nur Bestrahlung Apoptose durch Sauerstoffradikale erzeugt, sondern auch die wirksamsten Chemotherapeutika gegen Krebs, die es heute gibt, die Apoptose durch die Synthese von Sauerstoffradikalen* *induzieren."*

Die Revidierung des Irrtums, der sinnvolle Einsatz von Radikalen in der Krebstherapie sowie der zu überdenkende Einsatz von Antioxidantien und Vitaminen ist mehr als überfällig. Es muss zu einem Umdenken kommen, was die Rolle von Radikalen und Antioxidantien bei Krebs betrifft! Radikale sind ein wertvolles Instrument zur Bekämpfung vieler Krankheiten. Sie dürfen nicht durch bestimmte Vitamine dabei behindert werden. Auf die Rolle des Resveratrols im Rotwein wird besonders eingegangen.

6.1 Über den Mythos von Radikalen und Vitaminen

Im Jahre 1956 stellte der amerikanische Biogerontologe Denham Harman die „Theorie der freien Radikale" auf,[3] der zufolge Radikale die Ursache des Alterungsprozesses sind. Radikale schädigen in der Zelle lebensnotwendige Moleküle, wie die DNA, Proteine und Lipide. Die Zellen erkennen dieses Problem und produzieren als Gegenreaktion Radikalfänger. Harman zufolge ist dieser ewige Stress zwischen Radikalbildung und Vernichtung der eigentliche Grund, weshalb Zellen altern. Diese Theorie ist mittlerweile widerlegt.

Einen Hinweis gab es bereits beim vierten Krebsmerkmal. Forscher nahmen Fadenwürmern die Möglichkeit, Sauerstoffradikale zu vernichten, und beobachteten daraufhin vermehrte Radikalangriffe auf Proteine. Dennoch lebten die Tiere länger als die nicht manipulierten Würmer. Radikale sind somit nicht die Hauptursache für das Altern. Im Gegenteil, moderate Radikalkonzentrationen fördern Langlebigkeit, so die Schlussfolgerung aus der Studie.[4] Die Theorie der freien Radikale wird deshalb von Gerontologen abgelehnt. Trotzdem dient sie noch oft als Erklärungsmodell für Krankheiten, insbesondere für die Entstehung von Krebs. Auch diese Deutung ist falsch.

Unter der Überschrift „Umstrittene Vitaminbomben: Der Mythos der gesunden Radikalfänger"[5] fasst der *Spiegel-online* 2014 wichtige Studien zusammen, die belegen, dass das Märchen von den schädlichen

Radikalen und den gesunden Antioxidantien nicht mehr aufrecht zu erhalten ist. Bereits 1994 kam eine finnische Studie, bei der Raucher mit hochdosiertem Vitamin E und Betacarotin (das im Körper zu Vitamin A umgesetzt wird) behandelt wurden, zu einem vernichtenden Ergebnis. Die Vitamine sollten die Raucher vor Lungenkrebs schützen. Das völlig unerwartete Resultat: Bei den Betacarotin-Konsumenten stiegen die Fälle von Lungenkrebs um 18 Prozent an, bei den Vitamin-Konsumenten erhöhte sich die Sterblichkeit um 8 Prozent. Aufgrund der großen Signifikanz und dem Fehlen einer plausiblen Erklärung wiederholte man die Studie in den USA mit Rauchern und Asbestarbeitern. Das Resultat war erneut verheerend. Die Studie wurde nach 21 Monaten abgebrochen, weil bei den Vitaminkonsumenten deutlich mehr Fälle von Lungenkrebs auftraten. Eine Weiterführung wäre ethisch unverantwortlich gewesen. Die Mitteilung dieser Studienresultate[6] im *Spiegel* 2012 löste bei den Vitamin-Befürwortern einen Sturm der Entrüstung aus. In allen Stellungnahmen wurden jedoch die Resultate der beiden Studien nicht in Abrede gestellt. Auf die naheliegende Annahme, dass Radikale einen Beitrag zur Krebsvermeidung leisten, kam damals kaum jemand.

Fast zeitgleich erschien im Jahre 2011 in der renommierten Zeitschrift *Nature* der Beitrag eines internationalen Forscherteams um Gina De-Nicola[7] zur Rolle des Proteins Nrf2. Dieses Protein aktiviert verschiedene Schutzgene, von denen einige die Versorgung der Zelle mit Antioxidantien aufrechterhalten. Normalerweise zerfällt das instabile Nrf2 kurz nach seiner Bildung. Kommt es jedoch in der Zelle zu oxidativem Stress oder Überproduktion von Radikalen, sorgt ein anderes Protein für die Stabilisierung von Nrf2. Dadurch wird die zelleigene Produktion von Antioxidantien hochgefahren und die Radikale werden abgefangen. Ein genialer Schutzmechanismus! In Krebszellen findet man deshalb neben einer erhöhten Konzentration an Radikalen auch erhöhte Nrf2-Spiegel.

In Mäusezellen, in die Onkogene eingeschleust wurden, gab es keine erhöhten Radikalwerte, wenn gleichzeitig über Nrf2 das Antioxidationsprogramm lief. In Mäusen, in die man die gleichen Onkogene einschleuste, denen aber das Nrf2-Gen fehlte, wuchsen dennoch keine Tumore. Erst durch die Gabe von Antioxidantien stellte sich die tumorbildende Funktion der Onkogene ein. Kommentatoren fragen sich folgerichtig, ob hier *„die Guten zu den Bösen werden"*[8] und ob der präventive Einsatz von Antioxidantien unter diesen Umständen sinnvoll ist.[9]

In Tumorzellen liegen zweifelsfrei große Mengen an Radikalen vor.[10] Der Gedankenfehler liegt in der Annahme, dass freie Radikale prinzipiell von Nachteil sind. Ein ähnlicher Irrtum, wie er beim Tumorsuppressor P53 stattgefunden hatte. Wir erinnern uns: In normalen Zellen liegt P53 nicht vor, dafür konzentriert in Tumorzellen, weshalb P53 lange als Onkogen galt. Radikale kann man sich bildlich als Technisches Hilfswerk vorstellen, das ebenfalls vermehrt an Katastrophenplätzen anzutreffen und nicht für die Katastrophe verantwortlich ist. Radikale übernehmen sinnvolle Aufgaben in einer Zelle. Sie sind nicht Nebenprodukt oder Abfall, sondern werden vom Immunsystem zu bestimmten Zwecken produziert. Sie zerstören Krankheitserreger wie aggressive Bakterien oder Viren, können Entzündungsprozesse eindämmen und Krebszellen abtöten. Werden in solchen Fällen übermäßig viele Vitamine oder Antioxidantien zugeführt, passiert das Gegenteil. Dem Immunsystem wird die Möglichkeit genommen, mit Radikalen gegen die Krankheitserreger vorzugehen. Ohne die Zuführung der Antioxidantien kommt es dagegen zum Anstieg der freien Radikale, den die Zelle nach erfolgreicher Krankheitsbekämpfung durch Ankurbelung der eigenen Produktion von Antioxidantien wieder eindämmt. Wir haben es mit einem ausgeklügelten System beziehungsweise einer natürlichen Balance zwischen dem Gehalt an Radikalen und Antioxidantien zu tun. Eingriffe in diese Balance müssen, wenn sie beständig durchgeführt werden, zwangsläufig zu Problemen führen.

Diese Überlegungen führen zu einer neuen Theorie, die man als „Radikal-Balance" bezeichnet. Hiernach befinden sich in einer Zelle der Gehalt an freien Radikalen und der Gehalt an Antioxidantien stets in einem Gleichgewicht.[11]

In einer gesunden Zelle bewegt sich der Gehalt von Radikalen und Antioxidantien auf einem niedrigen Niveau. Bei Störungen des Gleichgewichts, zum Beispiel bei Entzündungen, fährt das Immunsystem den Gehalt an Sauerstoffradikalen hoch, was durch spätere Ankurbelung der Produktion von zelleigenen Antioxidantien wieder ausgeglichen wird. Es kommt zur Homöostase, das heißt, zur Wiederherstellung des Gleichgewichtes.

In Tumorzellen finden sich größere Radikalmengen, da diese die Tumorzelle vernichten wollen. Die Tumorzelle wehrt sich, indem sie die Produktion von Antioxidantien veranlasst. In der Tumorzelle stellt sich dann ebenfalls eine Balance dieser beiden Gegenspieler ein, allerdings auf einem höheren Niveau. Glücklicherweise können Tumorzellen diese Balance nicht beliebig steigern. Ab einer Obergrenze sind sie nicht mehr in der Lage, das Gleichgewicht aufrechtzuerhalten. Gewinnen die Antioxidantien dann die Oberhand, führt das zur Zytostase. Die Tumorzellen werden in ihrem Wachstum behindert. Sie überleben allerdings, können sich auf Therapien einstellen und diese langfristig umgehen. Das meinte James Watson mit seiner Bemerkung, wonach durch Einnahme von Antioxidantien mehr Krebstote zu beklagen sind als umgekehrt.

Erfolgversprechender für die Heilung ist die Steigerung des Gehaltes an Radikalen, die eine Tumorzelle in den Zelltod treiben. Um diesen Effekt zu begünstigen, ist es wichtig, die Produktion der Antioxidantien zu behindern oder besser noch Prooxidantien zuzuführen. Viele Resultate sprechen dafür, die gezielte Störung der Radikal-Balance als aussichtsreiches Ziel der Krebstherapie sehr ernst zu nehmen.

Stimmt das Radikal-Balance Modell, wovon James Watson mehr als überzeugt ist, hat es Konsequenzen für die Einnahme von Antioxidantien. Einer gesunde Zelle schadet eine moderate Versorgung mit Antioxidantien nicht. Zur Prävention eignen sie sich nur bedingt, weil die Zelle bei Bedarf selbst Antioxidantien produziert. Problematisch ist die Einnahme, wenn damit die Selbstheilungskräfte, beispielsweise im Falle von Entzündungen, permanent unterlaufen werden. Die Zelle mutiert zur Tumorzelle. Antioxidantien sind dann kontraproduktiv, da sie die Tumorzelle vor dem Zelltod schützen und ihr helfen, resistent zu werden. Chemotherapeutika, die durch Radikalerhöhung gezielt eine Tumorzelle zur Apoptose bringen wollen, werden durch Antioxidantien in ihrer Wirkung geschwächt. Hingegen werden diese Chemotherapeutika durch Prooxidantien in ihrer Wirkung verstärkt.

Antioxidantien können in größerer Konzentration zu Prooxidantien werden. Dass die Dosis das Gift macht, wird um eine weitere Facette bereichert. Bemerkenswert ist das Verhalten der im Rotwein vorhandenen Flavonoide. Ihre Wirkung hängt stark von der Konzentration ab. In geringen Mengen schützen sie die Zelle vor Stresszuständen oder Zelltod. In höheren Konzentrationen schädigen sie die Zelle, weil durch ihren prooxidativen Charakter ein oxidativer Stress erzeugt wird.[12,13] Spannend wird es, wenn sich eine Verbindung, wie etwa Resveratrol, in einer gesunden Zelle als Antioxidans und in einer Krebszelle als Prooxidans verhält.

6.2 Resveratrol (1.Teil)

Weshalb besitzt Resveratrol ein außergewöhnliches Potenzial für die Krebstherapie? Es gibt zwei Ursachen: erstens geht es um eine strukturelle Besonderheit von Polyphenolen, zweitens um ein Protein, das nur in Krebszellen vorkommt.

Flavonoide können als Antioxidantien als auch Prooxidantien wirken. Zu welcher Gruppe ein Flavonoid gehört, wird neben der Dosis durch die Anzahl und die Anordnung der OH-Gruppen (Hydroxygruppen) festgelegt. Verbindungen, die am Aromaten über keine benachbarten OH-Gruppen verfügen, wie Phenole und Resorcine (Abbildung 6.1), verhalten sich primär als Antioxidantien und sind in der Lage, reaktive Sauerstoffradikale zu vernichten. Verbindungen mit benachbarten OH-Gruppen, wie in Brenzcatechinen und Pyrogallolen (Abbildung 6.1), verhalten sich hingegen wie Prooxidantien und sind in der Lage, reaktive Sauerstoffradikale zu produzieren.[14]

Auf der Suche nach Unterschieden zwischen einer gesunden Zelle und einer Krebszelle zeigt sich ein Enzym, das seit 1994 für beachtlichen Wirbel sorgt und einige Krebstherapien nachhaltig verändern wird. Dieses Enzym mit dem kryptischen Namen CYP1B1 gehört zur Familie des Cytochrom P450.[15] Es wird in allen Krebszellen gebildet, während es in gesunden Zellen praktisch nicht nachweisbar ist.[16] Dieser Sachverhalt nutzt in zweifacher Hinsicht. Zum einen kann man mit CYP1B1-Inhibitoren das Protein unwirksam machen, zum anderen das Protein selbst für die Krebsbekämpfung einsetzen.

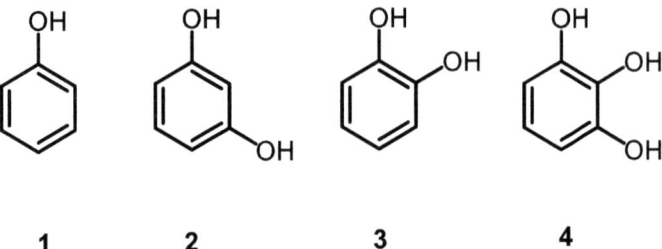

Abbildung 6.1: Anordnung der Hydroxygruppen (OH) in Phenolen: Phenol (1), Resorcin (2), Brenzcatechin (3) und Pyrogallol (4)

Inhibierung von CYP1B1

CYP1B1 ist das einzige Enzym der CYP1 Familie, das in Tumorzellen in signifikanten Mengen gebildet wird. Es wird dort aktiv genutzt, leider auch, um Krebs-Medikamente wie Docetaxel, Paclitaxel, Doxorubicin, Cisplatin und Tamoxifen durch Oxidation abzubauen. Als geeignete CYP1B1-Inhibitoren, die das unterdrücken, kommen erneut Flavonoide des Rotweins (insbesondere Kämpferol, Hesperetin und Naringenin) ins Spiel.[17,18] In einem Fall verhindert ein modifiziertes Flavonoid die Resistenzbildung bei der Behandlung mit Docetaxel vollständig,[19] ein anderes Flavonoid diejenige bei der Behandlung mit Cisplatin.[20] Dadurch konnten gute Krebs-Medikamente durch gleichzeitige Verabreichung mit einem einfachen Naturstoff, der alleine genommen nicht viel bewirkt, deutlich verbessert werden.

Gezielter Einsatz von CYP1B1

Das im Rotwein enthaltene Resveratrol besitzt keine benachbarten OH-Gruppen, weshalb es sich in gesunden Zellen als Antioxidans verhält (Abbildung 6.2). Durch Einfangen eines Sauerstoffradikals wird Resveratrol zum Radikal, das mit sich selbst zum stabilen Dimer reagiert, sodass schließlich kein Radikal mehr vorliegt. In Krebszellen hingegen wird Resveratrol durch CYP1B1 zu Piceatannol (mit 2 benachbarten Hydroxygruppen!) oxidiert.[21] Piceatannol reagiert mit

Sauerstoffradikalen zu einem Semiquinon (Abbildung 6.2), welches nicht mit sich selbst reagieren kann, sondern im Gleichgewicht mit seinem Quinon steht.

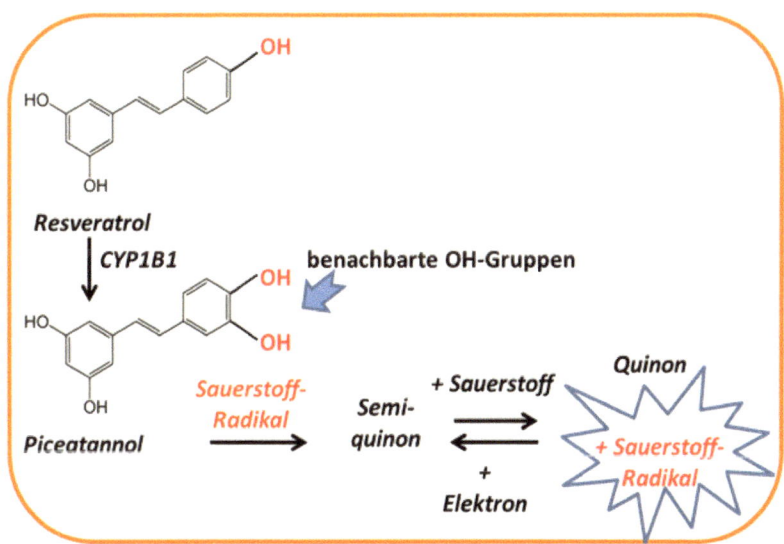

Abbildung 6.2: Abbauwege von Resveratrol: In gesunden Zellen fungiert Resveratrol als Sauerstoffradikalfänger, in Krebszellen oxidiert es durch CYP1B1 zum Radikalgenerator Piceatannol.

Dieses Gleichgewicht wird durch Sauerstoff am Leben erhalten, bei jeder Gleichgewichtsreaktion bildet sich aus einem Sauerstoffmolekül ein Sauerstoffradikal.[22] Das Gleichgewichtssystem stellt somit einen hervorragenden Radikalgenerator dar, der nur in Krebszellen seine zytotoxische Wirkung entfalten kann. Fazit: In gesunden Zellen liegt Resveratrol als Antioxidans vor, vernichtet Radikale und schützt sie vor Chemotherapeutika. In Krebszellen wandelt sich Resveratrol in ein Prooxidans um, das unablässig Radikale produziert, um sie zu vernichten.

6.3 Wertvolle Helfer

Resveratrol ist kein Einzelfall, in dem durch Radikale Krebszellen attackiert werden. Radikale nehmen in der Krebstherapie längst einen festen Platz ein. Leider ist das nicht ausreichend in der Öffentlichkeit bekannt. Das erleichtert es den Predigern der Antioxidantien, ihre falsche Botschaft zu verbreiten. Zwei weitere Beispiele sollen deshalb den langjährigen erfolgreichen Einsatz von Radikalen verdeutlichen - auch wenn es den Rotwein nicht direkt betrifft.

Zur Behandlung bestimmter Hautkrebstypen setzt man die Photodynamische Therapie ein. Dem Patienten werden harmlose Substanzen (meistens Farbstoffe) verabreicht, die sich unter Licht verändern (sie fluoreszieren). Diese sogenannten Photosensibilisatoren reichern sich im Tumorgewebe an und lösen bei Bestrahlung eine Kaskade photophysikalischer Prozesse aus, an deren Ende die Bildung reaktiver Sauerstoffspezies (ROS) steht. Reaktive Sauerstoffspezies, zu denen auch Sauerstoffradikale gehören, sind hier das Wirkprinzip gegen die Krebszellen.

Das Medikament Doxorubicin wird seit vielen Jahren in verschiedenen Krebstherapien eingesetzt. Es wirkt als Interkalans (Verbindung, die sich in die Doppelhelix der DNA einschiebt und dadurch die Transkription stört) und als Topoisomerase II-Inhibitor. Oft wird übersehen, dass Doxorubicin zu einem Radikal reduziert wird, das mit

Sauerstoff wieder oxidiert wird. Dabei entsteht ein Sauerstoffradikal, das wiederum hochreaktive Hydroxyradikale produziert. Der außergewöhnliche Erfolg von Doxorubicin in der Krebstherapie wird so durch zusätzliche Radikalangriffe unterstützt.

James Watsons Feststellung wird aufgrund ihrer enormen Bedeutung für die richtige Ernährung wiederholt: „*Alles … ergibt schließlich einen Sinn, wenn man postuliert, dass nicht nur Bestrahlung Apoptose durch Sauerstoffradikale erzeugt, sondern auch die wirksamsten Chemotherapeutika gegen Krebs, die es heute gibt, die Apoptose durch die Synthese von Sauerstoffradikalen induzieren.*"[23]

Kapitel 7: Wirkstoffe im Rotwein

In dem wir sehen, dass Gärung, Ausbau und Lagerung von Rotweinen zu einem Arsenal an synergistisch wirkenden Verbindungen führen, wodurch sich unterschiedliche Wirkprofile erklären.

> *„Die Speisen haben vermutlich einen sehr großen Einfluß auf den Zustand der Menschen, wie er jetzo ist, der Wein äußert seinen Einfluß mehr sichtbar, die Speisen tun es langsamer, aber vielleicht ebenso gewiß, wer weiß ob wir nicht einer gut gekochten Suppe die Luftpumpe und einer schlechten oft den Krieg zu verdanken haben."*
>
> Georg Christoph Lichtenberg

Wie die Inhaltsstoffe des Rotweins wirken, wird in vielen Büchern häufig fehlerhaft und vor allem sehr kurz abgehandelt. Zudem beschränkt man sich meistens auf Polyphenole. Auf diese könne man angeblich nicht genauer eingehen, da über 8 000 Polyphenole in Pflanzen vorkommen. Oft folgt das Argument: Alle Polyphenole seien Antioxidantien und damit fantastische Radikalfänger im Kampf gegen Krebs. Das ist jedoch eine fälschlich übernommene Aussage, die immer wieder ungeprüft weitergegeben wird.

Richtig ist: In den roten Weintrauben gibt es etwa 100 Polyphenole, wodurch es deutlich übersichtlicher wird. Diese haben die Fähigkeit, als Anti- oder Prooxidans zu wirken. Zusätzlich greifen Polyphenole gezielt in den Stoffwechsel einer Krebszelle ein und ergänzen sich synergistisch im Kampf gegen Krebs. Und letztlich müssen die im Wein vorliegenden Säuren und weiteren Inhaltsstoffe unbedingt berücksichtigt werden.

Die Biosynthese aller Inhaltsstoffe in den Weintrauben läuft nach einem einheitlichen genetischen Masterplan ab, allerdings nur innerhalb einer Art. In amerikanischen oder asiatischen Wildreben gibt es andere Inhaltsstoffe als in europäischen Reben. Die Bandbreite innerhalb einer Art entsteht dadurch, dass die einzelnen Schritte im Masterplan unterschiedlich gewichtet werden. Deshalb liegen die Inhaltsstoffe in den Rebsorten in unterschiedlichen Mengen und Verhältnissen vor.

Diese Gemische variieren wiederum nach Anbauboden (Terroir), Klima, Wetter sowie der Kunst des Kellermeisters. Selbst nach der Flaschenabfüllung sind diese Prozesse nicht beendet. Unterschiedliche Lagerbedingungen und Lagerzeit verändern die Gemische, weitere Inhaltsstoffe werden abgebaut oder gar neu gebildet. Erst durch längere Lagerung verliert der Rotwein seine Astringenz und gewinnt gustatorisch an Qualität. Selbst nach dem Öffnen einer Flasche verändert sich die Zusammensetzung durch Oxidation mit dem Luftsauerstoff weiter. Dieser Effekt wird gezielt durch Dekantieren oder rechtzeitiges Öffnen der Flasche (zum „Atmen") herbeigeführt. Wissenschaftliche Analysen weisen die geschmacklichen Veränderungen zwischen dem ersten und dem letzten Schluck einer Flasche als Veränderung der Inhaltsstoffe zweifelsfrei nach.

Was sich schwierig anhört, könnte sich als Glücksfall erweisen. Alle Faktoren lassen sich gezielt beeinflussen. Wenn es gelingt, relevante Inhaltsstoffe zu identifizieren, sollte es machbar sein, diese durch gezielte Manipulationen in der richtigen Rebsorte zu maximieren und zu stabilisieren. Die Kopenhagen-Studie hatte aufgezeigt: Über alle Weine gemittelt werden positive Beeinflussung bei Herz-Kreislauf-Problemen und ein geringeres Krebsrisiko erzielt. Wie viel höher könnten die Effekte ausfallen, wenn ein Wein zum Einsatz gelangt, dessen Inhaltsstoffe um Zehnerpotenzen höher sind und die im richtigen, weil synergistischem Verhältnis vorliegen?

Eine Manipulation des genetischen Masterplans geschieht seit jeher bei der Neuzüchtung von Rebsorten. Historisch gesehen lag das Hauptaugenmerk allerdings auf der Optimierung von Inhaltsstoffen, die geschmackliche Verbesserungen bewirken. Man denke an die Bemühungen, den Glycerin-Anteil im Wein zu erhöhen, oder an Neuzüchtungen, für den Anbau in klimatisch weniger privilegierten Weinanbaugebieten. Aktuell treibt die Weingenetiker der Klimawandel und dessen Folgen um. Die sich verändernden klimatischen Bedingungen mit monatelangen Trockenperioden, extremen Niederschlägen und tendenziell früherer Traubenreife stellt die Winzer vor große Herausforderungen. Es wird immer schwieriger, leichte Weine mit moderatem Alkoholgehalt zu keltern, weil die Trauben durch die rasche Reife sehr früh schon viel Glukose enthalten. Bei zu früher

Lese ist die phenolische Reife nicht optimal und wichtige Aromastoffe fehlen. Beispielsweise braucht der Riesling eine besonders langsame Reifezeit, die in den kühleren Herbst hineinreicht, um die charakteristischen Aromastoffe ausbilden zu können. Neuzüchtungen sollen helfen, die Weinlese wieder in den Herbst zu verschieben. Schon länger im Trend liegen die Züchtungen und der Anbau von PIWI-Rebsorten. PIWI steht für pilzwiderstandsfähige Rebsorten, die eine höhere natürliche Widerstandskraft gegen Pilze und Rebenkrankheiten besitzen. Konsumenten verlangen und erhalten Weine, bei denen auf die klassischen Spritzmittel verzichtet wurde. In PIWI-Rebsorten liegen in einer Traube kleinere und lockere Beeren vor. Die Schale wird dadurch dicker und resistenter gegen schädliche Einflüsse. Nebenbei verschiebt sich das Verhältnis von Schale zu Fruchtfleisch zugunsten der Schale, in der die meisten Polyphenole konzentriert vorliegen. Der Polyphenolgehalt in PIWI-Rotweinen ist deshalb deutlich höher. Was liegt näher, als Rebsorten zu züchten, deren Inhaltsstoffe einen erwiesenermaßen gesundheitlichen Nutzen aufweisen? In China ist diese Idee längst angekommen. Dort züchtet man Rebsorten mit einem 6-mal höheren Anteil an Resveratrol.

Es ist sinnvoll, diejenigen Inhaltsstoffe zu optimieren, die einen pharmakologischen Nutzen hinsichtlich Krebsprophylaxe und Krebstherapie besitzen. Dahingehend werden sie in diesem Kapitel genauer angeschaut. Dabei wird deutlich, dass manche Weine nicht ihr volles Potenzial entfalten können und andere, einem Arzneimittel vergleichbar, einen Beipackzettel verdienen würden.

Um den Überblick zu behalten, lohnt es sich, die Inhaltsstoffe in Gruppen einzuteilen, wobei die Einteilung der Entstehung im Wein chronologisch folgt.

Abbildung 7.1 skizziert die Biosynthese der Weininhaltsstoffe. Von Glukose ausgehend werden über Shikimisäure die beiden Aminosäuren Hydroxyphenylalanin und Phenylalanin gebildet. Durch Abspaltung von Ammoniak entstehen Cumarsäure und Zimtsäure. Anschließend wird Cumarsäure zum Tetrahydroxychalkon umgesetzt, aus dem sich das Flavanon Naringenin bildet. Alle diese Verbindungen, mit Ausnahme von Naringenin, sind noch keine Flavonoide. Es handelt sich primär um Säuren, die in Kapitel 7.1„Säuren" abgehandelt werden. In diesem Zusammenhang werden weitere Säuren vorgestellt, die auf anderen Wegen entstehen oder in den Wein kommen.

Resveratrol ist formal keine Säure und auch kein Flavonoid und wird in Kapitel 7.2 zwischen den „Säuren" und den „Flavonoiden" besprochen. Das außergewöhnliche Potential von Resveratrol in der Krebstherapie rechtfertigt diese besondere Betrachtung.

Das erste Flavonoid, das in der Weintraube gebildet wird, ist Naringenin. Es ist der Ausgangspunkt für alle anderen Flavonoide bis hin zu den Anthocyanen. Abbildung 7.1 zeigt die Struktur von Naringenin. Sehr gut zu erkennen ist das 3-Ringsystem des namensgebenden Grundkörpers Flavan, der in allen Flavonoiden enthalten ist. Diese Verbindungen werden in Kapitel 7.3 „Flavonoide" genauer besprochen.

Die anfangs erwähnten 100 Polyphenole in Rotweinen lassen sich in Abbildung 7.1 nicht alle erkennen. Die Vielfalt kommt erst durch Oxidationen, mit Bildung weiterer OH-Gruppen und deren Reaktivität zustande. Sie können durch Zuckerverbindungen (mehrheitlich Glukose) verzuckert werden, chemisch spricht man dann von einer Glykosilierung. Sie können mit bestimmten Proteinen, sogenannten Methyltransferasen, methyliert werden. Auf die Bedeutung, Methylgruppen anheften oder wieder abspalten zu können, wurde beim Thema Epigenetik (Kapitel 3.6) bereits eingegangen. Bei den Flavonoiden kommt nun eine andere Klasse von Methyltransferasen zum Einsatz. Die pharmakologischen Besonderheiten, die dadurch erzielt werden, sind beachtlich und werden in Kapitel 7.4 „Glykosilierungen" und 7.5 „Methylierungen" gesondert besprochen.

Die abschließenden Betrachtungen konzentrieren sich auf einige außergewöhnliche Flavonoide (Kapitel 7.6 „Ausgewählte Flavonoide") und auf Verbindungen, die während der Lagerung entstehen (Kapitel 7.7 „Lagerung").

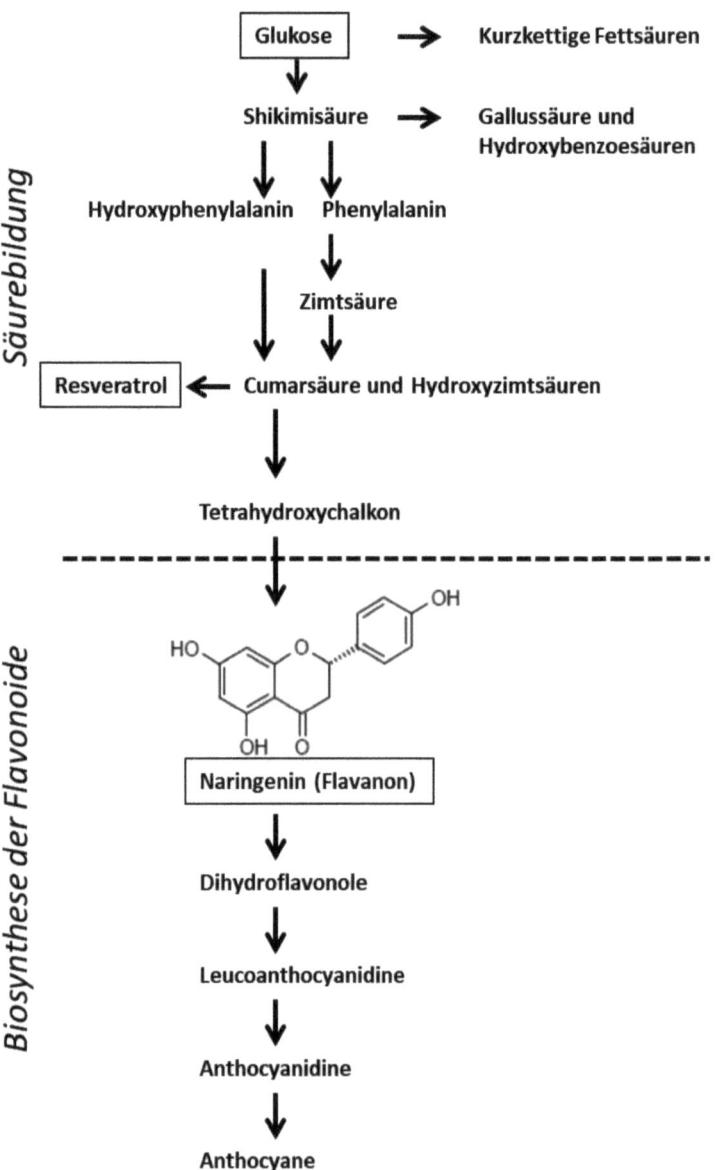

Abbildung 7.1: Vereinfachte Biosynthesewege der im Rotwein vorhandenen Säuren und Flavonoide

7.1 Säuren

Säuren gehören zu den wichtigsten Geschmackselementen des Weins. Die meisten sind schon in der Traube und im Most enthalten. Sie tragen zum Säuregesamtbild im fertigen Wein bei. Der Säure-Anteil in einem Wein hängt hauptsächlich vom Anbaugebiet, dem Klima und der Rebsorte ab. Die verschiedenen Säuren beeinflussen neben dem Geschmack auch die Farbe des Weins und verleihen ihm eine längere Haltbarkeit. Nur wenn eine ausgewogene Balance zwischen Säuren, Alkoholgehalt und Tanninen herrscht, werden die Aromen auf angenehme Weise verstärkt und geben dem Wein eine gute Struktur. Die gesundheitsfördernden Eigenschaften sind nicht minder wichtig. Die Säuren werden einzeln vorgestellt, wobei ihr Potenzial für die Krebstherapie deutlich wird.

Eine vereinfachte Darstellung der wichtigsten vorkommenden Säuren erfolgt in Abbildung 7.2. Von Glukose ausgehend lassen sich drei Synthesewege beschreiben, auf denen Säuren im Wein entstehen.

Auf dem ersten Weg kommt es zur Bildung von Ascorbinsäure, die in den grünen Weintrauben sehr früh entsteht. Die Traube schützt sich vor Stress und produziert das Antioxidans. Während der Reife nimmt das Schutzbedürfnis stetig ab und Ascorbinsäure wird kontinuierlich in Weinsäure umgewandelt. Der Anteil an Ascorbinsäure ist im ausgebauten Wein deshalb gering - es sei denn sie wurde nachträglich als Antioxidans für die Weinlagerung zugesetzt. Neben der hauptsächlich vorhandenen Weinsäure wird in großem Umfang Äpfelsäure und in kleinen Mengen Bernsteinsäure gebildet. Äpfelsäure ist aus geschmacklichen Gründen weniger erwünscht. Aus diesem Grund führt man gerne eine malolaktische Gärung mit Milchsäurebakterien durch, bei der Äpfelsäure in Milchsäure abgebaut wird. Bei nicht korrekter Durchführung der malolaktischen Gärung kann jedoch Buttersäure entstehen, die selbst in kleinen Spuren den Geruchssinn stark belastet. Die genannten, von Ascorbinsäure ausgehend gebildeten Säuren bezeichnet man in der Literatur als kurzkettige Fettsäuren.

Auf dem zweiten Weg kommt es zur Bildung von Shikimisäure. Shikimisäure wird für die Herstellung der „aromatischen" Aminosäuren benötigt. Sie ist der Startpunkt für die Produktion von Phenylalanin und Hydroxyphenylalanin (Tyrosin), aus denen die Gruppe der Hydroxyzimtsäuren entsteht. Von diesen ist Cumarsäure besonders wichtig, weil sie den Ausgangspunkt für die Herstellung der Polyphenole Resveratrol und Naringenin darstellt. Shikimisäure dient auch zur Produktion der Hydroxybenzoesäuren, die ihrerseits weiter reagieren. So entsteht beispielsweise Ellagsäure aus Gallussäure.

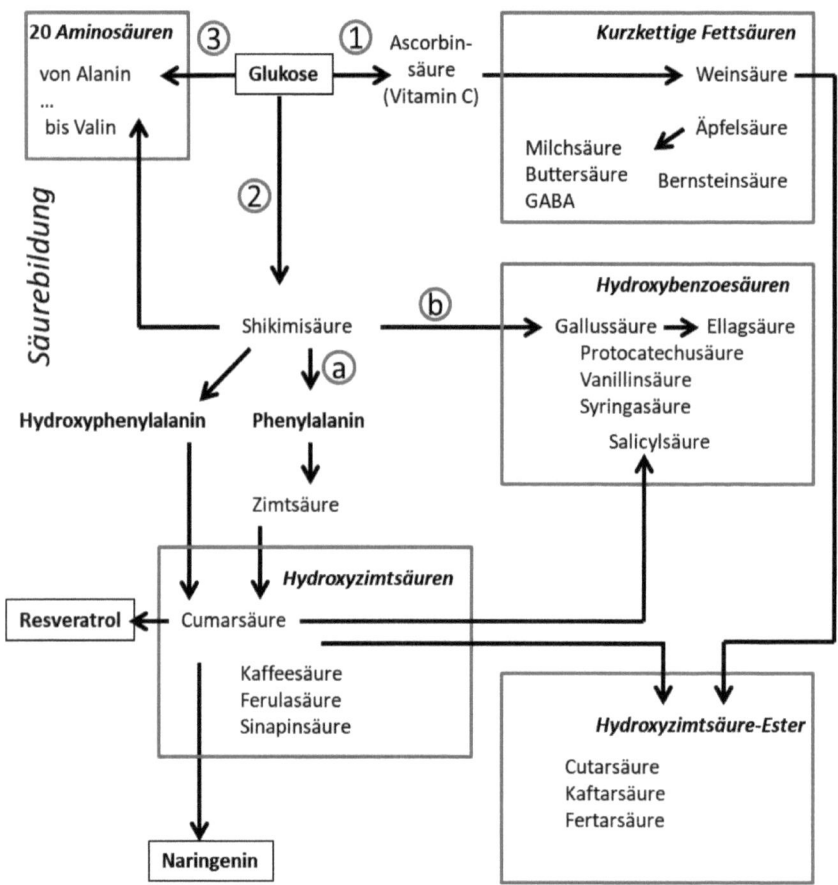

Abbildung 7.2: Vereinfachte Darstellung der Synthesewege von in Wein vorkommenden Säuren

Der Anteil an Ellagsäure und Gallussäure ist im Jungwein eher bescheiden. Durch Lagerung des Weins in Eichenfässern oder durch Zugabe von Eichenchips erhöhen sich die Werte signifikant. Auf die Bedeutung der Gallussäure zur Barrique-Note von Rotweinen wurde bereits hingewiesen.

Auf dem dritten Weg kommt es zur Bildung von Aminosäuren. Deren Bedeutung für die Qualität eines Weines wurde lange unterschätzt. Heute weiß man, dass Aminosäuren nicht nur eine wichtige Rolle bei der Gärung spielen. Sie sind als Ausgangsstoffe für viele Weininhaltsstoffe mit krebshemmendem Potential unentbehrlich.

Im Wein können sich weitere Säuren bilden, die allerdings nicht erwünscht sind. Hierzu gehört Essigsäure, die durch Essigsäurebakterien und Sauerstoff aus Alkohol gebildet entstehen. Der Anteil an Zitronensäure, die in der Beere nur in Spuren vorliegt, nimmt während der Gärung zu und kann durch die malolaktische Gärung wieder abgebaut werden. Die Zugabe von Zitronensäure zur Absenkung des pH-Wertes ist in Deutschland nicht erlaubt. Ebenfalls unerwünscht sind die „Zuckersäuren" Galacturonsäure, Gluconsäure und Schleimsäure, für die der Schimmelpilz Botrytis verantwortlich ist, sowie Sorbinsäure, die lange als Konservierungsmittel im Wein zugelassen war. Auf diese unerwünschten Säuren wird nicht eingegangen.

Kurzkettige Fettsäuren

Ascorbinsäure ist die Ausgangsverbindung für alle in der Beere vorkommenden kurzkettigen Fettsäuren. Der Definition nach besitzen kurzkettige Fettsäuren nur zwei bis sechs Kohlenstoffatome, was zu der Betrachtung von Essigsäure als Fettsäure führt. Die Bezeichnung „kurzkettige Fettsäure" suggeriert, dass diese eine Komponente eines Fettes gewesen ist. Das ist, wie die Beispiele aufzeigen, nicht der Fall. In der Krebsforschung hat sich der Begriff der kurzkettigen Fettsäuren allerdings etabliert, weshalb man mit dieser Irritation leben muss.

Ascorbinsäure

Im Laufe der Evolution verlor der menschliche Körper die Fähigkeit, Ascorbinsäure (Vitamin C) herzustellen, obwohl sie essenziell ist. Über ihren Nutzen für die Krebsvorbeugung wird seit langem diskutiert. Der Nobelpreisträger für Chemie und Frieden, Linus Carl Pauling, war einer der ersten, der darauf aufmerksam machte. Äpfel sind reich an Vitamin C, und die gesundheitsfördernde Wirkung führte man lange Zeit auf diesen hohen Gehalt an Vitamin C zurückgeführt. Pauling ging einen Schritt weiter und glaubte, mit Vitamin C Krebserkrankungen vorbeugen zu können. Diese Behauptung führte zu kontrovers geführten Diskussionen. Pauling konsumierte über viele Jahre hinweg täglich bis zu 18 Gramm und verstarb im Alter von 93 Jahren an Krebs. Was die Frage zulässt, wie alt er vielleicht geworden wäre, wenn er auf Vitamin C verzichtet hätte. Die Ablehnung seiner Theorie dürfte darauf beruhen, dass Pauling generell Vitamine in den Kampf gegen Krebs einbeziehen wollte. Eine Fehleinschätzung, auf die im 6. Kapitel ausführlich hingewiesen wurde.

Ausnahmen bestätigen die Regel. Der Einsatz von Vitamin C wird in der Krebstherapie zunehmend untersucht. Im 4. Kapitel wurde vorgestellt, wie Vitamin C die Konzentration des Atemnotschalters HIF senkt und damit das Tumorwachstum verlangsamt. Neuere Berichte belegen seine wichtige Rolle bei der Aktivierung epigenetischer Mechanismen, die die Zelldifferenzierung steuern und deren Dysregulation zur Entwicklung bestimmter Krebsarten führen kann.[1] Der Einsatz von Vitamin C in der Krebstherapie ist aktueller denn je.

Obst und Gemüse sind die Hauptquelle für Vitamin C in der menschlichen Ernährung, dennoch zielten bisher Züchtungen nicht auf dessen Erhöhung ab. Heute gibt es ein zunehmendes Interesse, den Gehalt an Vitamin C zu steigern, nicht um die Fruchtqualität zu verbessern, sondern um Pflanzen mit erhöhter Stresstoleranz zu erzeugen. Die guten Ergebnisse wirken sich in einigen Fällen jedoch nachteilig auf die Fruchtentwicklung aus. Man führt das auf die Wechselwirkungen von Vitamin C und Komponenten der Zellwand zurück. Das wäre auch ein Grund, weshalb sich die Weinbeere schützt, indem sie mit zunehmendem Reifegrad Ascorbinsäure in Weinsäure umwandelt.

Im Wein allerdings wären höhere Vitamin C-Mengen aus den oben genannten Gründen wünschenswert. Das lässt sich erreichen, indem man den gesetzlichen Spielraum als Additiv ausnutzt und den Grenzwert diskutiert.

Weinsäure

Weinsäure, einer der ältesten zugelassenen Weinzusatzstoffe, korrigiert den Säuremangel von Most und Wein. Es handelt sich lediglich um eine Korrektur, denn Trauben sind ohnehin besonders reich an Weinsäure. Bei önologischen Vorgängen (wie Lagerung, Abfüllung und Kaltstabilisierung) führt das mitunter zu einer Ausfällung von überschüssigem Weinsäuresalz, das als Weinstein bekannt ist. Weinsäure spielt eine entscheidende Rolle für den Geschmack und die Farbe eines Weins. Noch wichtiger ist ihre Rolle als Konservierungsmittel. Sie senkt den pH-Wert, wodurch unerwünschte Bakterien abgetötet werden. Weinsäure wird als Lebensmittelzusatzstoff E334 verwendet und findet sich in vielen Lebensmitteln, nicht zuletzt in Weingummis wieder.

Sonnengetrocknete Rosinen und reine Weinsäure scheinen potenzielle Vorteile bei der Verringerung des Risikos für Dickdarm- und Enddarmkrebs zu haben.[2] Die Rosinen beeinflussen positiv die Darmfunktion, was auf den Ballaststoff- als auch Weinsäuregehalt zurückgeführt wird. Die positiven Wirkungen könnten einer der Gründe sein, weshalb man Trauben und Rosinen seit Jahrtausenden als gesunde Lebensmittel ansieht.

Aktuell macht Weinsäure bei der Behandlung von Prostatakrebs Schlagzeilen. Das Protein PAP ist ein Tumormarker für Prostatakrebs. Tumormarker sind im Blut nachweisbare Substanzen, die von Tumoren gebildet werden. Der Nachweis von PAP deutet auf eine bösartige Neubildung hin und wird bei Nachkontrollen bestimmt. Erhöhte Mengen PAP bewirken eine Hemmung des Immunsystems gegenüber dem Krebs und eine Senkung der Radikalproduktion um 50 Prozent. Die Verabreichung von PAP-Inhibitoren wirkt dem entgegen und verringert die Bildung von Metastasen. Inhibitoren von PAP sind somit ein wichtiger Bestandteil der Therapie.[3] Weinsäure ist ein sehr wirksamer PAP-Inhibitor! Das erkannten mittlerweile Forscher und meldeten eilig ein Patent zur Behandlung von Prostatakrebs mit Weinsäure an.[4]

Eisenoxidhaltige Kontrastmittel wendet man seit 30 Jahren in der Klinik an. Die heute eingesetzten Eisenoxid-Nanopartikel haben in der Regel einen Kern aus Magnetit und sind magnetisch. Die Vorteile liegen auf der Hand: Verstoffwechselung über den körpereigenen Eisenstoffwechsel und bekannte Abbauwege. Verbindet man die magnetischen Nanopartikel mit Wirkstoffen, kann man sie mit Hilfe eines Magnetfeldes zum Therapieort lotsen, wo sie den Wirkstoff gezielt abliefern. Nach diesem Prinzip wurden Konjugate aus Eisenoxid und Weinsäure synthetisiert und deren Eignung als Zytostatikum bestätigt. Eisenoxid-Weinsäure-Nanopartikel können selektiv in Krebszelllinien Apoptose induzieren. Das ist ein wichtiger Aspekt in der Krebstherapie, um den Schaden an gesunden Zellen zu minimieren.[5]

Buttersäure
Buttersäure entsteht in kleinsten Mengen, wenn die malolaktische Gärung nicht korrekt durchgeführt wird. Buttersäure riecht sehr unangenehm. Sie macht im Wesentlichen den Geruch von Erbrochenem oder ranziger Butter aus. Verbindet sich Buttersäure mit einem Alkohol, entstehen die sogenannten Buttersäureester, die den gegenteiligen Eindruck bewirken. Wegen ihres ausgeprägten aromatischen Geruches bezeichnet man diese als Fruchtester. Verbindet man Buttersäure mit Ethanol, entsteht Buttersäureethylester. Er trägt zum typischen Aroma von Ananas, Erdbeeren, Äpfeln, Bananen und Pfirsichen bei und konnte in alkoholischen Getränken nachgewiesen werden. Für den Geschmack von Orangensaft ist dieser Ester sehr wichtig, weshalb er hier häufig als Aromastoff zugesetzt wird.

Die hemmende Wirkung von Buttersäure auf Darmkrebszellen zeigte die Arbeitsgruppe von Dieter Schrenk an der Universität Kaiserslautern 2008 auf.[6] Die Wachstumshemmung der Darmkrebszellen kommt zustande, indem Buttersäure das Protein HDAC blockiert, das vom Tumor reichlich produziert wird. Damit war ein neuer Angriffspunkt gefunden. Die Suche nach neuen HDAC-Hemmern zur Krebstherapie ist in vollem Gang.

Buttersäure schränkt Krebszellen in ihrem Wachstum ein. Warburg ging noch einen Schritt weiter. Er vermutete, dass Buttersäure sogar die Resozialisierung von Krebszellen zu „normalen" Zellen fördern kann. Inzwischen ist diese Hypothese auf molekularbiologischer Ebene bestätigt worden. Buttersäure steigert die Bildung apoptotischer und proapoptotischer Proteine und reaktiviert das

Tumorsuppressor-Gen *p21*.[7]

Ester spalten sich im alkalischen Milieu (so wie es im Darm vorherrscht) sehr leicht wieder in die Säure und den Alkohol auf. Sollte man den Einsatz von Fruchtestern nicht optimieren? Man könnte den Wein gezielt aromatisieren und im Darm die wertvolle Buttersäure generieren. Dieser Mühe muss man sich nicht unterziehen. Die Versorgung mit Buttersäure ist auf anderem Weg sehr viel einfacher und schmackhafter. Äpfel und Quitten enthalten als „Ballaststoff" bezeichnete Pektine. Diese sind pflanzliche Polysaccharide, die unverdaut in den Dickdarm gelangen. Dort werden sie von Darmbakterien abgebaut, wobei Buttersäure entsteht.

Äpfelsäure, Bernsteinsäure, Milchsäure und Essigsäure
Das Potenzial von Weinsäure und Buttersäure zur Prävention und Behandlung von Darmkrebs wurde ausführlich dargelegt. Die Betrachtungen über Äpfelsäure, Bernsteinsäure, Milchsäure und Essigsäure lassen sich abkürzen. Diese vier Säuren möchte man aus geschmacklichen Gründen nicht im Wein. Liegen sie allerdings vor, finden sich ähnliche pharmakologische Wirkungen wie für Weinsäure und Buttersäure. Man wendet sie in Studien einzeln als auch als Mischungen unter der Bezeichnung „kurzkettige Fettsäuren" an.

Der sinnvolle Einsatz von kurzkettigen Fettsäuren zur Behandlung von Darmkrebs ist schon länger bekannt und wird nicht bestritten. Eine neuere Arbeit offenbart, dass verschiedene Mechanismen für die krebshemmende Wirkung verantwortlich sind.[8] Kurzkettige Fettsäuren unterdrücken hauptsächlich das Tumorwachstum und die Stoffwechselfunktionen wie Zellzyklus, DNA-Replikation, Rekombination und Reparatur. Diese Unterdrückung führt zum Absterben der Tumorzellen. Dieser Mechanismus wird inzwischen als bahnbrechende Erkenntnis angesehen. Unabhängig von der konventionellen Krebsforschung, die auf krebsrelevante Gene abzielt, steht die Krebsforschung, die auf das metabolische System von Krebs abzielt, vor einer Renaissance. Warburg hätte seine Freude daran gehabt.

Hydroxybenzoesäuren
Auf dem zweiten Syntheseweg entstehen von der Shikimisäure

ausgehend die Hydroxybenzoesäuren. Sie bilden eine Stoffgruppe, die sich von der Benzoesäure ableitet. Der einfachste und bekannteste Vertreter dieser Gruppe ist Salicylsäure. Weitere wichtige, im Wein vorkommende Hydroxybenzoesäuren sind Gallussäure, Protocatechusäure, Vanillinsäure und Syringasäure. Shikimisäure ist zwar keine Hydroxybenzoesäure, wird aber mit besprochen, da sie der Ausgangspunkt ist.

Shikimisäure

Die weit verbreitete Shikimisäure kommt in allen Früchten vor. Ihr Anteil in Trauben ist eher gering. Da die Säure während der Vergärung nicht abgebaut wird, entspricht ihr Gehalt im Wein dem von Traubensaft. Untersuchungen klärten ab, ob sich Shikimisäure als Parameter zur Sortenidentifizierung eignet. Die meisten Weine enthalten Shikimisäure-Mengen zwischen 20 – 50 Milligramm pro Liter. Cabernet Sauvignon überraschte als einzige Rotweinsorte mit deutlich höherem Gehalt. Dort liegen im Mittel 100 Milligramm Shikimisäure pro Liter vor, Höchstwerte um 140 Milligramm pro Liter sind keine Seltenheit.[9] Das ist erfreulich, denn Shikimisäure ist mittlerweile in der Krebstherapie angekommen.

Cis-Platin ist ein sehr häufig angewendetes Medikament gegen Krebs. Es bewirkt die Bildung von Radikalen in den Krebszellen, wodurch es zu deren Apoptose kommt. Diese Radikalattacke ist leider nicht so selektiv und gesunde Zellen, insbesondere Nierenzellen, werden mit angegriffen. Das führt zu Nephrotoxizität als gravierende Nebenwirkung bei der Anwendung von cis-Platin. Einer aktuellen Studie zufolge gelang es, die Nierenschädigung durch Kombination von cis-Platin mit Shikimisäure zu verhindern.[10]

Es wäre wünschenswert, wenn die Mengen Shikimisäure im Rotwein gesteigert werden könnten. Allerdings wird höchstwahrscheinlich der Gehalt in den nächsten Jahren abnehmen. Der Einsatz des Herbizids Glyphosat wird weiter eingeschränkt oder verboten werden. Gelangt Glyphosat in die Rebe, greift sie in den Aminosäurestoffwechsel ein, was zu einer signifikanten Anreicherung von Shikimisäure führt. Bei den gemessenen Shikimisäuremengen handelt es sich deshalb um Summen, die sich aus einem genetisch bedingten Anteil und einem

Glyphosat bedingten Anteil zusammensetzen. Cabernet Sauvignon wird das Verbot nicht so sehr treffen, da der hohe Anteil in erster Linie genetisch bedingt ist.

Gallussäure

Die Weinbeere bildet Gallussäure in kleineren Mengen aus Shikimisäure. Größere Mengen, bis zu 130 Milligramm pro Liter, gelangen erst nach längerem Kontakt mit Eichenholz in den Wein und sind für die Barrique-Note im Rotwein verantwortlich.

Der positive Nutzen von Gallussäure in der Krebstherapie wurde im 4. Kapitel beschrieben. Krebszellen verwerten Glukose anders als gesunde Zellen. Sie setzen Pyruvat zu Milchsäure um und benötigen dafür größere Mengen des Enzyms LDH. Gallussäure ist ein LDH-Inhibitor und hindert Krebszellen daran, sich mit Energie zu versorgen.

Protocatechusäure

Protocatechusäure kommt außer im Rotwein noch in Gemüse, Obst, Nüssen, Oliven und Naturreis vor. Sie verfügt über zwei benachbarte OH-Gruppen am Phenylring, weshalb man sie nicht als Antioxidans verallgemeinern darf. Die Wirkung von Protocatechusäure auf lebende Zellen wird entsprechend diskutiert. Während moderate Dosen in Zellen antioxidativ wirken, beobachtet man bei hohen Dosen oxidativen Stress. Wahrscheinlich lassen sich aus diesem Grund unterschiedliche Effekte in Krebszellen beobachten.

In Magenkrebszellen und anderen Tumorzellen des menschlichen Verdauungstraktes induziert Protocatechusäure die Apoptose und wirkt gegen Krebs. In Hautkrebszellen der Maus jedoch verstärkt Protocatechusäure die Tumorbildung.[11] Solange nicht klar ist, ob dieses Ergebnis auch für den Menschen gilt, es sich um ein Dosierungsproblem handelt oder weitere nicht identifizierte Parameter zu berücksichtigen sind, muss man mit der Bewertung vorsichtig sein. Jedoch kann bei richtiger Anwendung von Protocatechusäure ein großes Potential nicht ausgeschlossen werden.

Vanillinsäure

Vanillinsäure wird großtechnisch durch Oxidation von Vanillin, dem

Hauptaroma in der Vanille, gewonnen. In der Weinbeere entsteht sie allerdings aus Shikimisäure.

Der Zusammenhang zwischen übermäßigem Zuckerkonsum, dem damit verbundenen Übergewicht und der Begünstigung von Krebs wurde ausführlich in zwei Kapiteln erläutert. Adipositas erhöht nicht nur das Krebsrisiko, sie ist zudem für die Aggressivität des Krebses mit verantwortlich. Das wird besonders bei Melanomen (schwarzer Hautkrebs) beobachtet.

Diesem Thema widmete sich eine 2020 erschienene Studie mit bemerkenswertem Resultat.[12] Man löste bei Mäusen mit Hautkrebszellen gezielt über das Futter Adipositas aus. Anschließend wurde zwei Wochen lang Vanillinsäure dem Futter beigemischt. Im Vergleich zur Kontrollgruppe zeigten die mit Vanillinsäure gefütterten Mäuse eine signifikante Abnahme des Körpergewichts und des Gewichts des weißen Fettgewebes. Beides wird auf eine erhöhte Thermogenese und AMPK-Aktivierung in den weißen Fettzellen zurückgeführt. Das Krebswachstum wurde unterdrückt, die Apoptose erhöht und die Autophagie (Prozess der Zellreinigung und –regeneration) eingeleitet. Die Wissenschaftler schlagen vor, Vanillinsäure als Wirkstoffkandidaten für die Krebsbehandlung zu testen.

Syringasäure
Syringasäure kommt in den blauen Beeren von Weintrauben und Heidelbeeren vor. Archäologen bestimmen mit ihrer Hilfe, ob Amphoren mit Weiß- oder Rotwein gefüllt waren.

Seit kurzem weiß man genaueres über den Einfluss von Syringasäure auf Darmkrebszellen.[13] Die Vorgehensweise ähnelt der Studie mit Vanillinsäure. Ratten mit Darmkrebs wurde über das Futter Syringasäure verabreicht. Die Behandlung führte dosisabhängig zu einer deutlichen Hemmung der zellulären Proliferation, zur Auslösung der Apoptose durch Erhöhung der Radikalkonzentration sowie zur Herunterregulierung wichtiger proliferativer Gene, wie beispielsweise NF-κB. Letztlich zeigte sich eine statistisch signifikante Reduktion des Tumorvolumens und der Tumorinzidenz im Vergleich zur Kontrollgruppe. Es war die erste in-vivo Studie, die eine wachstumshemmende Wirkung von oral verabreichter Syringasäure auf Darmkrebszellen zeigt. Auf weitere Studien darf man gespannt sein.

Salicylsäure

Salicylsäure wird aus Cumarsäure gebildet und kommt in Form ihres Methylesters in fast allen Teilen der Weinrebe vor. Sie ist der Ausgangsstoff für die schmerzstillende und entzündungshemmende Acetylsalicylsäure, die unter dem Handelsnamen Aspirin oder ihrer Abkürzung ASS besser bekannt ist.

1971 gelang es dem britischen Pharmakologen Sir John Vane, den Wirkmechanismus zu entschlüsseln. Vane, der dafür mit dem Nobelpreis für Medizin 1982 geehrt wurde, zeigte, dass Aspirin die Produktion von Prostaglandinen hemmt. Diese wirken im Organismus als Schmerzverstärker, ihr Fehlen wird logischerweise als Schmerzlinderung empfunden. Das Verklumpen von Thrombozyten ist für Herzinfarkt und Schlaganfall verantwortlich. Aspirin hemmt den Vorgang. Weltweit nehmen Millionen Patienten mit einer Herz-Kreislauf-Erkrankung, regelmäßig niedrig dosiertes Aspirin (meistens um 100 Milligramm täglich), um die Gefahr von Gefäßverstopfungen zu reduzieren.

1988 wurde der nächste Meilenstein erreicht. Dem Melbourner Epidemiologen Gabriel A. Kune fiel auf, dass Patienten, die regelmäßig Aspirin zu sich nehmen, ein um 40 Prozent geringeres Risiko hatten, an Dickdarmkrebs zu erkranken. Weitere Studien bestätigten das Resultat. Die Erfolgsaussichten werden inzwischen mit 50 Prozent angegeben. Man geht sogar davon aus, dass durch prophylaktische Einnahme von Aspirin auch Magen- oder Speiseröhrenkrebs eingeschränkt wird.[14]

Ein Liter Rotwein enthält nur ungefähr 1 Milligramm Salicylsäure. Dennoch darf man diese Menge nicht unterschätzen. Im Rotwein sind Wirkstoffverstärker enthalten, weshalb kleine Mengen eines Wirkstoffs eine größere Wirkung entfalten können.

Um die Wichtigkeit zu betonen, zitiere ich nochmals James Watson. Auf die Frage, wie er sich vor Krebs schütze, antwortete er: „Ich nehme Metformin und Aspirin; ich versuche, nicht zu viel Zucker zu essen und treibe Sport. Alles zusammen wird wahrscheinlich mein Risiko, an Krebs zu erkranken, um 50 Prozent reduzieren".[15]

Hydroxyzimtsäuren
Die Hydroxyzimtsäuren werden aus Hydroxyphenylalanin oder Zimtsäure gebildet (Abbildung 7.2). Sie dürften die mit Abstand wichtigsten Säuren im Wein sein, da sie Krebszellen auf verschiedenen Wegen bekämpfen. Einige wurden bereits vorgestellt. Zimtsäureverbindungen blockieren die MCT-Schleusen und hindern Krebszellen daran, Milchsäure zu entsorgen. Das trifft ebenfalls für Kaffeesäure und Ferulasäure zu[16], die sehr potente MCT-Inhibitoren sind. Des Weiteren wirken Hydroxyzimtsäuren, der Salicylsäure gleich, als AMPK-Aktivatoren.[17] Dadurch verläuft der Zuckerabbau vermehrt über den EMP-Abbauweg. Hydroxyzimtsäuren kurbeln ähnlich dem Resveratrol, die Produktion von Sauerstoffradikalen an, um die Krebszellen in die Apoptose zu schicken. Zu diesen Möglichkeiten gesellt sich eine weitere Eigenschaft.

Im Kapitel 3.6 über epigenetische Faktoren wurde über einen Schalter gesprochen. Durch Anheften beziehungsweise Abspalten von Methylgruppen an und von der DNA konnten Gene an- oder stumm geschaltet werden. Es gibt noch einen weiteren Schalter. Durch Anheften beziehungsweise Abspalten von Acetylgruppen an und von bestimmten Proteinen (Histone) wird das ebenfalls erreicht.

Um Histone sind ganze DNA-Abschnitte gewickelt. Die betroffenen Sequenzen stehen damit für die Transkription nicht zur Verfügung. Durch Acetylierung der Histone lockern sich die entsprechenden DNA-Abschnitte und können wieder gelesen werden. Das Abspalten der Acetylgruppen bewirkt das Gegenteil. Die DNA-Abschnitte werden stärker fixiert, können dadurch nicht transkribiert und die entsprechenden Proteine nicht gebildet werden. Man bezeichnet Proteine, die das Abspalten einer Acetylgruppe vornehmen können, als HDAC (Histon-Deacetylasen) und Verbindungen, die diesen Vorgang behindern, als HDAC-Inhibitoren. In Krebszellen sind häufig HDAC aktiv, wodurch es zur Unterdrückung von Tumorsuppressorgenen kommt. Dagegen fungieren Zimtsäure[18] und Kaffeesäure[19] als HDAC-

126

Inhibitoren und unterstützen die Arbeit der Tumorsuppressorgene.

Im Wein verbinden sich Hydroxyzimtsäuren mit der Weinsäure, die über Alkoholgruppen verfügt, zu den Hydroxyzimtsäure-Estern. Auf diesem Weg entsteht aus **Cu**marsäure und Weinsäure (engl. Tar**tar**ic acid) die **Cutar**säure, aus Kaffeesäure und Weinsäure die Kaftarsäure und aus Ferulasäure und Weinsäure die Fertarsäure. Esterbindungen werden im Organismus leicht wieder gespalten, deshalb unterscheiden sich die Ester in ihrer Wirkung nicht wesentlich von den Ausgangssäuren. Sie sind dennoch zu berücksichtigen, weil der Gehalt an wirksamen Hydroxyzimtsäuren nur richtig zu ermitteln ist, wenn die Menge an Hydroxyzimtsäure-Ester mitbestimmt wird. So fand man in einer Flasche Beaujolais Jahrgang 1996 nur 3,6 Milligramm Kaffeesäure, aber einen Spitzenwert von 126 Milligramm Kaftarsäure. Daraus errechnet sich eine Gesamtmenge von 72,3 Milligramm verfügbarer Kaffeesäure. Dieser hohe Wert nimmt sich noch bescheiden aus im Vergleich zum Gehalt in den neuen Rebsorten Regent und Cabernet Cortis. Für diese Rotweine wurden schon Werte um 300 Milligramm Kaftarsäure pro Liter gefunden, woraus 164 Milligramm Kaffeesäure gebildet werden.

Cumarsäure

Im Jahr 2013 untersuchen Wissenschaftler die apoptotische Wirkung von Cumarsäure auf Darmkrebszellen. Dahinter stand die Frage, ob Honig, der über größere Mengen an Cumarsäure verfügt, zur Prävention geeignet ist. Tatsächlich konnte Cumarsäure das Wachstum der Krebszellen auf gleich mehreren Wegen hemmen. Die Forscher beobachten eine Zunahme reaktiver Sauerstoffradikale, Brüche in der Lipidschicht und einen Abfall des mitochondrialen Membranpotentials. Zusätzlich kommt es zur Bildung von Membranblasen und zur Schrumpfung der mit Cumarsäure exponierten Zellen. Cumarsäure ist damit mehr als ein potenzieller Kandidat für die Chemoprävention von Darmkrebs.[20]

Eine andere Arbeitsgruppe bestätigte 2018 die Ergebnisse und fand einen weiteren Grund für die Wirksamkeit.[21] Dazu muss man die einzelnen Stadien der Entstehung von Darmkrebs sehr gut kennen (siehe 8. Kapitel), den Krebs gezielt auslösen und die einzelnen Schritte genau untersuchen. Eine Schlüsselrolle nimmt ein Mechanismus ein, der als „unfolded protein response" bezeichnet und in der Literatur mit UPR abgekürzt wird.

Der Mechanismus wird, wie der Name vermuten lässt, durch ungefaltete Proteine, aber auch durch fehlerhafte Zusammensetzungen von Membranfetten[22] ausgelöst. Beide Ursachen sind gefährlich, da sie wichtige Zellfunktionen stören. Die UPR erkennt und behebt diese Probleme, indem sie unter anderem fehlgefaltete Proteine wieder in ihre korrekte Form bringt. Ziel der UPR ist die Wiederherstellung der normalen Zellfunktionen. Werden diese Reparaturmaßnahmen nicht innerhalb einer bestimmten Zeit abgeschlossen, führt die UPR zur Apoptose. Das hört sich positiv an, hat aber einen Haken: Krebszellen benutzen die UPR für ihre Zwecke, um schneller zu wachsen und um das Immunsystem zu überrumpeln. Sie nutzen die Reparaturmöglichkeiten, können sich aber der Apoptose entziehen.

Forschern ist es gelungen, die gewünschte Apoptosefunktion wieder zu reaktivieren. Man produzierte durch Verabreichung eines starken Mutagens ein Onkogen in Darmkrebszellen und beobachtete verstärktes Tumorwachstum. Kommt dann Cumarsäure ins Spiel, verändert sich einiges grundlegend. Cumarsäure inhibiert das Onkogen und die UPR veranlasst wieder die Apoptose. Die Bedeutung von Cumarsäure für die Behandlung von Darmkrebs wird immer offensichtlicher.

Auch die fehlerhaften Membranfette müssen bedacht werden. Gerade in Zellen mit einer hohen Produktionsleistung und Wachstumsrate, ein Charakteristikum von Darmzellen, können Veränderungen der Membranfette großen Schaden verursachen. Hautzellen gehören ebenfalls zu den Zellen, die eine hohe Wachstumsrate aufweisen. Da passt es gut, dass Cumarsäure zudem das Wachstum von Melanom-Zellen hemmt.[23]

Kaffeesäure
In gesunden Zellen vernichtet Resveratrol als Antioxidans Radikale. In Krebszellen wird Resveratrol in ein Prooxidans umgewandelt und die erzeugten Radikale führen zur Apoptose. Bei der Kaffeesäure beobachtet man ein gleiches Verhalten. Kaffeesäure besitzt eine

antioxidative Eigenschaft in gesunden Zellen und eine pro-oxidative in Krebszellen.[24] Zu diesem Ergebnis kamen Forscher, als sie den Einfluss von Kaffeesäure auf Gebärmutterhalskrebs untersuchten. Nur in den Krebszellen wurde ein Anstieg von Sauerstoffradikalen beobachtet, der zur Apoptose führte.

Ein Schwerpunkt des Buches liegt darin, Synergismen verschiedener Wirkstoffe herauszustellen. Somit ist eine Studie zu erwähnen, die einen Synergismus zwischen Kaffeesäure und dem Medikament Metformin untersuchte.[25] In der Studie, ebenfalls mit Zellen des Gebärmutterhalskrebses, wirkt Kaffeesäure als AMPK-Aktivator und lenkt den Glukoseabbau vom Pentosephosphatweg ab. Dadurch werden in den Krebszellen vermehrt Sauerstoffradikale produziert. Der erhöhte oxidative Stress macht die Krebszellen anfälliger für das Metformin. Die Kombination von Kaffeesäure und Metformin könnte ein vielversprechender Ansatz in der Krebsbehandlung werden. Das gleiche gilt für die gemeinsame Verabreichung von Kaffeesäure und Resveratrol mit Chemotherapeutika, die ebenfalls Radikale produzieren. Die Wirkung der Radikale wird in den Krebszellen verstärkt und gesunde Zellen werden geschont.

Ein Blick auf die Mengen an Kaffeesäure in Rotweinen lohnt sich, denn die Schwankungen sind beachtlich. Im Durchschnitt findet man 13 Milligramm pro Flasche, jedoch wurden in einer Flasche Pinotage schon 54 Milligramm gefunden. Diese Werte müssen stark nach oben korrigiert werden, wenn man die freigesetzten Mengen an Kaffeesäure aus der Kaftarsäure hinzuaddiert. Gerade in den PIWI-Sorten Regent und Cabernet Cortis liegen die Werte um 200 Milligramm pro Liter. Zum Vergleich: In einer Tasse Kaffee sind etwa 25-75 Milligramm Kaffeesäure enthalten. Ein Hinweis darauf, warum Kaffeetrinken mittlerweile als krebsvorbeugend anerkannt ist.

Ferulasäure und Sinapinsäure
Im Vergleich zur Kaffeesäure findet man in Rotweinen deutlich weniger Ferulasäure und Sinapinsäure. Eine Flasche Rotwein enthält im Durchschnitt nur je ein halbes Milligramm. Ferulasäure und Sinapinsäure zeigen aufgrund der strukturellen Ähnlichkeit zu Kaffeesäure die gleichen Wirkungen. Diese Effekte wurden bei der Behandlung

von Zellen des Gebärmutterhalskrebses[26] sowie bei Darm- und Brustkrebs bestätigt.[27]

Aminosäuren

Über Jahrzehnte hinweg verband in Deutschland die Qualität des Weines eng mit dem spezifischen Gewicht des Traubenmostes. Mehr Glukose, gemessen in Grad Oechsle, würde zu mehr Qualität führen, so die Annahme. In den letzten zwanzig Jahren fand ein Umdenken statt. Aminosäuren und deren Zusammensetzung beeinflussen die Gärung entscheidend. Sie tragen als Ausgangssubstanzen für viele Inhaltsstoffe wesentlich zur Qualität der Weine bei. [28]

Nicht alle in der Natur vorkommenden Aminosäuren liegen in der Weintraube in gleichen Mengen vor. In den insgesamt 3-4 Gramm Aminosäuren pro Liter Traubensaft ist Arginin mit 1-2 Gramm sehr prominent vertreten. Es folgen Glutamin (0,3-0,5 Gramm) und Prolin (0,2-1,0 Gramm). Die Werte unterliegen sehr starken Schwankungen. Neben den zu erwartenden Parametern wie Rebsorte und Klima ist die Stickstoffdüngung der Reben zu beachten.

Im Gärungsprozess werden Arginin und Glutamin bis auf 10-20 Milligramm pro Liter abgebaut, jedoch können die Bakterien Prolin nicht verwerten. Im Rotwein findet man deshalb so viel Prolin wie im Traubensaft. In Anbetracht der Mengen um ein Gramm pro Liter Rotwein muss Prolin besonders beachtet werden. Aber auch kleinere Aminosäuremengen können von unschätzbarem Vorteil sein, wie am Beispiel der Aminosäure Tryptophan deutlich wird.

Tryptophan
Die Aminosäure Tryptophan wird bei Rotwein-Analysen in der Regel nicht mitbestimmt. Wohl deshalb, weil die zu erwartenden Mengen nur in einer Größenordnung von 15 – 20 Milligramm pro Liter liegen, von denen man keinen entscheidenden Einfluss auf die Weinqualität erwartet. Das ist ein Fehler, auf den bereits bei der Besprechung des Johannisweins (2. Kapitel) hingewiesen wurde. Die Beeinflussung des Tryptophanstoffwechsels ist als wichtiges Ziel in der Krebstherapie erkannt und Wirkstoffmengen von einem Milligramm durchaus therapeutisch wirksam.

Gesunde Zellen bauen Tryptophan zu Melatonin ab, das Krebszellen schadet. Krebszellen hingegen benutzen Tryptophan, um sich vor Killerzellen zu schützen. Dabei wird es vom Protein IDO in Kynurenin umgewandelt. Glücklicherweise bauen die Weinhefen während der Gärung einen Teil des Tryptophans in Serotonin und Melatonin ab (Abbildung 7.3). Es steht somit den Krebszellen nicht mehr zur Verfügung. Rotwein ist deshalb einem Traubensaft in der krebshemmenden Wirkung haushoch überlegen. Die im Rotwein vorliegenden Mengen an Melatonin sind im Traubensaft nicht enthalten, die zudem durch den Alkohol besser bioverfügbar werden.

Arginin
Arginin kommt bei der Gärung eine Sonderrolle zu (siehe Abbildung 7.3). Sie ist unter pharmakologischen Gesichtspunkten und für die Suche nach dem richtigen Rotwein sehr aufschlussreich. Für die Umsetzung von Glukose in Alkohol benötigen die Weinhefen Stickstoff, den sie bevorzugt aus Arginin gewinnen. Dadurch wird aus Arginin die Aminosäure Ornithin und es entstehen wesentliche Mengen an Weinsäure und Äpfelsäure. Letztere ist aus Geschmacksgründen unerwünscht, weshalb man in Jahrgängen mit erhöhtem Äpfelsäure-Anteil eine malolaktische Vergärung mit Milchsäurebakterien anschließt. Bei der malolaktischen Gärung wird Äpfelsäure zu Milchsäure umgesetzt und Arginin zu den Aminosäuren Citrullin und Gamma-Aminobuttersäure (GABA). Dazu muss noch genügend Arginin vorhanden sein.

Wenn Citrullin und GABA in Rotweinen in größeren Mengen vorliegen, ist das klares Indiz für eine malolaktische Gärung, da sie bei der normalen Hefegärung nicht entstehen. Eine malolaktische Gärung scheitert, wenn kein Arginin mehr nach der Hefegärung vorhanden ist. Die Lösung, vor Beginn der malolaktischen Gärung das Arginin als Zusatzstoff einzusetzen, ist gesetzlich verboten. Die Logik erschließt sich nicht. Diese lebenswichtige Aminosäure, die in größeren Mengen im Traubensaft vorliegt, darf nicht in vergleichbaren Mengen dem Wein zugesetzt werden. Die Einsicht, dass man dadurch auf wertvolle Inhaltsstoffe verzichtet, führt vielleicht zu einem Umdenken. Denn Citrullin und GABA bieten einiges zur Krebsbekämpfung auf.

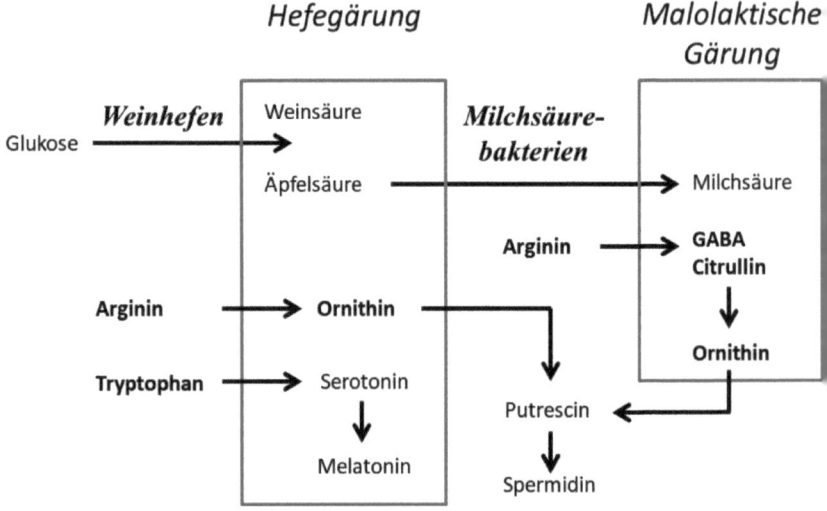

Abbildung 7.3: Die Rolle ausgewählter Aminosäuren (fett hervorgehoben) in der Gärung und im biologischen Säureabbau (malolaktische Vergärung). In der Hefegärung dient Arginin als Stickstoffquelle für die Weinhefen und für die Bildung von Ornithin. In der malolaktischen Gärung wird Arginin in Gamma-Aminobuttersäure (GABA) und Citrullin umgewandelt.

Citrullin

Bei der Entsorgung des sehr mutagenen Methylglyoxals helfen, wenn die dafür vorgesehene enzymatische Entsorgung überlastet ist, Arginin und das Medikament Metformin (siehe Kapitel 5.2). Arginin ist suboptimal. Es kurbelt die Produktion des Proteins Arginase an, das wiederum Arginin eliminiert. Es ist sinnvoller, Arginin durch Citrullin zu ersetzen. Citrullin ist eine Aminosäure, die hochkonzentriert in der Schale von Wassermelonen vorkommt, im Citratzyklus die natürliche Vorstufe von Arginin darstellt und sich großer Beliebtheit bei Bodybuildern und Ausdauersportlern erfreut.

Citrullin enthält den Baustein Harnstoff, der mit Ammoniak zum Guanidinbaustein umgesetzt wird. Im Gegensatz zu Arginin ist Citrullin deutlich stabiler und wird weder in der Leber noch im Darm abgebaut. Dadurch kommt es zu einer besseren und gleichmäßigen Verteilung im Körper. Interessanterweise erhöht Citrullin die Arginin-Konzentration im Plasma und Gewebe. Bei Einnahme wird die Arginase gehemmt und die Produktion von Arginin messbar angekurbelt. Citrullin ist ein natürlich vorkommender Arginase-Inhibitor und Arginin-Verstärker in einem.

Baut die Arginase zu viel Arginin ab, hemmt das zahlreiche Funktionen des Immunsystems. Es kommt zu erhöhter Infektionsanfälligkeit und zu einer schlechteren immunologisch-vermittelten Tumorabwehr. Die Inhibierung von Arginase durch Citrullin führt zu einer vollständigen Umkehrung der Immunantwort und damit einer Verbesserung der immunologischen Tumorkontrolle.[29]

Citrullin bewirkt darüber hinaus eine verbesserte Ausscheidung von Ammoniak. Ammoniak zerstört in höheren Konzentrationen Zellen, begünstigt durch Viren ausgelöste Infektionen und fördert das Wachstum von Krebszellen. Seine Ausschleusung ist wichtig.

Citrullin setzt sich zusätzlich leicht zur Aminosäure Ornithin um. Mikroorganismen bilden daraus bereits auf der Schale von Beeren das biogene Amin Putrescin (Abbildung 7.3). Putrescin, nach Histamin und Ethanolamin das dritthäufigste biogene Amin in Weinen, dient als Ausgangsstoff für Spermidin. Im Gegensatz zu Weißweinen, bei der nur der abgetrennte Traubensaft vergoren wird, wird Rotwein durch Maischegärung gewonnen. Dabei gären die gequetschten Weinbeeren mit der Schale und die Inhaltsstoffe werden durch den gebildeten Alkohol extrahiert. Der Gehalt an Putrescin ist damit in Rotweinen höher als in Weißweinen. In Rotweinen findet man Putrescin-Mengen von 2 Milligramm pro Liter, dieser Wert verdoppelt sich auf 4 Milligramm pro Liter für Rotweine, mit malolaktischer Gärung.[30]

Putrescin ist ein Polyamin, da es über zwei Aminofunktionen verfügt. Für Polyamine finden sich in Bezug auf Krebszellen unterschiedliche Mitteilungen in der Literatur. Aufgrund des erhöhten Vorkommens von Putrescin in Krebszellen vermuten manche Wissenschaftler einen ursächlichen Zusammenhang und favorisieren Therapien, die die

Bildung von Polyaminen verhindern.[31] Andererseits mehren sich die Ratschläge, Polyamine sinnvoll in Krebstherapien zu integrieren. Der vermeintliche Widerspruch lässt sich durch die Wirkung des Medikaments Cuprior aufklären. Cuprior, ebenfalls ein Polyamin, hat kürzlich die Zulassung für die Krankheit Morbus Wilson erhalten. Darüber hinaus nutzt Cuprior erkennbar bei der Krebstherapie. Die Wirkung wird dadurch erklärt, dass Kupferionen komplexiert und der entstehende Kupferkomplex als Radikalgenerator fungiert. Mit anderen Worten: ohne Kupfer bewirkt das Polyamin nichts, mit Kupfer schädigt es Krebszellen durch die kontinuierliche Bildung von Sauerstoffradikalen.

Polyamine sind gegen Krebs nützlich, weil Krebszellen größere Mengen an Kupfer zum Wachstum benötigen und große Kupfermengen ansammeln. Gesunde Zellen weisen keine vergleichbaren Kupfermengen auf. Deshalb findet die Radikalbildung selektiv in den Krebszellen statt.

Der Nutzen von Putrescin ist weitergehend. Aus Putrescin entsteht der Stoff Spermidin. Dessen Vorzüge in der Krebstherapie werden gerade erkannt.[32] Eine erhöhte Aufnahme von Spermidin kann als Nachahmung einer Kalorienrestriktion die mit Krebserkrankungen verbundene Sterblichkeit verringern.[33] Zudem wirkt es altersbedingter Demenz entgegen, schützt vor kardiovaskulären Erkrankungen und trägt zur Lebensverlängerung bei. Der Immunologe Christian Drosten beobachtete 2020 während der Corona-Pandemie einen signifikanten Spermidin-Mangel in mit SARS-CoV-2 infizierten Zellen. Behandelte man die Zellen mit Spermidin, reduzierte sich die Viruslast um 85 Prozent. Sie waren danach um 70 Prozent besser vor einer Infektion geschützt.[34]

In Rotweinen unterliegt der Gehalt von Spermidin sehr großen Schwankungen. In der Literatur sind kroatische Rotweine mit 7 Milligramm pro Liter[35] und österreichische Rotweine mit 18 Milligramm Spermidin pro Liter[36] beschrieben. Das kommt nicht ganz an 20 Milligramm pro 100 Gramm in gereiftem Cheddarkäse heran. Aber eine gesundheitsfördernde Dosis ist bereits bei einer täglichen Aufnahme von 7 Milligramm Spermidin gegeben.

Citrullin ist keine biogene Aminosäure, deshalb wird ihr Gehalt sowie der von Putrescin und Spermidin bei der Routineanalytik von Nahrungsmitteln nicht erfasst. Das wäre jedoch bei Weinen, die über reichlich Arginin verfügten und einer malolaktischen Gärung ausgesetzt waren, durchaus sinnvoll.

Gamma-Aminobuttersäure

Gamma-Aminobuttersäure (GABA) gehört ebenfalls zu den Säuren, die bei der Weinanalytik in einem Lebensmittellabor nicht routinemäßig erfasst werden. Zum Abschätzen, wie viel davon im Wein vorliegt, ist man auf Universitätsberichte angewiesen.[37] Die Resultate irritieren, da die großen Schwankungen schwer zu erklären sind. GABA kommt praktisch in allen Pflanzen vor, weshalb Weine überraschen, in denen kein GABA enthalten ist. In anderen Weinen wiederum finden sich Mengen zwischen 20 bis 350 Milligramm pro Liter. GABA wird verstärkt bei der malolaktischen Gärung gebildet wird, das dürfte zumindest für die Spitzenwerte verantwortlich sein.

Die Aminosäure GABA ist ein Neurotransmitter, also ein chemischer Botenstoff. Neurotransmitter werden an Orten der Zell-Zellkommunikation vom Senderneuron ausgeschüttet und wirken auf das Empfängerneuron erregend oder hemmend. Während Adrenalin ein erregender Neurotransmitter ist, gehört GABA zu den hemmenden Neurotransmittern. Wenn GABA an Proteine im Gehirn bindet, hemmt es die Erregung der Nervenzellen und wirkt beruhigend. Es mindert Angstgefühle und Stress und sorgt für mentale Entspannung und Ausgeglichenheit. Eine angenehme Nebenwirkung, die viele Weintrinker bestätigen. GABA senkt zudem den Blutdruck und das bereits ab einer Dosierung von 10 Milligramm täglich.[38]

Stress begünstigt die Metastasierung von Tumoren. Das kann man unterbinden - mit Betablockern oder hemmenden Neurotransmittern. Patienten, die Betablockern einnehmen, haben eine deutlich reduzierte Krebsrate. Die Erklärung ist naheliegend. Stresshormone lösen einen Umbau des Zytoskeletts der Tumorzellen aus – eine Voraussetzung dafür, dass Zellen eines soliden Tumors auswandern und Metastasen bilden können. Deshalb erhöhen Stresshormone wie Adrenalin und Noradrenalin bei vielen Tumoren das Risiko für Metastasen. Dieses

Risiko kann mit Betablockern oder GABA wieder gesenkt werden. Erste Versuche mit menschlichen Bauchspeicheldrüsenkrebszellen bestätigen[39] die Theorie und lassen hoffen, GABA in die Krebstherapie zu integrieren.

Sollten Befunde, die man kürzlich an Pflanzen bemerkte, auch für Weinreben gelten, ist zukünftig mit höheren GABA-Mengen im Wein zu rechnen. GABA taucht bei Pflanzen als Signalmolekül auf, im Zusammenhang mit gedächtnisähnlichen Vorgängen. Mithilfe von GABA erinnert sich die Pflanze an trockene Tage und begrenzt bei Trockenheit den Wasserverlust. Pflanzen produzieren offensichtlich umso größere Mengen GABA, je trockener es im Laufe eines Tages war. Am nächsten Morgen entscheidet dann die GABA-Menge darüber, wie weit die Pflanze ihre Blattporen öffnet. Die Öffnungsweite der Poren bestimmt den Wasserverlust der Pflanze. Dieser Mechanismus konnte für verschiedene Pflanzen bestätigt werden.[40]

In Anbetracht des fortschreitenden Klimawandels ergeben sich daraus erhebliche Konsequenzen. Neue Züchtungen werden Reben liefern, die mit weniger Wasser auskommen und trotzdem gute Erträge liefern. Die Toleranz der Weinreben gegenüber höheren Temperaturen begründete man bislang damit, dass sie über lange Wurzeln verfügen, die tiefer liegende Wasservorräte nutzen. Jedoch kann die Rebe in trockenen Jahren vermehrt GABA bilden, um Wasser zu sparen. In diesen Jahrgangsweinen dürfte der GABA-Gehalt entsprechend höher sein. Man könnte ältere Weine nochmals analysieren. Tiefe GABA-Werte korrelieren voraussichtlich mit besonders nassen Jahren, in denen die Rebe keine Veranlassung sah, GABA zu produzieren.

Prolin
Im Rotwein liegt die Aminosäure Prolin in der Größenordnung eines Gramms pro Liter vor. Diese hohen Werte resultieren aus einer strukturellen Besonderheit des Prolins. Aufgrund eines Pyrrolidin-Rings kann es von den üblichen Enzymen nicht metabolisiert werden. Deshalb findet man in Weinen die gleichen Prolin-Mengen, wie sie zuvor im Most vorlagen. Im Körper kommt es jedoch wegen der strukturellen Besonderheit zu anderen Abbauwegen. Davon werden zwei aktuell diskutiert, die Konsequenzen für Krebswachstum und mögliche

Krebstherapien haben. In beiden Fällen wird Prolin oxidiert, allerdings mit unterschiedlichen Proteinen, was zu unterschiedlichen Oxidationsprodukten führt.

Auf dem ersten Weg wird Prolin durch das Protein Prolinoxidase zu Pyrrolin-5-carbonsäure oxidiert. Diese Oxidation setzt zwei Elektronen frei. Prolinoxidase ist fest an die innere Membran der Mitochondrien gebunden, wodurch die Elektronen in die Mitochondrien eingeschleust werden. Auf diese Weise unterstützt Prolin die ATP-Bildung. In gesunden Zellen spielt dieser Prozess eine untergeordnete Rolle, weil genügend Pyruvat in die Mitochondrien gelangt. In Krebszellen wird dem Pyruvat durch den Atemnotschalter HIF der Zugang zu den Mitochondrien verwehrt. Die Krebszelle verbessert dann ihre Energieversorgung mit der Hilfe von Prolin. Jedoch entstehen dabei Sauerstoffradikale, die den Krebszellen schaden. Der Abbau von Prolin unterstützt somit entweder den programmierten Zelltod, oder er verbessert den energetischen Status der Krebszelle. Das Spannungsfeld von Prolin in der Krebstherapie wird in der Literatur mit der Metapher der „Janusköpfigkeit" des Prolins umschrieben.[41] Glücklicherweise finden sich mehr und mehr Wege, diese Balance zugunsten der Radikalbildung und der Krebsbehandlung zu nutzen.[42]

Auf dem zweiten Weg wird Prolin durch das Protein Prolinhydroxylase zu Hydroxyprolin oxidiert. Hydroxyprolin spielt eine wichtige Rolle für die Stabilität von Strukturproteinen wie Kollagen. Die Umsetzung verläuft nur in Anwesenheit von Ascorbinsäure (Vitamin C). Sehr medienwirksam wurde daraus eine Krebstherapie abgeleitet, mit der Hypothese, dass Krebszellen ihre Strukturproteine gezielt schädigen, um metastasieren zu können. Die Verabreichung von Prolin und Vitamin C würde die Strukturproteine wieder stabilisieren, was eine Metastasierung es Krebses verunmöglichen würde. Bislang existieren jedoch keine wissenschaftlich gesicherten Daten über Heilungen mit diesen „Vitamin-Pillen".

Positive Ergebnisse könnten vielmehr auf einer anderen Erklärung beruhen. Prolin wird im Dünndarm in Citrullin, Ornithin und Arginin abgebaut, deren Vorzüge bereits erwähnt wurden.

Fazit

Fast alle Säuren im Rotwein wirken gegen Krebs. Im Wein ist der Gehalt an Säuren mit 4 - 9 Gramm pro Liter fünfmal größer als der Gehalt an Flavonoiden. So drängt sich die Frage auf, ob die Wirkung der Säuren nicht unterschätzt wird. Das könnte eine einfache Untersuchung abklären, die eine künstliche Mischung aller im Rotwein vorhandenen Säuren testet.

Insbesondere Phenolsäuren unterstützen den Kampf gegen Krebs. Sie zeichnen sich durch ein umfangreiches Repertoire an unterschiedlichen Wirkmechanismen aus, wodurch Krebszellen auf unterschiedliche Weise angegriffen werden (Tabelle 7.1). Alle Hydroxyzimtsäuren nutzen dabei gezielt die Möglichkeit zur Radikalbildung.

Tabelle 7.1: Gehalt an wichtige Phenolsäuren mit krebshemmender Wirkung in verschiedenen Rotweinen [in Milligramm pro Liter] und Nahrungsmitteln [Milligramm pro 100 Gramm]. Die Daten wurden der Datenbank *phenol-explorer.eu* entnommen.

	Mechanismus der Antikrebswirkung bei Darmkrebs	Ø [mg / L] Rotwein]	Ø [mg / 100 Gramm Nahrungsmittel]
Hydroxybenzoesäuren			
Gallus-säure	• NF-$_K$B–Inhibitor • LDH-Inhibitor • Induziert Apoptose	36	480 (Maronen) 25 (Chicorée, rot) 15 (Chicorée, grün) 5 (Schwarze Himbeeren)
Vanillin-säure	• AMPK-Aktivator • Induziert Apoptose	3	120 (Oliven)
Hydroxyzimtsäuren			
Kaffee-säure	• MCT-Inhibitor • NF-$_K$B–Inhibitor • Initiiert Radikal-bildung (ROS)	19	141 (Aronia) 9 (Sonnenblumen-mehl)

	• Induziert Apoptose • HDAC-Inhibitor • AMPK-Aktivator		
Cumar-säure	• wie Kaffeesäure	6	170 (Oliven) 120 (Erdnüsse)
Feru-lasäure	• wie Kaffeesäure	1	140-720 (Hartweizen)

Aus der Fülle an positiven Befunden stechen die Ergebnisse bei Darmkrebs besonders hervor. Wie später ausgeführt wird, kommt den Darmbakterien hierbei eine Sonderrolle zu. Sie bauen die im Rotwein reichlich vorhandenen Anthocyane zu Phenolsäuren ab, die ihre Wirkung direkt im Darm entfalten. So wird die Wirkung der bereits im Rotwein enthaltenen Phenolsäuren durch die im Darm gebildeten Phenolsäuren verstärkt.

Darmkrebs ist die dritthäufigste Krebserkrankung weltweit und die Stadien seiner Entstehung und Entwicklung sind sehr gut bekannt. Neben der genetischen Veranlagung spielen vor allem äußere Faktoren, wie Ernährung und Lebensstil, für die Entwicklung des Darmkrebses die größere Rolle. Diese äußeren Faktoren sind für 55 Prozent aller Fälle verantwortlich.[43] Im Umkehrschluss kann die Hälfte aller Darmkrebsfälle durch gezielte Ernährung vermieden werden.

Der Verzehr von Gemüse und Obst steht mit einem geringeren Risiko für verschiedene Krebsarten, insbesondere Darmkrebs, in Verbindung. Offensichtlich sind die Phenolsäuren, die für die krebshemmende Wirkung verantwortlich.[44] Tabelle 7.1 führt die bereits beschriebenen Phenolsäuren auf, die in bestimmten Nahrungsmitteln überdurchschnittlich vorliegen.

So offenbart diese Tabelle 7.1, was Südeuropäer, vielleicht mit morgens 2 Tassen Kaffee, mittags 200 Gramm Pasta, Salat mit Oliven und Espresso und abends 2 Gläsern Rotwein und einigen Erdnüssen, täglich konsumieren. Es ergeben sich 300 - 500 Milligramm an

Phenolsäuren, was einen therapeutischen Nutzen erwarten lässt. Mit Blick auf Abbildung 1.1 überrascht das nicht, dort ist die niedrigere Sterblichkeit in diesen Ländern aufgeführt. Erfreulicherweise kennen und nutzen „Best ager" neben Vorsorgeuntersuchungen diese Korrelation zwischen Darmkrebs und gesunder Ernährung. Bei ihnen ist Darmkrebs seit einigen Jahren rückläufig.

Dagegen nimmt in den letzten 25 Jahren bei Jugendlichen und jungen Erwachsenen Darmkrebs wieder zu.[45] Der größte Zuwachs findet sich in Großbritannien, in dem Fast Food auf dem Vormarsch ist. In Anbetracht der traditionellen britischen Küche mag Fast Food zwar manchem verständlich erscheinen, ist aber aus gesundheitlichen Gründen abzulehnen. Interessanterweise fällt ein Land in dieser Statistik positiv aus dem Rahmen. Während in anderen Ländern Europas der Darmkrebs bei jungen Erwachsenen zunimmt, ist er in einem Land rückläufig: Italien. Ein Hoch auf die „cucina della mamma"!

7.2 Resveratrol (2. Teil)

Die Bedeutung von Resveratrol für Gesundheit, Langlebigkeit sowie Bekämpfung von Krebs kann man nicht hoch genug einschätzen. Seine besondere Struktur wurde in Abbildung 6.2 bereits vorgestellt. Resveratrol ist weder eine Säure noch ein Flavonoid. Dennoch ist es ein Polyphenol, da es wie die meisten Flavonoide über zwei Phenolbausteine verfügt. Wegen dieser Bausteine sieht man Resveratrol, den Flavonoiden gleich, fast immer undifferenziert als Antioxidans und Radikalfänger an. Ein Missverständnis, das im 6. Kapitel ausführlich erläutert wurde.

In gesunden Zellen funktioniert Resveratrol als Antioxidans, in Krebszellen hingegen als Prooxidans. Diese selektive Generierung von Radikalen ist ein ungemein wichtiger Beitrag zur Krebsbekämpfung! Resveratrol wirkt darüber hinaus. Weitere positive Eigenschaften wurden bereits an verschiedenen Stellen im Buch vorgestellt:

- Die Kombination aus Wein und Resveratrol bekämpft das Magenbakterium Helicobacter pylori und schützt damit vor Magenkrebs.
- Im Tryptophanstoffwechsel bewirkt Resveratrol die Inhibierung des Proteins IDO, was Killerzellen in ihrem Kampf gegen Tumorzellen unterstützt.
- Tierversuche wiesen eine lebensverlängernde Wirkung durch Resveratrol nach. Der angenommene „Sirtuin-Mechanismus"[46] scheint universell zu sein und wurde inzwischen für Humanzellen nachgewiesen.[47] Er kann zur gezielten Krebstherapie eingesetzt werden.
- Krebszellen entziehen sich der Apoptose und werden dabei vom Onkogen Bcl-2 und dem Transkriptionsfaktor NF-$_\kappa$B unterstützt. Letzterer ist an allen wichtigen Prozessen der Tumorentwicklung beteiligt. Resveratrol punktet doppelt. Es senkt die Produktion von Bcl-2 und hemmt auch NF-$_\kappa$B. Damit wird die Apoptose auf zwei Wegen wieder in Gang gesetzt.
- Resveratrol ist ein AMPK-Aktivator. Die Aktivierung bewirkt, dass Glukose über den EMP-Weg abgebaut wird. Zusätzlich bewirken AMPK-Aktivatoren die Inhibierung des sehr wichtigen Proteins mTOR! mTOR steuert und reguliert die Prozesse für das Zellwachstum. Krebszellen wachsen schneller und sind auf den problemlosen Ablauf dieser Prozesse angewiesen. Krebsmedikamente, die mTOR inhibieren, werden durch Resveratrol synergistisch unterstützt.
- Resveratrol inhibiert das Onkogen *ras*, aktiviert den Tumorsuppressor *p53* und moduliert die Interaktion zwischen P53 und Mdm2. Deshalb ist Resveratrol für die Prävention von Darmkrebs ein Segen. Während viele Krebsarten bis zu 100 und mehr Genmutationen benötigen, reduziert sich die Anzahl für Darmkrebs auf 4 Mutationen. Bei zwei dieser Mutationen sind *ras* und *p53* betroffen.
- Resveratrol wirkt synergistisch mit anderen potenten Wirkstoffen wie beispielsweise Cisplatin, Doxorubicin[48] oder Taxol[49]. Es hindert Krebszellen daran, medikamentenresistent zu werden. Der zugrunde liegende Mechanismus wird später vorgestellt.

Die Auflistung ist keineswegs vollständig. Sie belegt jedoch eindrucksvoll die Vielfalt krebshemmender Wirkungen von Resveratrol, die sich zudem synergistisch ergänzen. Aber gibt es im Rotwein überhaupt genügend Resveratrol?

Nach Meinung von Skeptikern reicht die im Rotwein vorliegende Menge Resveratrol nicht aus, um pharmakologisch wirksam zu sein. Sie haben damit Recht und Unrecht! Denn sie differenzieren nicht nach Rebsorten. Dadurch liegen sie zwar meist richtig, aber eben nicht immer. Der Gehalt an Resveratrol in Rotweinen wird wegen der oben beschriebenen Wirkungen häufig bestimmt, weshalb es eine breite Grundlage zur Beurteilung gibt. Die Messungen ergaben ein verblüffendes Ergebnis. Man findet im Durchschnitt nur 3 Milligramm Resveratrol pro Liter Rotwein, über alle Rebsorten und Weinanbaugebiete gemittelt Darunter sind allerdings Rotweine, die kein Resveratrol enthalten. Für die Suche nach dem richtigen Rotwein gegen Krebs jedoch wichtiger: es gibt durchaus Rotweine, die bis zu 30 Milligramm Resveratrol pro Liter enthalten! Diese sind seltener anzutreffen, aber es gibt sie. Diese hohen Resveratrol-Werte finden sich mehrheitlich in Merlot, Pinot noir und Cabernet Sauvignon. Der wirksame Gehalt dürfte sogar höher liegen, da Resveratrol noch versteckt vorliegt.

Spricht man von Resveratrol, ist meistens nur *trans*-Resveratrol gemeint. In Molekülen wie Resveratrol, die eine Doppelbindung enthalten, gibt es prinzipiell zwei Möglichkeiten, die Molekülbestandteile um diese Doppelbindung herum anzuordnen. Die Unterscheidung der beiden Isomerieformen wird durch die Bezeichnung *trans* oder *cis* zum Ausdruck gebracht. Da *cis*-Resveratrol in *trans*-Resveratrol umgewandelt wird, muss dessen Anteil auch erfasst werden. Eine Untersuchung mit spanischen Rotweinen ermittelte neben *trans*-Resveratrol noch zusätzlich 30 Prozent *cis*-Resveratrol.[50]

Resveratrol liegt zudem, wie die meisten Polyphenole, nicht nur als Aglykon (nicht verzuckerte Verbindung) sondern auch als wasserlösliches Glukosid vor. Von diesem Resveratrol-Glukosid, das als Piceid bezeichnet wird, gibt es in Rotweinen bis zu 44 Milligramm pro Liter. Aglykone und ihre Zuckerderivate können sich, wie in Kapitel 7.4 ausgeführt wird, pharmakologisch sehr unterscheiden. Piceid verfügt jedoch ebenfalls über krebshemmende Eigenschaften.[51]

Der Radikalgenerator Piceatannol wurde in Abbildung 6.2 dargestellt. In Krebszellen wird er aus Resveratrol gebildet und treibt Krebszellen durch massive Radikalangriffe in die Apoptose. Piceatannol und sein Glukosid liegen in bestimmten Rotweinen in beträchtlichen Mengen vor. Man findet Piceatannol bis zu 26 Milligramm pro Liter und Piceid bis zu 13 Milligramm pro Liter.

Resveratrol ist in Lösung nicht extrem stabil. Durch Oxidation kommt es zur Polymerisation, die bereits in der Rebe beginnt und sich während der Weinlagerung fortsetzt. Die Reaktion ähnelt der Polymerisation von Flavanolen, bei der im Rotwein wichtige Tannine entstehen. Bei der Polymerisation von Resveratrol bilden sich zunächst sogenannte Oligomere, die sich in der Anzahl der Resveratrol-Bausteine unterscheiden. Bei der Verknüpfung von zwei Resveratrol-Bausteinen entstehen unter anderem die Dimere ε-Viniferin, δ-Viniferin, Pallidol und Ampelopsin A, bei drei Resveratrol-Bausteinen Trimere wie beispielsweise α-Viniferin und Miyabenol C. Durch weitere Verknüpfung mit Resveratrol entstehen mit der Zeit Tetramere (hierzu gehören Hopeaphenol, Vitisin A und Vitisin B), Pentamere usw. Die Quantifizierung der Oligomere in Rotweinen steht erst am Anfang, genauso wie die Untersuchung des therapeutischen Potenzials. Erste Ergebnisse sind sehr ermutigend.

Fast alle Oligomere weisen krebshemmende Wirkungen auf, die sich bezüglich ihres Wirkmechanismus unterscheiden.[52] Das Dimer ε-Viniferin verfügt über ähnliche entzündungs- und krebshemmende Eigenschaften wie Resveratrol. Das Dimer Ampelopsin A übt nicht nur eine antikanzerogene Wirkung, sondern auch einen positiven Effekt auf das Immunsystem aus. Das Tetramer Visitin A treibt Prostatakrebszellen in die Apoptose[53], das Tetramer Hopeaphenol hemmt die Angiogenese und das Wachstum von Lungenkrebszellen.[54] Die Mengen im Wein können sich sehen lassen. In Merlot und Cabernet Sauvignon findet man Spitzenwerte von bis zu 30 Milligramm an Dimeren und 10 Milligramm Vitisin A pro Liter.

Von besonderer Bedeutung könnten sich Resveratrol-Oligomere erweisen, die man aus der asiatischen Wildrebe Vitis amurensis isolierte und deshalb als Amurensine bezeichnet.[55] Präparate aus Vitis amurensis werden seit Jahrtausenden in Teilen Asiens zur Krebstherapie eingesetzt. Die Wildrebe zeichnet sich durch einen hohen Polyphenolgehalt und höhere Konzentrationen an Resveratrol-Oligomeren aus. Neben dem Dimeren Amurensin A findet man die Trimere Amurensin B, C, D und G, die Tetramere Amurensin I, J, K, L und M sowie die Pentamere Amurensin E und F. Erste Versuche mit Amurensin G bescheinigen der Verbindung beachtliche Zytotoxizität in mehreren Krebszelllinien[56]. Amurensine sind zudem interessant, da in vielen PIWI-Neuzüchtungen, wie beispielsweise Cabernet Cortis, die Gene von Vitis amurensis vorliegen (Abbildung 10.1). Man kann daraus auf Amurensine in Cabernet Cortis schließen, was noch zu belegen wäre. Die Vermutung liegt nahe, wie die spätere Besprechung der Anthocyane verdeutlichen wird. Die PIWI-Rebe Regent enthält Gene der amerikanischen Wildrebe und überrascht mit außergewöhnlich großen Mengen des Dimers Pallidol (6 Milligramm pro Liter).[57]

Im Rotwein geht die Gesamtmenge an wirksamen Resveratrol-Verbindungen weit über den Gehalt an trans-Resveratrol hinaus. Im richtigen Rotwein addieren sich diese auf 50 – 100 Milligramm pro Liter. Die Frage muss deshalb lauten: Reicht diese Menge an Resveratrol-Verbindungen aus, um pharmakologisch wirksam zu sein? Zur Beantwortung sind die in verschiedenen Krebsstudien eingesetzten Resveratrol-Mengen in Tabelle 7.2 zusammengefasst.

Die Dosierungen in *in vitro* Studien (im Reagenzglas) geben Hinweise, für welche Größenordnung mit positiven Resultaten in *in vivo* Studien zu rechnen ist. Die Dosierungen in den Mäuseversuchen (*in vivo*) sind ungemein wichtiger. Nur innerhalb einer Spezies ist die Umrechnung Milligramm Wirkstoff pro Kilogramm Körpergewicht erlaubt. Um die wirksame Dosis beim Menschen aus Tierversuchen abzuschätzen, hat sich die Berechnung nach der Körper-Oberflächen-Methode bewährt. Für diese Methode erhält man für das Verhältnis von Maus zu Mensch einen Umrechnungsfaktor von 12.[58] Beim Menschen genügt ein Zwölftel der Dosis, die einer Maus verabreicht wurde, um die gleiche Bioverfügbarkeit zu erzielen!

Tabelle 7.2: Antikrebswirkung von Resveratrol in *in vitro* Studien mit menschlichen Krebszellen und in *in vivo* Studien mit Mäusen, denen menschliche Tumorzellen implantiert wurden. Die Daten wurden Ref.[59] entnommen.

Model	Resveratrol-Dosis	Beobachtung
In vitro Studien		
Neuroblastom	10 – 40 mg täglich, während 10 Tagen	Auslösung der Apoptose
Darmkrebs	20 mg	Auslösung der Apoptose
Brustkrebs	0,2 mg	Hemmung des Tumorwachstums
Bauchspeicheldrüsenkrebs	5 – 20 mg täglich, während 3 Tagen	Hemmung des Tumorwachstums
Multiples Myelom	10 mg	Hemmung des Tumorwachstums
Leukämie	3,2 – 25,6 mg	Auslösung der Apoptose
Prostatakrebs	0,2 – 30 mg täglich, während 3 Tagen	Hemmung des Tumorwachstums und Auslösung der Apoptose
Blasenkrebs	0,2 – 20 mg	Auslösung der Apoptose und gezielte Inhibierung von Bcl-2
In vivo Studien		
Neuroblastom	2 – 50 mg / kg Körpergewicht	Hemmung des Tumorwachstums
Lungenkrebs	5 mg / kg Körpergewicht	Unterdrückung der Metastasenbildung und der Angiogenese
Brustkrebs	10 mg / kg Körpergewicht	Tumorunterdrückung

Wie ist Tabelle 7.2 zu lesen? *In vivo* wird beispielsweise bei Mäusen mit Lungenkrebs mit einer Dosierung von 5 Milligramm Resveratrol pro Kilogramm Körpergewicht die Metastasenbildung und die Angiogenese unterdrückt. Bei einem Menschen mit einem Körpergewicht von 70 Kilogramm würde man für den gleichen Effekt dementsprechend eine Dosierung von 29 Milligramm verwenden. Es gibt Rotweine, bei denen in einer Flasche die dreifache Menge und damit in einem Glas Rotwein die ausreichende Menge an Resveratrol vorliegt.

Rotwein zum Essen (!) und zur Chemotherapie (?)

Die synergistische Wirkung von Rotwein mit Nahrungsbestandteilen belegen zweifelsfrei zahlreiche Studien. Inhaltsstoffe des Rotweins verstärken und ergänzen wichtige Inhaltsstoffe aus der Nahrung oder Nahrungsergänzungsmitteln (NEM). Allein verzehrt sind diese Lebensmittel weniger wirksam, da sie vom Körper schlechter aufgenommen werden. Durch gleichzeitigen Weinkonsum werden sie besser bioverfügbar. Das komplexe Zusammenspiel zwischen Bioverfügbarkeit und synergistischen Effekten wird nachstehend exemplarisch für die Kombination von Resveratrol (aus Rotwein) mit Sulforaphan (aus Brokkoli) erläutert.

Brokkoli gehört zur Familie der Kreuzblütler, wie Kohlgewächse, Rucola, Meerrettich und Radieschen. Die krebshemmende Wirkung des Sulforaphans, des Wirkstoffs im Brokkoli, wurde vielfach bestätigt. Es induziert den programmierten Zelltod, inhibiert die Zellteilung, reduziert die Angiogenese und die des Entzündungsmediators NF-$_K$B.[60]

Sulforaphan ist praktisch wasserunlöslich, was die meisten Studien verschweigen. Wasserunlöslich ist fast genauso schlimm wie unbegrenzt wasserlöslich. Während im letzteren Fall der aufgenommene Wirkstoff schnell wieder ausgeschieden wird (siehe Vitamin C), wird ein wasserunlöslicher Wirkstoff fast gar nicht aufgenommen. Der Alkohol im Rotwein führt jedoch zu einer verbesserten Löslichkeit und Bioverfügbarkeit des Sulforaphans. Neben der verbesserten Löslichkeit von Sulforaphan stellt sich ein synergistischer Effekt mit dem im Rotwein vorhandenen Resveratrol ein. Diesen Effekt beobachtete eine Studie mit den einzelnen Substanzen und der Kombination aus beiden an Krebszellen.[61]

Chemotherapeutika werden in ihrer Wirksamkeit durch Resveratrol oder Sulforaphan deutlich verbessert. Werden beide gemeinsam eingesetzt, steigert dies sogar die Wirksamkeit um ein Vielfaches, wie für Oxaliplatin bei der Behandlung von Darmkrebszellen gefunden wurde.[62] Auf den Mechanismus (Inhibierung spezieller Transporterproteine) wird im Kapitel über Anthocyane näher eingegangen, da diese das gleiche Verhalten aufzeigen. Das Potenzial der synergistischen Effekte ist nicht zu unterschätzen. Selbst mit kleineren als den oben berechneten Resveratrol-Mengen können beachtliche krebshemmende Wirkungen erzielt werden.

Da passt die Schlussfolgerung einer Humanstudie, dass 1 Glas Rotwein pro Tag das Risiko für Prostatakrebs um 50 Prozent reduziert, gut ins Bild.[63] Das Ergebnis korreliert sehr gut mit den Inzidenzwerten für Prostatakrebs, die im Jahr 2020 auf europäischer Ebene erhoben wurden. Den tiefsten Wert mit 5,8 Fälle auf 100 000 Einwohner findet man, wer hätte es gedacht, für Italien. Der Wert für Deutschland lag mit 11,0 Fälle auf 100 000 Einwohner im Mittelfeld. In Deutschland sterben altersbereinigt also doppelt so viele Männer an Prostatakrebs als in Italien.[64] Das weiß auch Gesundheitsminister Karl Lauterbach, der den Bürgern ein Glas Wein am Tag empfiehlt, da es sich positiv auf die Gesundheit auswirkt.[65]

7.3 Flavonoide

Flavonoide gehören zu den sekundären Pflanzenstoffen und sind ein wichtiger Bestandteil unserer Nahrung. Der Name kommt vom lateinischen flavus (= gelb), weil in früherer Zeit gelbe Pflanzensäfte zum Färben von Wolle und Baumwolle verwendet wurden. Flavonoide zählen zur Gruppe der Polyphenole und leiten sich formal vom Grundkörper Flavan ab, dessen Struktur in Abbildung 7.4 wieder gegeben ist. In dieser Grundstruktur sind zwei aromatische Ringe über einen mittleren Tetrahydropyran-Ring miteinander verbunden. Unter aromatischen Ringen versteht man in der Chemie die Anwesenheit einer definierten Anzahl von Elektronen im Ring. Der Begriff hat nichts mit

dem Aroma von Weinen zu tun. Flavonoide sind prinzipiell geruch-
und geschmackslos! Lediglich Quercetin weist in Ethanol einen bitteren Geschmack auf. Aromen im Wein resultieren aus anderen Stoff-
gruppen.

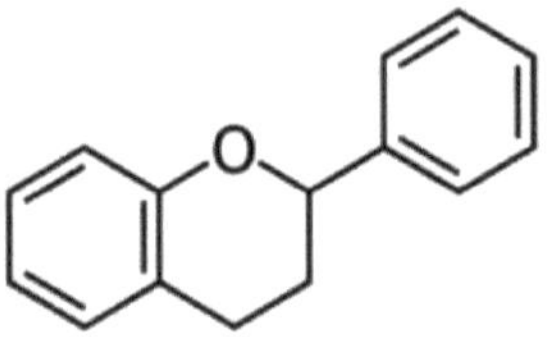

Abbildung 7.4: Flavan, die Grundstruktur aller Flavonoide

Flavonoide unterscheiden sich im Oxidationsgrad des mittleren Pyran-
Ringes, im Hydroxylierungsmuster oder in der Verknüpfung des Py-
ran-Ringes mit dem rechten aromatischen Ring. Dadurch ergeben sich
die Untergruppen der Flavanone, Flavone, Dihydroflavonole,
Flavonole, Leucoanthocyanidine und Anthocyanidine. In der Natur
finden sich über 8 000 Flavonoide, im Wein sind höchstens 100 möglich. Alle im Wein vorkommenden Flavonoide werden aus Naringenin
gebildet, das aus Cumarsäure entstanden ist. Durch Ausnutzung aller
Reaktionsmöglichkeiten, die Einführung weiterer Hydroxygruppen,
die unterschiedlich methyliert oder mit Zuckerbausteinen verknüpft
werden, gelangt man zu der maximalen Anzahl von 100 Flavonoiden
im Rotwein. Die Untergruppen sind in Abbildung 7.5 beginnend von
den Flavanonen bis hin zu den Anthocyanidinen aufgeführt.

Die abgebildeten Reaktionen laufen nur in Anwesenheit eines für jede
Reaktion selektiven Proteins ab. Auf diese Katalysatoren wird nicht
näher eingegangen, da uns die krebsspezifischen pharmakologischen
Eigenschaften der einzelnen Flavonoide interessieren. Abbildung 7.5
zeigt ein generelles Syntheseschema, nicht alle Verbindungen kommen tatsächlich im Rotwein vor. Die im Rotwein vorliegenden sind
kursiv gedruckt. Die Untergruppe der Flavanole wird separat besprochen. Sie ist für weitere Inhaltsstoffe verantwortlich, die erst während
der Lagerung des Weins entstehen.

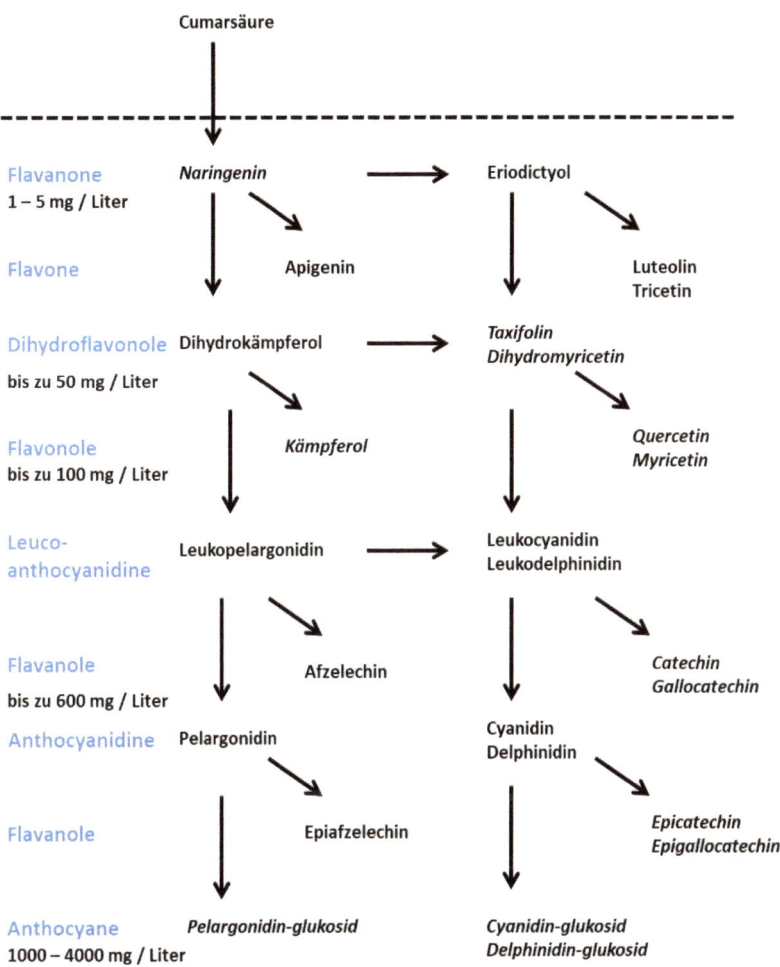

Abbildung 7.5: Genereller Biosyntheseweg der Flavonoide von Naringenin bis zu Anthocyanen. Im Rotwein vorhandene Verbindungen sind kursiv eingezeichnet.

Für fünf Untergruppen wurden in Abbildung 7.5 kumulative Mengenangaben vermerkt. Diese sind als Richtgröße zu verstehen. Variationen werden durch Rebsorte, Klima, Weinausbau und Lagerung beeinflusst. Die kleinen Mengen für einzelne Verbindungen zu Beginn der Synthese dürfen nicht zu der Annahme verleiten, diese zu vernachlässigen. Wie später aufgezeigt wird, können wenige Milligramm eine ernst zu nehmende Dosis für ein Chemotherapeutikum sein.

Bevor Kapitel 7.6 ausgewählte relevante Flavonoide vorgestellt, lohnt sich ein ausführlicher Blick auf die oben erwähnten Reaktionsmöglichkeiten der Flavonoide: Verzuckerung (Glykosilierung) oder Methylierung. Beide Veränderungen wirken sich erheblich auf ihre Wirksamkeit aus.

7.4 Glykosilierte Flavonoide

Glykoside haben in der Heilkunde als Pflanzenwirkstoffe einen festen Platz. Sie sind aus zwei Bestandteilen aufgebaut, von denen einer (als Aglykon bezeichnet) über eine Hydroxygruppe verfügt und der andere eine Zuckerverbindung ist. Die Etherbindung zwischen Hydroxygruppe und Zucker wird oft als glykosidische Bindung bezeichnet, um auszudrücken, dass ein Zucker bei der Reaktion beteiligt war. Im Wein finden sich als Aglykone fast ausschließlich Flavonoide (die über viele Hydroxygruppen verfügen) und als Zuckerkomponente mehrheitlich

Glukose. Vereinzelt sind andere Zucker anzutreffen.

Pflanzen produzieren Glykoside, um sich vor Fressfeinden zu schützen. Sie ermöglichen der Pflanze, giftige Stoffe in ungiftiger Form zu speichern. Dazu wird das Glykosid beispielsweise in einer Vakuole gelagert, um es vor dem Enzym Glykosidase zu schützen. Kommen durch Zerstörung der Pflanzenzelle das Glykosid und die zugehörige Glykosidase zusammen, wird das Glykosid hydrolytisch gespalten, der Giftstoff wird freigesetzt und kann seine Wirkung entfalten.

Die glykosidische Bindung ist relativ stabil und im wässrigen Milieu nicht so leicht zu spalten. Die Wirkung eines Glykosids kann sich deshalb von der seines Aglykons deutlich unterscheiden. Die im Wein vorkommenden Flavonoide Hesperetin und Hesperidin sollen das beispielhaft verdeutlichen.

Aglykon oder Glykosid, das ist hier die Frage
Die Strukturen des Aglykons Hesperetin und seines Glykosids Hesperidin zeigt Abbildung 7.6. Die Zuckerkomponente ist in diesem Beispiel keine Glukose, das Aglykon wird im Hesperidin mit dem Disaccharid Rutinose verknüpft.

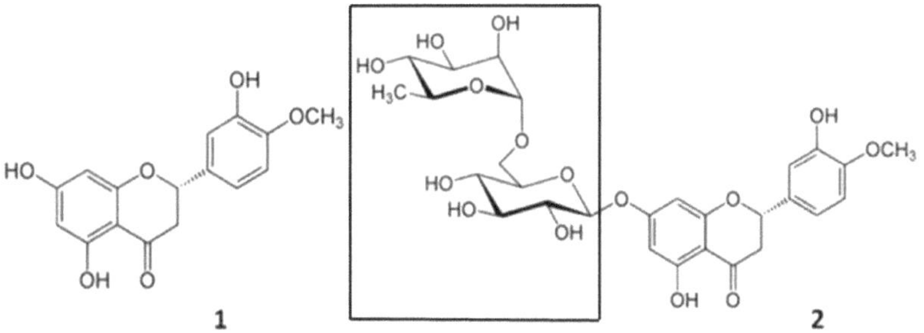

Abbildung 7.6: Hesperetin (1), das Aglykon im Glykosid Hesperidin (2), das durch Verzuckerung mit dem Disaccharid Rutinose (umrandet) entsteht.

Hesperetin und Hesperidin kommen im Wein in sehr geringen Mengen vor. Ihr Anteil in den Schalen von Orangen und anderen Zitrusfrüchten ist deutlich größer. In der Literatur findet man unterschiedliche Mengenangaben, da es schwierig ist, beide Verbindungen unverändert und quantitativ zu extrahieren. Der Gehalt an Hesperetin nimmt während des Extraktionsvorgangs zu. Eine Pflanze unterscheidet nicht zwischen einem Fressfeind und einem Mixer. In der Regel gibt man deshalb den Gesamtgehalt des Aglykons Hesperetin an, nachdem man Hesperidin komplett in Hesperetin überführt hat.

Unter pharmakologischen Gesichtspunkten ist das nicht sinnvoll. Hesperetin und Hesperidin haben unterschiedliche Wirkungen und

Wirkmechanismen. Hesperetin verhält sich Darmkrebszellen gegenüber wie ein Antikrebsmittel und zeigt eine vergleichbare Aktivität wie auf dem Markt befindliche Zytostatika. Diese Aktivität verschwindet jedoch signifikant für Hesperidin.[66]

In Internetforen wird diskutiert, ob bei der Herstellung von Obst- und Gemüse-Smoothies der Mixer durch kurzfristige Erwärmung Vitamine zerstört. Ein originelles Beispiel dafür, wie an eigentlichen Problemen vorbei diskutiert wird. Dieser messbare Effekt ist verschwindend klein und nicht so wichtig, da die meisten Menschen keinen Vitaminmangel haben. Interessanter hingegen ist die Frage, ob der Zerkleinerungsprozess, wie oben beschrieben, andere wertvolle Wirkstoffe vernichtet oder herstellt. Diese Frage muss für jedes Flavonoid spezifisch beantwortet werden. Der beim Hesperidin beobachtete Sachverhalt „Nicht verzuckert wirkt, verzuckert wirkt nicht" gilt nicht generell. Bei manchen Flavonoiden ist es umgekehrt!

Die bekanntesten Beispiele für die extreme Wirksamkeit eines Glykosids im Vergleich zu seinem Aglykon findet man bei Herzglykosiden, die zudem über ein extrem kleines therapeutisches Fenster verfügen.

Zweifachglykosilierungen
Die Wildrebe „Vitis coignetiae Pulliat" (Rostrote Rebe) kommt im Osten Russlands, in Japan und Korea vor. Sie ist in vielerlei Hinsicht bemerkenswert. Die frostharte Rebe gedeiht in kühlfeuchten Wäldern und wird noch in 1300 Meter Höhe angebaut. Ihre Trauben mit kleinen blauschwarzen Beeren sind eher ungenießbar. Im Herbst färben sich ihre Blätter imposant scharlach- bis karminrot, weshalb sie an Hauswänden als Zierrebe angepflanzt wird. In Korea setzt man diese Wildrebe seit jeher in der Traditionellen Volksmedizin zur Behandlung von Entzündungen und Krebs ein.[67] In einer neueren Studie, in der Darmkrebszellen mit dem Anthocyan-Extrakt der Trauben behandelt wurden, konnte die Apoptose der Krebszellen beobachtet werden.[68] Sollte die Wildrebe Inhaltsstoffe enthalten, die in der Weinrebe so nicht vorkommen?

In der Tat, bei der Suche nach solchen Inhaltsstoffen wird man schnell fündig. Während in europäischen Weinreben die Anthocyane als

Monoglukoside vorliegen, spielen diese bei der Rostroten Rebe keine große Rolle. Stattdessen findet man die 10-fache Menge an Diglukosiden. In diesen Anthocyanen ist das Aglykon (Anthocyanidin) mit zwei Molekülen Glukose verknüpft. Leider sind in der Literatur die Daten zu den relativen Mengen inkonsistent. Während in manchen Veröffentlichungen Malvin (Malvidin-3,5-diglukosid), dessen Struktur in Abbildung 7.7 zu sehen ist, als Hauptbestandteil genannt wird, weisen andere wiederum Cyanin (Cyanidin-3,5-diglukosid) als Hauptbestandteil aus.

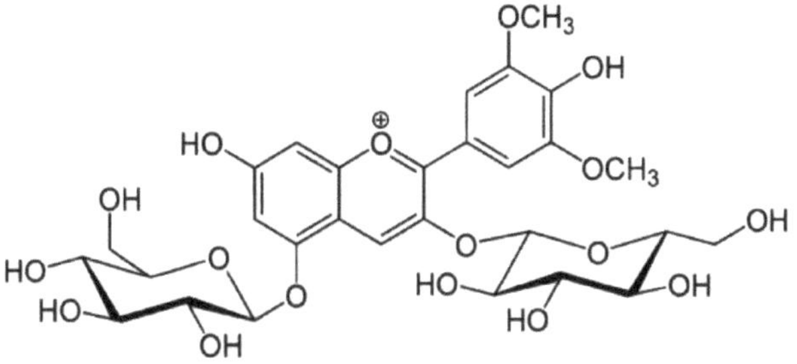

Abbildung 7.7: Malvin (Malvidin-3,5-diglukosid), das sich, außer in der Wildrebe Vitis coignetiae Pulliat, nur in einigen Rotweinen von PIWI-Reben findet, mit dort beachtlichen Mengen bis zu 2000 Milligramm pro Liter

Es finden sich keine Hinweise, wie groß der gesamte Polyphenolgehalt in der Rostroten Rebe ist. Der aus den kleinen blauschwarzen Beeren gewonnene Wein ist nicht trinkbar und wird zur Färbung farbschwacher Rotweine verwendet. Der Polyphenolgehalt dürfte somit deutlich höher als in normalen Rotweinen sein.

Große Mengen Malvin und Cyanin wecken das Interesse von Krebsforschern. Eine Arbeitsgruppe konzentrierte sich in ihren Studien ausschließlich auf Malvin. Dabei fanden sie, dass Malvin in einer konzentrationsabhängigen Weise zytotoxisch auf Magenkrebszellen wirkt. Die Behandlung führte innerhalb von 24 Stunden zur Apoptose. Wurde Malvin zusammen mit dem Chemotherapeutikum cis-Platin eingesetzt, zeigte sich Erstaunliches. Die gleichzeitige Verabreichung der beiden Wirkstoffe bewirkte eine sich gegenseitig hemmende Antitumorwirkung und brachte keinen Erfolg. Verabreicht man zuerst Malvin und danach cis-Platin, ergab sich eine schwache synergistische Wirkung. Verabreicht man jedoch zuerst cis-Platin und danach Malvin, zeigte sich eine verstärkte additive Antitumorwirkung gegen die Krebszellen. Richtig eingesetzt ist Malvin eine sinnvolle Ergänzung in der Behandlung von Magenkrebs.[69]

Der Rotwein aus der Rebensorte Regent galt lange Zeit in Deutschland als einziger Rotwein, der über Malvin verfügt. Das allein ist schon erwähnenswert. Aber der Malvin-Gehalt im Regent übertrifft mit Werten um 1 800 Milligramm pro Liter die gesamten Anthocyan-Mengen anderer Rotweine um Größenordnungen. Somit verfügt Regent über ein einzigartiges Wirkprofil gegen Magenkrebs! In Zeiten, in denen epidemiologische Studien Hochkonjunktur haben, sollte es möglich sein, die Korrelation zwischen Magenkrebs und moderatem Regent-Konsum zu verifizieren.

Regent ist eine Neuzüchtung aus dem Jahr 1967, die 1995 die deutsche und im Jahr darauf die europäische Sortenzulassung erhielt. Die Züchtung erfolgte am heutigen Julius-Kühn-Institut für Rebenzüchtung Geilweilerhof mit dem Ziel, pilzwiderstandsfähige (PIWI) Weinsorten zu entwickeln. Regent ist eine Kreuzung der Rebsorten Diana und Chambourcin. Letztere wiederum ist das Resultat mehrerer Kreuzungen aus „Seibel-Reben", die Gene der amerikanischen Wildreben Vitis rupestris, Vitis aestivalis und Vitis cinerea enthalten. Der Konsument konnte sich erfreulicherweise mit diesem Rotwein anfreunden. Die Anbaufläche in Deutschland beträgt mittlerweile 1800 Hektar, damit sind knapp zwei Prozent der deutschen Rebfläche mit Regent bestockt.

Die krebshemmende Wirkung von Malvin im Regent, und damit von Genen aus Wildreben, hat für die Suche nach dem richtigen Rotwein beachtliche Konsequenzen. Regent ist heute nicht mehr der einzige PIWI-Rotwein, der Malvin enthält. Die Suche nach PIWI-Rotweinen führte am Weinbauinstitut in Freiburg zu den Neuzüchtungen Cabernet Cortis, Cabernet Carbon und Monarch. Alle drei Rotweine weisen ebenfalls extrem hohe Gehalte an Malvin auf (Abbildung 7.8) und in allen liegen Gene aus Wildreben vor. Während im Regent nur Gene aus amerikanischen Wildreben und im Monarch nur Gene der asiatischen Wildrebe (Vitis amurensis) vorliegen, besitzen Cabernet Cortis und Cabernet Carbon sowohl Gene amerikanischer Wildreben sowie der asiatischen Wildrebe.

Tschechische Forscher kommen zu gleichen Erkenntnissen. Bei ihren Untersuchungen über Anthocyane in tschechischen Rotweinen finden sie beachtliche Malvin-Mengen in bestimmten Kreuzungen. Diese besitzen keinen offiziellen Status als PIWI-Rebsorten, weisen jedoch eine ähnliche Widerstandsfähigkeit auf. Die Rebsorte Golubuk, eine Kreuzung von Severny x (Alicante Henri Bouschet x Cabernet Sauvignon), enthält Gene aus der Wildrebe Vitis amurensis. Ähnliche Malvin-Spitzenwerte findet man bei Mo1(XIV 18-32), einer Kreuzung von Moldova x Gamay Fréaux. Da die mütterliche Moldova-Rebe aus Kreuzungen der „Seibel-Reben" hervorgeht, verfügt sie über Gene der amerikanischen Wildreben. Gamay-Fréaux wird wegen der tiefdunklen Farbe und der hohen Anthocyan-Mengen fast ausschließlich als Deckwein verwendet, um farbschwache Rotweine aufzubessern. Die gemessenen Malvin-Mengen liegen für Golubuk und Mo1 (XIV 18-32) weit über 1 000 Milligramm pro Liter (Abbildung 7.8).

Die Wildrebe Vitis coignetiae Pulliat lässt mit ihrem hohen Anteil an Cyanin aufhorchen! Das zugrundeliegende Cyanidin-glukosid (Chrysanthemin) kommt in vielen blau gefärbten Früchten vor, denen eine krebshemmende Eigenschaft bescheinigt wird. Hierzu gehören Blaubeeren, schwarze Johannisbeeren, Schwarze Himbeeren und Holunderbeeren. Im Holunder findet man zusätzlich zum Chrysanthemin (Cyanidin-glukosid) größere Mengen an Cyanin. Wird aus den Beeren Holunderwein gemacht, sind Cyanin-Mengen von 460 Milligramm pro Liter realistisch.

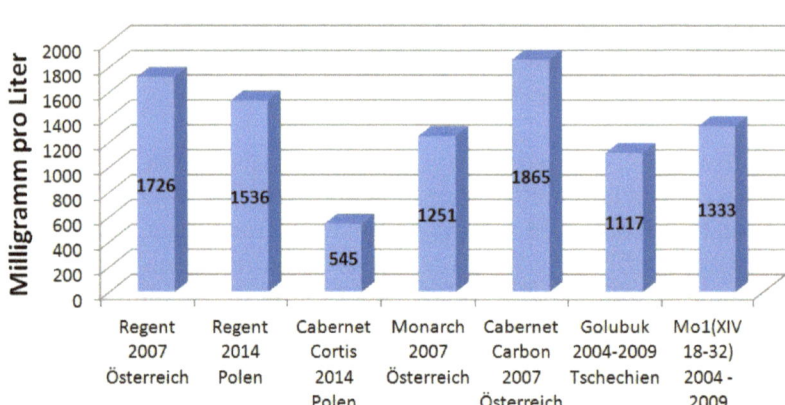

Abbildung 7.8: Gehalt an Malvin (Malvidin-diglukosid) in PIWI-Rotweinen. Die Werte für die österreichischen PIWI-Rotweine wurden Ref.[70] entnommen. Die Werte für die polnischen[71] und tschechischen[72] Rotweine wurden aus den Werten für frische Trauben umgerechnet (Annahme: 100 Kilogramm Trauben ergeben 78 Liter Wein). In normalen Rotweinen und damit in 98 Prozent aller deutschen Rotweine ist Malvin nicht vorhanden.

Es wäre lohnend, andere blaue Früchte auf Kleinstmengen an Diglukosiden hin zu untersuchen. Mancher positive Gesundheitsaspekt ließe sich damit vielleicht erklären. Die Geschichte um die Aufklärung der blauen Farbe in der Kornblume, die als Heilpflanze bekannt ist, drängt sich auf. Obwohl Cyanidin sehr früh isoliert wurde, dauerte es über 100 Jahre, bis man erkannte, dass es sich bei der Cyanidin-Komponente in der Kornblume um acyliertes Cyanin handelt.[73]

Glückliches Freiburg

Gibt es keine rechte Erklärung für eine Erfindung oder Entdeckung, wird der Begriff der „Serendipität" bemüht. Damit meint man eine ungeplante Beobachtung oder Vorgehensweise von etwas ursprünglich nicht Gesuchtem oder Gewünschtem, das sich als neu, überraschend oder sinnvoll erweist.

Auf dem Reichstag 1498 in Freiburg erließ Kaiser Maximilian I das erste Weingesetz, was nicht in seiner ursprünglichen Agenda vorgesehen war. Vielmehr konnten sich die Tagungsteilnehmer zu keinem Punkt der Traktandenliste einigen. Der Reichstag dauerte deshalb fast ein ganzes Jahr (!) und führte in Freiburg zu logistischen Engpässen in der Versorgung und zu einer Weinverknappung. Die Weine wurden „gestreckt", was unangenehme Nebenwirkungen auslöste. Um in Zukunft gesundheitliche Beeinträchtigungen zu vermeiden und um den Reichstag wenigstens mit einem Beschluss zu beenden, setzte Maximilian I kurzerhand ein neues Weingesetz auf die Tagesordnung. Damit konnten sich alle Teilnehmer anfreunden, das neue Gesetz „Ordnung unnd satzung über weyne"[74] wurde einstimmig verabschiedet. Genau genommen handelte es sich um die rechtsverbindliche Formulierung der Verordnung, die Maximilians Vater, Friedrich III, bereits 1847 erlassen hatte (siehe 2. Kapitel).

Das Weingesetz verbot den bislang praktizierten Zusatz vieler gesundheitlich bedenklicher Stoffe und legalisierte wieder die Schwefelung von Wein. Die seit der Antike bekannte Konservierungsmethode war aufgrund von Überschwefelung zeitweise verboten. Den kaiserlichen Kopfschmerzen dürfte es zu verdanken sein, dass eine moderate Schwefelung wieder erlaubt wurde. Für die einmalige Verbrennung wurde die Höchstmenge von einem Lot (ca. 16 Gramm) reinen Schwefels in einem Fuder (ca. 860 Liter Fass) festgelegt. Aus diesen Angaben lässt sich ein Höchstwert von 40 Milligramm Schwefeldioxid pro Liter Wein errechnen, ein vernünftiger Wert, der heute, längeren Lagerzeiten geschuldet, um ein Vielfaches überschritten werden darf.

In den 1930-iger Jahren versammelte sich in Freiburg ein Kreis von Wirtschaftswissenschaftlern und Juristen um den Ökonomen Walter Eucken. Sie erarbeiteten eine neue Wirtschaftsordnung, die unter dem Namen „Ordoliberalismus" und als „Freiburger Schule" bekannt wurde. Diese Forscher haben das Wirtschaftswunder nach dem 2. Weltkrieg theoretisch fundiert und als Berater Ludwig Erhards wesentlich mitgestaltet. Im Gegensatz zu anderen Wirtschaftstheorien bleibt der Ordoliberalismus Freiburger Prägung nicht strikt auf die Ökonomie beschränkt. Im Gegenteil: Er ist von vornherein interdisziplinär ausgerichtet![75] Eine Maxime der Freiburger Schule lautet „Maß halten", womit sie ebenfalls die Richtschnur für Gesundheit und „moderaten Weingenuss" gelegt haben.

In den 1950-iger Jahren begann das Staatliche Weinbauinstitut in Freiburg PIWI-Rebsorten zu züchten, mit der Zielsetzung, durch pilzwiderstandsfähige Reben Ertragsverluste zu vermeiden. Die Entdeckung neuer pharmakologisch interessanter Inhaltsstoffe zur Krebsbekämpfung stand nicht auf der Traktandenliste. Die Kreuzung zu Rebsorten mit hohem Malvin-Gehalt öffnete unbeabsichtigt die Türen für ein interdisziplinäres Zusammenspiel zwischen Ökonomie, Ökologie und Pharmazie.

Glückliches Freiburg!

Früher gab es erhebliche Vorurteile gegen PIWI-Reben. Insbesondere wenn sie Gene amerikanischer Rebsorten besaßen, da diese in der Vergangenheit mit schlechter Weinqualität und fuchsigem Geschmack verbunden wurden. Die bürokratische Hürde des EU-Verbots von Nicht-Vinifera-Reben (ursprünglich für alte amerikanische und französische Hybriden gedacht) wurde durch die Einstufung der PIWI-Reben als „Vinifera Subspezies Sativa" umgangen. *„Dank dieser kreativen Taxonomie"*[76] können PIWI-Reben nun in der EU für die Erzeugung von Qualitätswein angebaut werden. Als positiver Nebeneffekt zur Pilzresistenz finden sich in den PIWI-Reben Gene, die für einige vielversprechende krebshemmende Inhaltsstoffe verantwortlich sind. Malvin ist erst der Anfang.

Acylierungen
Die Säuren im Wein reagieren mit Alkoholen zu Estern. In Kapitel 7.1 wurde die Umsetzung bei den Hydroxyzimtsäure-Estern bereits beschrieben. So entsteht der Ester Kaftarsäure aus Kaffeesäure und Weinsäure, da letztere über zwei Alkoholgruppen verfügt. Dieser Ester darf nicht in der Bilanzierung von Kaffeesäure und Weinsäure

vergessen werden.

Gleiches gilt auch für die Bilanzierungen der Anthocyane. Anthocyane sind glykosilierte Anthocyanidine (Abbildung 7.5), die Alkoholgruppen im Zuckerbaustein besitzen. Diese reagieren mit Säuren zu Estern, wobei stets eine Acylgruppe eingeführt wird. Der Vorgang wird deshalb, unabhängig von der Säure, allgemein als Acylierung bezeichnet. Für die acylierten Anthocyane gelten die gleichen pharmakologischen Überlegungen. Im Magen werden sie wieder in Anthocyan und Säure gespalten. Diese Mengen dürfen deshalb ebenfalls bei der Bilanzierung der Anthocyane nicht vergessen werden.

In fast allen Rotweinen befinden sich fünf Anthocyane (Malvidin-glukosid = Ma, Delphinidin-glukosid = De, Petunidin-glukosid = Pe, Päonidin-glukosid = Pä und Cyanidin-glukosid = Cy), die in Kapitel 7.6 näher vorgestellt werden. Sie kommen in unterschiedlichen Verhältnissen vor, dabei stellt Malvidin-glukosid in der Regel das Hauptanthocyan dar. Im Cabernet Sauvignon werden die Anthocyane bevorzugt mit Essigsäure und Cumarsäure umgesetzt (acyliert), wodurch sich ein für Cabernet Sauvignon charakteristisches Anthocyan-Profil ergibt. Wie Abbildung 7.9 aufzeigt, verfügt Cabernet Sauvignon auch über beträchtliche Mengen an Essigsäureester und Cumarsäureester. Der verwertbare Gehalt an Malvidin-glukosid ist deshalb höher als 37 Prozent und liegt bei diesem Wein nahe 68 Prozent.

Acylierte Anthocyane sind sortenspezifisch, ihre Anwesenheit lässt Rückschlüsse auf die Weinzusammensetzung zu. So weisen Burgunder-Rebsorten keine acylierten Anthocyane auf. Durch ungewollte Vermischung (Reste in Fässern, Schläuchen, Filter usw.) können Spuren anderer Weine mit acylierten Anthocyanen im Burgunder vorliegen, wcshalb der Gesetzgeber einen Anteil bis 3 Prozent toleriert. Es gelangen jedoch Weine mit einem deutlich höheren Anteil in den Handel. In diesen Fällen muss von einem Verschnitt mit anderen Weinen ausgegangen werden.[77] „Not" macht erfinderisch. Was tun, wenn man die Nachfrage nach teurem „Spätburgunder Weißherbst" nicht decken kann und noch über größere Mengen an günstigerem Rosé zum Verschnitt verfügt?

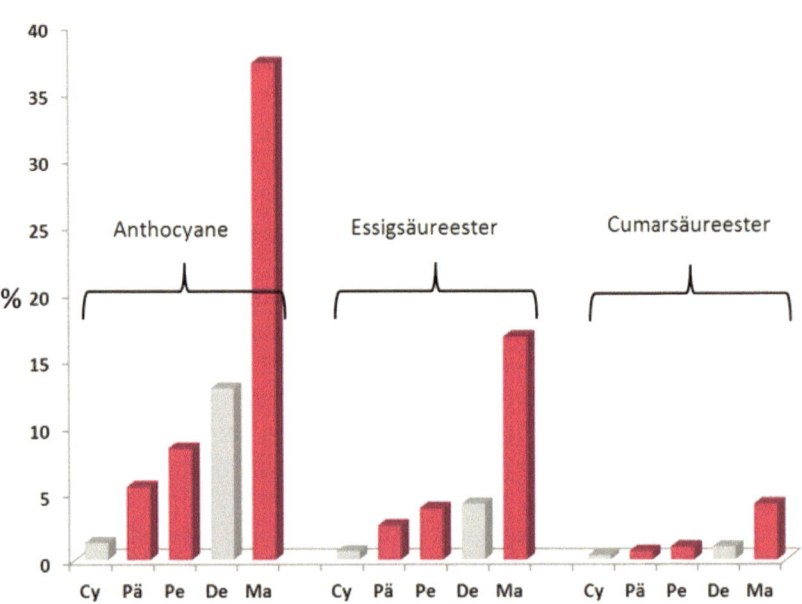

Abbildung 7.9: Relative Verteilung der Anthocyane und ihrer Ester in einem Cabernet Sauvignon. Bei der Bilanzierung sind die Ester mit zu berücksichtigen, da sie im Magen gespalten werden und die Anthocyane freisetzen. Der Anteil an methylierten Anthocyanen (bordeauxfarben hervorgehoben) ist im vorliegenden Cabernet Sauvignon mit ca. 80 Prozent besonders hoch. Die Werte wurden Ref.[78] entnommen.

7.5 Methylierte Flavonoide

Die Glykosilierung (Übertragung einer Zuckerkomponente) der Flavonoide bewirkt eine verbesserte Löslichkeit in wässrigem Milieu, sowie eine Stabilität gegenüber Licht und enzymatischen

Abbauvorgängen. Demgegenüber bewirkt die Methylierung (Übertragung einer Methylgruppe) eine gesteigerte Fettlöslichkeit und eine verbesserte Resorption im Darm. Methylierte Verbindungen weisen eine höhere Bioverfügbarkeit auf. Die Methylierung der Flavonoide wird durch Enzyme, den sogenannten Methyltransferasen, bewerkstelligt.

Trauben machen von der Möglichkeit, ihre Flavonoide zu methylieren, regen Gebrauch. Für die mengenmäßig größte Untergruppe im Wein, den Anthocyanen, hat das Konsequenzen. Da diese in der Schale aufkonzentriert sind, findet man sie aufgrund der Maische-Gärung vermehrt in Rotweinen. In der Rotwein-Maische liegen die Traubenschalen zur Extraktion vor. Die Alkoholbildung während der Gärung bewirkt eine verbesserte Fettlöslichkeit, weshalb die Anthocyane noch besser aus der Schale extrahiert werden können.

In Rotweinen sind die methylierten Anthocyane Malvidin-glukosid, Petunidin-glukosid und Päonidin-glukosid stärker vertreten als die nichtmethylierten Anthocyane Cyanidin-glukosid und Delphinidinglukosid. Ein kurzer Rückblick auf Abbildung 7.9 bestätigt das. Dort fand man für den untersuchten Cabernet Sauvignon einen Anteil an methylierten Anthocyanen von ungefähr 80 Prozent!

Nur die Menge an Flavonoiden in der Ernährung zu berücksichtigen, ist nicht sinnvoll. Im Vereinigten Königreich wird im Vergleich zu mediterranen Ländern die doppelte Flavonoid-Menge konsumiert, was hauptsächlich auf den hohen Anteil an Flavanolen im Tee zurückzuführen ist. Diese Flavanole sind aber durchweg nicht methyliert. In den mediterranen Ländern werden dagegen vermehrt Anthocyane und Proanthocyanidine, die im Wein und in Früchten vorkommen, verzehrt. Diese zeichnen sich durch einen erhöhten Anteil an methylierten Verbindungen aus. Der vermeintliche Widerspruch eines verminderten Krebsrisikos bei gleichzeitig geringer Polyphenolaufnahme löst sich somit auf.

7.6 Ausgewählte Flavonoide

In ihrer antikanzerogenen Wirkung liegt das wohl größte Potential der Flavonoide. Zahlreiche in vitro- und in vivo-Untersuchungen bestätigen die antimutagene und krebsprophylaktische Wirkung. Dennoch fanden viele prospektive Studien in der Regel keinen eindeutigen Zusammenhang zwischen dem Verzehr von Flavonoiden aus Nahrungsmitteln und dem Auftreten von Krebs. Keine Regel ohne Ausnahme: Die Inzidenz von Lungen- und Dickdarmkrebs wird durch den Verzehr flavonoidhaltiger Lebensmittel definitiv positiv beeinflusst.

Die nicht eindeutigen Zusammenhänge irritieren im ersten Augenblick. Allerdings sind die meisten Studien nur unter Vorbehalt zu sehen. Auf einige Schwachpunkte wurde im Buch bereits aufmerksam gemacht. So ist die Gleichsetzung aller Flavonoide nicht zulässig, wie die beschriebene Differenzierung zwischen Anthocyanen und Flavonolen bereits deutlich gemacht hat. Zudem sind die mit der Nahrung aufgenommenen Flavonoide großen Gehalts-Schwankungen unterworfen, weshalb die verfügbaren Mengen schwer zu vergleichen sind. Das ist aber wichtig, denn oft entscheidet die Menge, ob das Flavonoid als Antioxidans oder Prooxidans wirkt. Des Weiteren beschränken sich die meisten Studien auf den Verzehr von Flavonoiden aus Obst und Gemüse. Diesen fehlt die wichtige Komponente Alkohol. Aufgrund ihrer Fettlöslichkeit werden methylierte Flavonoide durch den Alkohol besser gelöst und im Darm resorbiert. Aus diesem Grund findet man eine bessere Korrelation zwischen Krebsrisiko und Flavonoid-Konsum, wenn die mediterrane Ernährung mit Rotwein kombiniert wird.

Wird der Einfluss des Rotweins in den Studien separat ausgewiesen (Abbildung 1.2), zeigt sich eine deutliche Reduzierung des Krebsrisikos. Für Rotwein gilt dennoch die gleiche Einschränkung wie für andere Nahrungsmittel. Seine Inhaltsstoffe sind starken Schwankungen unterworfen. Glücklicherweise gibt es eine öffentlich zugängliche Datenbank (http://phenol-explorer.eu), die diese Schwankungen bei den Polyphenolen in den meisten Nahrungsmitteln erfasst. Diese Quelle lässt differenzierte Betrachtungen zu den pharmakologisch interessanten Verbindungen im Rotwein zu. Eine Analyse der Polyphenole und ihrer Mengen in Rotweinen offenbart dabei Beachtliches.

Für jede Rebsorte findet man innerhalb gewisser Schwankungen ein charakteristisches Flavonoid-Profil. Dieses verschiebt das Verhältnis von methylierten zu nichtmethylierten Flavonoiden, was zu unterschiedlichen Wirkungen führt. Ebenfalls unterscheiden sich von Rebsorte zu Rebsorte die absoluten Mengen der Inhaltsstoffe gewaltig. Und letztlich findet man in bestimmten Weinen bedeutsame Flavonoide, die in vielen anderen Rotweinen nicht vorkommen. Eine pauschale Beurteilung über alle Rotweine hinweg ist deshalb nicht sinnvoll. Auf der Suche nach dem richtigen Rotwein ist es sinnvoller, abzuklären, welche Flavonoide wichtig sind und in welchen Mengen sie vorliegen sollten. Diese Fragen werden im Folgenden beantwortet. Die Reihenfolge orientiert sich dabei an Abbildung 7.5. Die Vorstellung erfolgt chronologisch nach ihrer Entstehung in der Weinbeere und nicht nach ihrer Bedeutung.

Flavanone
Sehr oft ist zu lesen, dass Flavanone und Flavone im Wein nicht vorkommen. Nicht selten wird die Aussage, selbst in neuen Veröffentlichungen, mit Literaturquellen aus den 50-iger Jahren belegt. Jedoch hat die Analytik seit dieser Zeit erhebliche Fortschritte gemacht und inzwischen Verbindungen aus diesen Gruppen gefunden.

Flavanone und Flavone werden im Rotwein durch Naringenin, Naringin (methyliertes Naringenin) und Hesperetin vertreten, allerdings in sehr kleinen Mengen. Während man für Naringenin und Hesperetin 0,4 Milligramm pro 0,7 Liter findet, sind es für Naringin immerhin schon 5,0 Milligramm. Alle drei Verbindungen sind in Zitrusfrüchten, wie Grapefruits und Orangen, reichlicher vorhanden. In diesen Säften findet man in einem Liter bis zu 67 Milligramm Naringenin, 580 Milligramm Naringin und 380 Milligramm Hesperedin. Die antikarzinogenen Aktivitäten, die über verschiedene Zellsignalwege ausgeübt werden, sind mittlerweile bekannt.

Zudem findet man für Naringin und Naringenin erstaunliche synergistische Effekte in Kombination mit aktuellen Krebsmedikamenten. Sie helfen, die Resistenz gegen Medikamente zu überwinden, die aus verschiedenen Abwehrmechanismen bei Krebs resultiert und die klinische Behandlung behindert. Einer dieser Abwehr-Mechanismen wurde im 6. Kapitel vorgestellt. Hesperetin und Naringenin inhibieren das Protein CYP1B1, das nur in Krebszellen angetroffen wird und dort Krebs-Medikamente abbaut.

Vor der gleichzeitigen Einnahme bestimmter Medikamente mit Grapefruit-Saft wird dann gewarnt, wenn das Medikament durch das Enzym CYP3A4 abgebaut wird. Grapefruitsaft ist ebenfalls ein starker Inhibitor des Enzyms CYP3A4 und hemmt den Metabolismus des Medikamentes. Dadurch gelangt mehr Wirkstoff in den Organismus und die Bioverfügbarkeit wird erhöht, was zu einer Überdosierung und toxischen Effekten führen kann. Ganz anders sieht die Situation bei Krebsmedikamenten aus, die nicht von CYP3A4 abgebaut werden. Jetzt könnte man weniger Wirkstoff zusammen mit Grapefruit-Saft einnehmen, was zu einer besseren Wirkung und weniger Nebenwirkungen führen würde.

Die unterschiedliche Wirkung von Hesperetin und Hesperidin wurde in Kapitel 7.3 schon dargelegt. Beide Verbindungen sind zwar methyliert, aber Hesperidin ist als Glykosid nicht wirksam. Die Glykosidbindung wird jedoch im oberen Dünndarm gespalten und das entstandene Hesperitin kann seine zytostatische Wirkung gegen Darmkrebszellen vor Ort entfalten. Ein Vorgang, der auch bei anderen Flavonoiden beobachtet wird. Das dürfte der Grund sein, weshalb viele pharmakologische Inhaltsstoffe des Rotweins gerade bei Darmkrebs aktiv sind. Zum gleichen Fazit kam es bei den Säuren im Wein (siehe Kapitel 7.1).

Dihydroflavanole

Es mag übertrieben erscheinen, bei Dihydroflavonolen im Rotwein, von denen zwei Vertreter zusammen nur bis zu 50 Milligramm pro Liter vorkommen, von einer Gruppe zu sprechen. Aber beide Verbindungen sind nicht zu unterschätzen, ihr Potential wird gerade erkannt.

Astilbin

Astilbin, dessen Struktur in Abbildung 7.10 dargestellt ist, dürfte der interessantere Kandidat sein. Bislang wurde das Aglykon, das unter dem Namen Taxifolin bekannt ist, nicht im Rotwein gefunden. Dafür liegt Taxifolin mit dem Zucker Rhamnose glykosiliert als Astilbin in Rotweinen vor, insbesondere in Egiodola (15 Milligramm pro Liter), Merlot (12 Milligramm pro Liter) und Cabernet Sauvignon (8 Milligramm pro Liter).[79] Taxifolin fällt unter anderem durch seine geringe antioxidative Wirkung auf, was auf Fehlen der Doppelbindung im mittleren Ring zurückgeführt wird.

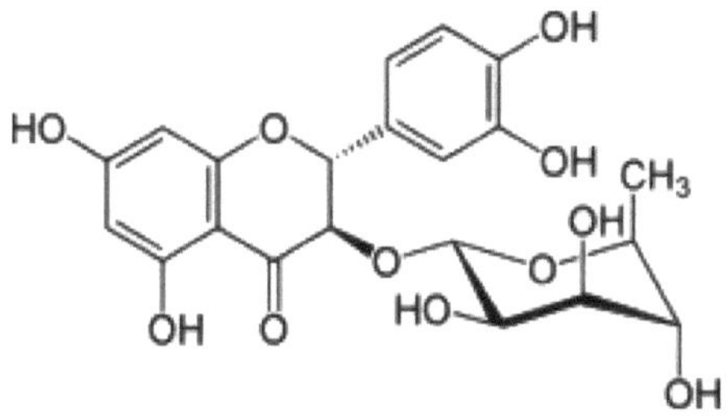

Abbildung 7.10: Strukturformel von Astilbin (= Taxifolin-Rhamnosid)

Durch Spaltung der Glykosidbindung in Darm wird Taxifolin freigesetzt und kann seine Wirkung entfalten, die sich sehen lassen kann. Taxifolin bewirkt eine Modulation chemopräventiv regulierender Gene bei Darmkrebszellen, es hemmt das Wachstum von Eierstock-Krebszellen und wirkt gegen Brustkrebszellen. In Tierversuche erwies sich Taxifolin als potenziell neues therapeutisches Mittel zur Behandlung von Knochenkrebs.[80]

Man muss nicht warten, bis neu gezüchtete Rebsorten über höhere Astilbin-Mengen verfügen. Taxifolin ist längst in den Drogerien der Welt angekommen. Es hemmt die zelluläre Melanogenese und damit die Hyperpigmentierung in Kosmetika. Zudem gibt es Hoffnung für Menschen, die an Haarausfall leiden. Taxifolin zeigt, ähnlich wie das in Rotwein vorkommende Procyanidin B2, signifikante, den Haarwuchs stimulierende Aktivitäten. Für Aufregung sorgte im März 2020 eine Studie der Universität Basel. Dort führte man ein computergestütztes Screening von 687 Millionen Verbindungen mit dem Ziel durch, potenzielle Inhibitoren für die neuartige Coronavirus-Protease zu finden. Elf Verbindungen wurden identifiziert, eine davon war Taxifolin.

Wem die Drogeriepreise zu hoch sind und sich nicht für Rotwein begeistert, dem sei Oregano empfohlen. Hier finden sich beachtliche Mengen an Taxifolin. Allerdings verzichtet man auf den zweiten Bestandteil im Astilbin, den Zucker Rhamnose. Rhamnose ist in der Kosmetikwelt nicht mehr wegzudenken. Der Zucker sorgt für einen langanhaltenden Anti-Falten und Lifting-Effekt. Wem die Drogeriepreise für diese Anti-Faltenmittel zu hoch sind, sollte noch mal über moderaten Rotweingenuss nachdenken.[81]

Dihydromyricetin
Im Jahr 2017 erschien ein Übersichtsartikel mit dem Titel „Die vielseitigen Wirkungen von Dihydromyricetin auf die Gesundheit". Der Artikel stellt einen markanten Wendepunkt bezüglich der Wirkung eines Flavonoids dar.[82] Dihydromyricetin wird als Antioxidans in Frage gestellt, was aufgrund der strukturellen Ähnlichkeit zu Taxifolin nicht überrascht. Dihydromyricetin enthält ebenfalls keine Doppelbindung im mittleren Ring, weshalb eine antioxidative Wirkung nicht ausgeprägt sein kann.

Gegen Krebs ergaben sich interessante Befunde. Hier bewirkt Dihydromyricetin die Inhibierung von NF-$_\kappa B$, potenziert in einer dosisabhängigen Weise die Bildung von Sauerstoffradikalen und zwingt Krebszellen von Leber, Eierstock, Lunge und Knochen in die Apoptose. Die Ergebnisse sind aus mehreren Gründen beachtenswert. Die Radikalerhöhung wird nur in den Krebszellen beobachtet und nicht in gesunden Zellen, ein ähnlicher Effekt wie beim Resveratrol (Abbildung 6.3). Dihydromyricetin unterstützt, ebenfalls wie Resveratrol, synergistisch die Wirkung von Chemotherapeutika. Dies wird insbesondere bei Krebszellen beobachtet, die bereits eine Wirkstoffresistenz ausgebildet haben.

Dihydromyricetin bindet an den gleichen Rezeptor wie Alkohol. Alkoholisierte Tiere, denen es zuvor verabreicht wurde, wurden deutlich schneller nüchtern. Zudem fördert es den Alkoholentzug. Tiere, deren Alkoholkonsum stetig gesteigert und denen dann Dihydromyricetin zum Alkohol zugemischt wurde, reduzierten ihre Alkoholmenge wieder auf das anfängliche Niveau. Erfreulicherweise wurden für Dihydromyricetin in den Tierversuchen keine toxikologischen Effekte beobachtet.

Bislang hält sich das Interesse an Dihydromyricetin in Grenzen. Die Datenbank phenol-explorer.eu beinhaltet nur einen Wert für einen französischen Rotwein aus der Bordeauxregion Bergerac, weshalb es sich höchstwahrscheinlich um einen Merlot oder Cabernet Sauvignon handeln dürfte. Der punktet aber mit 45 Milligramm pro Liter! Der richtige Rotwein sorgt selbst für einen moderaten Weingenuss.

Flavonole
Anders als Flavanole, die nur als Aglykone, oder Anthocyane, die nur als Glykoside vorliegen, kommen Flavonole sowohl frei als auch glykosiliert in Wein und Trauben vor. Gerade bei den Flavonolen findet man eine große Vielfalt an Glykosilierungsformen. Für den bekanntesten Vertreter der Gruppe, das Quercetin, wurden bislang 179 Glykoside in Nahrungsmitteln beschrieben. Die Bioverfügbarkeit hängt stark von der Struktur des jeweiligen Zuckers ab. Deshalb ist es praktisch nicht möglich, die Wirksamkeit von Quercetin in Nahrungsmitteln miteinander zu vergleichen. Im Rotwein liegen vorwiegend die Zuckerderivate Quercetin-Glukosid, Quercetin-Rutinosid (besser als Rutin bekannt) und Quercetin-Rhamnosid vor. Diese werden durch die Darmflora unterschiedlich verstoffwechselt. Neben Quercetin finden sich in Rotweinen noch folgende Flavonole: Myricetin, Laricitrin, Syringetin, Isorhamnetin und Kämpferol.

Wirkmechanismen der Flavonole
Das Flavonol Quercetin kommt in Nahrungsmitteln sehr häufig vor und die Zuckerderivate besitzen eine gute Bioverfügbarkeit. Es gibt bereits über 8 000 Studien über die biologischen Aktivitäten. Die wichtigsten Gründe für Quercetin als Antikrebsmittel wurden in früheren Kapiteln vorgestellt und werden hier nur stichwortartig wiederholt. Quercetin schaltet sich im Glukoseabbau an verschiedenen Stellen ein. In Summe bewirkt es als MCT-Inhibitor, NF-$_\kappa$B –Inhibitor,

GLUT-Inhibitor und HIF-Inhibitor, dass weniger Glukose aufgenommen wird und diese bevorzugt zur Energiegewinnung und nicht zu Wachstumszwecken dient. Der unerwünschte Vergärungsstoffwechsel in Krebszellen wird durch Quercetin erheblich gehemmt und die Mitochondrien wieder reaktiviert. Das hindert Krebszellen daran, zu wachsen und zu metastasieren.

Darüber hinaus bewirkt Quercetin zusammen mit Kupferionen die Bildung von Sauerstoffradikalen, die dem Krebs zusetzen. Wie erwähnt, kommt Taxifolin im Rotwein nicht vor. Jedoch metabolisiert Quercetin unter anderem zu Taxifolin.

Auch Derivate von Quercetin, beispielsweise Rutin, wirken als Verstärker synergistisch mit verschiedenen Krebsmedikamenten. Dies wurde eindrucksvoll bei der Behandlung von bereits wirkstoffresistenten Krebszellen demonstriert. Brustkrebszellen, die auf bewährte Chemotherapeutika, wie Cyclophosphamid oder Methotrexat, nicht mehr ansprachen, konnten durch gleichzeitige Verabreichung mit Rutin wieder signifikant sensibilisiert werden.[83]

Das Flavonol Myricetin ist auf dem Weg, den prominenten Status von Quercetin als potentes Antikrebs-Flavonol einzunehmen. Die vielseitige Wirkung von Myricetin macht es zu einem beeindruckenden Antikrebsmittel, was eine überwältigende Anzahl von Studien bestätigt. Myricetin zeigt sein therapeutisches Potenzial, indem es krebsspezifische Zielstrukturen, die an Entzündung, Zellproliferation, Apoptose, Angiogenese, Invasion und Metastasierung beteiligt sind, angreift und moduliert. Myricetin hemmt die Tumorprogression, indem es die Apoptose induziert, verschiedene Signalwege aktiviert/inaktiviert und verschiedene Tumorsuppressorgene reaktiviert. Darüber hinaus verbessert Myricetin seine Wirksamkeit in Kombination mit anderen Krebsmedikamenten.[84]

Das Flavonol Laricitrin wurde in der Vergangenheit weniger untersucht, was wohl am geringen Vorkommen liegt. Jetzt rückt es umso mehr in den Fokus. Seine Wirkung als Immunoadjuvans im Besonderen sowie die Immuntherapie im Allgemeinen machen außerordentliche Hoffnungen im Kampf gegen den Krebs. Bereits Paul Ehrlich formulierte 1909 die These, dass das Immunsystem Tumorzellen erkennen und beseitigen kann. Tumorzellen setzen deshalb alles daran, das Immunsystem zu schwächen. Verbindungen, die dem Entgegenwirken, sogenannte Immunoadjuvantien, sind deshalb von größter Bedeutung.

Überprüft man dahingehend alle in Weintrauben vorkommenden Polyphenole, fällt Laricitrin besonders auf. Zum einen bestätigte sich seine Wirkung als Immunoadjuvans bei Lungenkrebszellen. Zum anderen war es mit Abstand das wirksamste Immunoadjuvans aller untersuchten Polyphenole. Zudem wirkt Laricitrin, wie Myricetin, synergistisch, wenn es in Kombination mit anderen Chemotherapeutika, wie cis-Platin, eingesetzt wird.[85]

Das Flavonol Syringetin verhindert die Knochenmetastasierung bei Patienten mit Lungenkrebs. Bei 30-40 Prozent der Lungenkrebspatienten bilden sich nach einiger Zeit Knochenmetastasen aus, bezeichnet als osteolytische Metastasierung. Es kommt zum verstärkten Knochenabbau und reduzierten Knochenaufbau, was zu einer Knochenzerstörung führt und die Inzidenz des krebsbedingten Todes erhöht. Syringetin hemmt den durch das Lungenadenokarzinom verursachten Knochenabbau, stattdessen wird eine Zunahme der Knochenmasse beobachtet.[86] Als wertvoller Nebeneffekt werden die Lungenkrebszellen durch Syringetin sensibilisiert und sind in der nachfolgenden Bestrahlung deutlich anfälliger.[87]

Das Flavonol Isorhamnetin zeigt, im Gegensatz zur selektiven Wirkung von Syringetin, eine sehr breite Aktivität gegen Krebszellen der Gebärmutter, der Lunge, des Dickdarms, der Brust, der Bauchspeicheldrüse, der Leber, des Magens und weiterer Krebsarten. Isorhamnetin hemmt die Proliferation von Tumorzellen, induziert Apoptose und reguliert Tumor Suppressor-Gene, Proto-Onkogene und krebsspezifische Signalwege. Sein Beitrag zur Krebsbekämpfung ist somit universeller Art. Tatsächlich konnte in allen Studien NF-$_\kappa$B inhibiert und AMPK aktiviert werden.[88] Isorhamnetin liegt im Rotwein verzuckert als Isorhamnetin-Rutinosid vor, das in der engl. Literatur auch als Narcissoside oder irritierenderweise als Narcissin bezeichnet wird. Im deutschen Sprachgebrauch versteht man unter Narcissin das giftige

Alkaloid Lycorin, das in Narzissen gefunden wird. Beide Verbindungen haben nichts gemeinsam. Das herauszustellen, ist mir wichtig, damit es nicht zu Verwechselungen kommt. Denn Isorhamnetin-Rutinosid bietet weit mehr als die oben erwähnten Eigenschaften.

Isorhamentin-Rutinosid ist ein sehr wirksamer Abfänger von Nitrit.[89] Damit wird die Bildung von Nitrosaminen verhindert, die zu den stärksten krebserzeugenden Verbindungen zählen. Nitrosamine sind nicht sehr stabil. Sie zerfallen leicht und ihre Abbauprodukte bewirken Mutationen in der DNA. Da viele Nahrungsmitteln Nitrit, wenn auch nur in Spuren, enthalten, ist der Konsum von Nitrit-Abfängern eine wichtige krebsprophylaktische Maßnahme. In normalen Rotweinen finden sich durchschnittlich 7 Milligramm Isorhamnetin-Rutinosid pro Liter. PIWI-Rotweine aus interspezifischen Kreuzungen überraschen erneut. So wurden im Regent über 200 Milligramm pro Liter gefunden. Das ist aktuell besonders erwähnenswert, weil die Rutinoside der Flavonole, insbesondere Rutin (Quercetin-Rutinosid) und Narcissoside (Isorhamnetin-Rutinosid) in Computer-Simulationen als sehr wirksame Covid-19-Inhibitoren auffallen.[90] Zukünftige Studien werden zeigen, ob PIWI-Konsumenten ein geringeres Risiko haben, an Covid-19 zu erkranken.

Für das Flavonol Kämpferol gilt ähnliches wie für Isorhamnetin. Durch sein breit angelegtes Wirkungsspektrum kommt es bei vielen unterschiedlichen Krebsformen zu positiven Ergebnissen.[91]

Das ganze Potential der Flavonole wird in der Krebstherapie bislang nicht ausgenutzt. Aber die Zeichen stehen auf Veränderung. Die Inhibierung einzelner Proteine rückt in den Hintergrund und das Potential der Flavonole, mit Kupferionen prooxidativ zu wirken, in den Vordergrund. Zunehmend wird anerkannt, dass Kämpferol und Quercetin durch Kupferkomplexe und damit durch Radikalgenerierung die DNA der Krebszellen zerstört.[92]

In Tabelle 7.3 sind die wichtigsten Antikrebsmechanismen für die im Rotwein vorkommenden Flavonole nochmals zusammengefasst. Der Überblick belegt die Vielfalt an unterschiedlichen Wirkmechanismen. Die Kombination aller Flavonole dürfte deshalb wirksamer sein als jedes Flavonol für sich genommen. In keinem Fall musste auf das „Hilfskonstrukt" Antioxidantien zurückgegriffen werden. Um dem Argument der unzureichenden Mengen entgegenzuwirken, wurden den Rotweinwerten die Spitzenwerte von besonderem Obst und Gemüse gegenübergestellt. Während Himbeeren und Tomaten nicht mithalten können, sollte man Kapern und Schokolade nicht aus den Augen verlieren. Auch der Holunder, aus dem sich ein guter Wein machen lässt, sollte zu denken geben. Man fand ihn im Mittelalter häufiger als Wein oder Extrakt in Hausapotheken.

Tabelle 7.3: Gehalte der wichtigsten Flavonol-Aglykone verschiedener Rotweine [in Milligramm pro Liter], im Vergleich zu Nahrungsmitteln [Milligramm pro Kilogramm) nach Aufspaltung aller Glykosidbindungen. Sofern nicht anders vermerkt, wurden die Werte der Datenbank phenol-explorer.eu entnommen.

	Mechanismus der Antikrebswirkung	Ø [mg / L Rotwein]	[mg / L PIWI-Rotwein]	Ø [mg / kg Nahrungsmittel]
Quercetin	• MCT-Inhibitor • NF-κB –Inhibitor • GLUT-Inhibitor • HIF-Inhibitor • AMPK-Aktivator • Moduliert P53-Mdm2 Interaktion • Zusammen mit Kupfer ein extremer Radikalgenerator	8,3	90 (Regent), 47 (Cab. Cortis)[93]	420 (Schwarzer Holunder) 330 (Kapern) 250 (Schokolade) 1,3 (Äpfel) 0,2 (Himbeeren) 0,004 (Tomaten)

Myricetin	• Angioge-nesehemmer • Induziert Apoptose • Behindert Me-tastasenbil-dung • Aktiviert Tu-morsuppres-sorgene	8,3		Keine Ein-träge
Laricitrin	• Immunoad-juvans	3,0 [94]		Keine Ein-träge
Syringetin	• Verhindert Knochenmeta-stasen bei Lun-genkrebs • Sensibilisiert Lungenkrebs für Bestrah-lung	2,2 [95]		Keine Ein-träge
Isorham-netin	• NF-κB –Inhi-bitor • AMPK-Akti-vator	3,3	104 (Regent), 33 (Cab. Cortis)[96]	93 (Zwiebeln) 1 (Mandeln)
Kämpferol	• Induziert Apoptose • Aktiviert Im-munsystem • Angioge-nesehemmer • CYP1B1-Inhi-bitor • HIF-Inhibitor • Zusammen mit Kupfer ein Ra-dikalgenerator	2,3		1040 (Ka-pern) 0,1 (Tomaten) 0,02 (Himbee-ren)

Anthocyane

Anthocyane, also verzuckerte (glykosilierte) Anthocyanidine, sind wasserlösliche Pflanzenfarbstoffe, die nahezu in allen höheren Pflanzen vorkommen und Blüten und Früchten eine intensive rote, violette oder blaue Färbung verleihen. 1913 gelang Richard Willstätter die Identifizierung des Anthocyans der Kornblume und nannte es Cyanin. Später benutzte man diesen Begriff für eine ganze Gruppe von Verbindungen, die chemisch dem ursprünglichen „Blumenblau" ähneln. Farbbestimmend ist der zuckerfreie Anteil, das Aglykon des Anthocyans, das daher Anthocyanidin genannt wird. Im Englischen wird die Bezeichnung „Anthocyan" mit „anthocyanin" übersetzt, wodurch sich mancher Übersetzungsfehler erklären lässt. Leider wird bei den Anthocyanen nicht immer sauber zwischen Glukosiden und Diglukosiden unterschieden. In vielen Veröffentlichungen weiß man nicht, ob das Glukosid oder das Diglukosid gemeint ist. Das ist jedoch sehr bedeutsam. So wie Anthocyanidine und deren Glukoside sich in ihrer pharmakologischen Wirkung unterscheiden, beobachtet man das ebenfalls für die Diglukoside. Die Ergebnisse vieler Studien müssen hinterfragt werden, weil nicht präzise formuliert wurde. Es ist enorm wichtig, dass eine einheitliche Namensgebung, wie in Tabelle 7.4, für das jeweilige Anthocyan verwendet wird.

In der Natur kommen mehrere hundert Anthocyanidine vor. Alle im Wein vorliegenden Anthocyane lassen sich auf fünf Anthocyanidine zurückführen: Delphinidin, Cyanidin, Petunidin, Päonidin und Malvidin. Diese kommen aber selbst wegen ihrer Instabilität im Wein nicht vor! Erst durch den glykosidisch gebundenen Zuckeranteil gewinnen sie als Anthocyane Stabilität und werden wasserlöslich. Die Anthocyane stellen den mit Abstand größten Anteil der Flavonoide im Rotwein. Im Durchschnitt findet man Anthocyan-Mengen zwischen 1 000 – 4 000 Milligramm pro Liter Rotwein. Darüber liegende Ausnahmen sind keine Seltenheit.

Mitunter wird behauptet, dass sich die Anthocyan-Profile der Rotweine kaum unterscheiden würden, weshalb man daraus nicht zweifelsfrei auf die Rebsorte schließen könnte. Das kann nicht bestätigt werden. Während in einem Barbera fast eine ausgeglichene Verteilung der Anthocyane vorliegt, wird ein Malbec von Oenin (Malvidin-3-O-glukosid) dominiert. In Cabernet Sauvignon und Merlot wiederum findet man praktisch kein Chrysanthemin (Cyanidin-3-O-glukosid).

Tabelle 7.4: Namensgebung für die im Rotwein vorhandenen Anthocyane; für die Glykoside von Petunidin und Peonidin hat sich noch kein Trivialname etabliert.

Anthocyanidin	Anthocyan	
Cyanidin	**Chrysanthemin,** Cyanidin-3-O-glukosid	**Cyanin,** Cyanidin-3,5-O-diglukosid
Delphinidin	**Myrtillin,** Delphinidin-3-O-glukosid	**Delphin,** Delphinidin-3,5-O-diglukosid
Malvidin	**Oenin,** Malvidin-3-O-glukosid	**Malvin,** Malvin-3,5-O-diglukosid
Petunidin	Petunidin-3-O-glukosid	**Petunin,** Petunidin-3,5-O-diglukosid
Peonidin	Peonidin-3-O-glukosid	**Peonin,** Peonidin-3,5-O-diglukosid

Chrysanthemin erlangte durch die Arbeiten von Garry Stoner Bekanntheit, die bereits im Kapitel 3.6 erwähnt wurden. Stoner untersucht seit über 20 Jahren die krebshemmende Wirkung von Schwarzen Himbeeren. Bei Darmkrebspatienten, die über Wochen täglich gefriergetrocknete Schwarze Himbeeren aßen, wurden dadurch abgeschaltete Tumorsuppressorgene wieder angeschaltet und das Tumorwachstum verlangsamt.[97] Stoner führt dies auf den hohen Anteil an Chrysanthemin zurück. Dennoch ist ein Barbera einem Merlot damit nicht überlegen, denn die anderen Anthocyane besitzen ebenfalls Antikrebswirkungen.

Größere Anthocyan-Mengen als im Rotwein findet man in bestimmten Fruchtweinen. Hier fällt Holunder erneut auf. In Tabelle 7.4 wurde schon ein hoher Quercetin-Gehalt von 420 Milligramm pro Kilogramm festgehalten. Das ist dennoch nichts im Mengen-Vergleich zum Spitzenwert von 10 000 Milligramm (10 Gramm) Chrysanthemin pro Kilogramm Holunder. Zusätzlich dürfte ein Liter Holunderwein ungefähr 500 Milligramm Cyanin enthalten. Vielleicht sollte Gary Stoner seine Versuche mit Holunderwein ergänzen. Ähnliches gilt für weitere Früchte, aus denen sich Wein herstellen lässt. In der schwarzen Johannisbeere liegen bis zu 4.200 Milligramm Myrtillin und Peonidin-3-O-glukosid (im Verhältnis 2:1) vor.

Anthocyane mit zwei Zuckerbausteinen findet man in Wildreben wie beispielsweise Vitis riparia oder Vitis rupestris. Es sind gerade diese in Amerika beheimateten Wildreben, die aufgrund ihrer Reblaus-Widerstandsfähigkeit als Unterlage für die Pfropfung mit Europäerreben (Vitis vinifera) im Weinanbau unverzichtbar geworden sind. PIWI-Weine weisen oft einen sehr hohen Anteil an Diglukosiden auf (siehe Kapitel 7.4), weil sie Gene der Wildreben enthalten. Das führt unweigerlich zu neuen Wirkprofilen für Weine aus diesen Kreuzungen.

Die Stabilität der Anthocyane ist relativ. In Abhängigkeit vom Säuregehalt bauen sich Anthocyane mit der Zeit ab. Der Abbau beginnt mit der Abspaltung des Zuckerbausteins, wodurch vorübergehend die instabilen Anthocyanidine gebildet werden. Diese reagieren unmittelbar mit Catechinen und Procyanidinen (auf beide Verbindungsklassen wird im Folgekapitel eingegangen) zu phenolischen Polymeren. Deshalb findet man in Rotweinen, die älter als fünf Jahre sind, keine freien Anthocyane mehr. So erklärt sich die Verschiebung der Rotweinfarbe während der Lagerung in Richtung eines bräunlichen Farbtons. Nach Abbau der Anthocyane wird die Farbe des Rotweins von den Polymeren bestimmt.

Junge und alte Rotweine unterscheiden sich auch in ihrer Wirkung gegen Krebs. Junge Rotweine werden sich in ihrem Wirkprofil ähnlich verhalten wie Obst und Gemüse, welchen allerdings der Alkohol zur besseren Resorption fehlt. In alten Rotweinen sind Wirkstoffe enthalten, die in Obst und Gemüse nicht vorkommen. Dazwischen liegen Rotweine, in denen beide Profile, allerdings in kleineren Mengen, enthalten sind. Die zu klärende Frage wird sein, welchen Verbindungen ein höherer Stellenwert zukommt.

Wirkmechanismen der Anthocyane

Die Befunde im Reagenzglas schienen überwältigend, in tausenden Labor-Versuchen entpuppten sich Anthocyane und Obstextrakte als ausgezeichnete Antioxidationsmittel. Dennoch konnte in fast allen Tierversuchen kein Durchbruch mit ihnen erzielt werden. Das Modell, Antioxidantien zur Krebsbehandlung einzusetzen, bekam zunehmend Risse. In das neue Modell, Prooxidantien einzusetzen, passen die Befunde deutlich besser. Viele Anthocyane erhöhen in Krebszellen die Anzahl an Sauerstoffradikalen und fördern die Apoptose, während gesunde Zellen verschont bleiben. Auf die Mechanismen, wie dies erreicht wird, wurde mehrmals hingewiesen.

Anthocyane mit benachbarten Hydroxygruppen sind eher als Prooxidantien zu bewerten. Sie können zudem Metallionen, von Eisen oder Kupfer, komplexieren, die als wirksame Radikalgeneratoren dem Krebs zusetzen. Darüber hinaus hemmen Anthocyane den Atemnotschalter HIF, weshalb weniger Zucker für das Krebswachstum übrigbleibt.

Trotzdem blieben die Erfolge mit Anthocyanen bei krebskranken Mäusen vielmals hinter den Erwartungen zurück. Es gibt aber positive Ausnahmen. Bei diesen Ausnahmen geht es um Krebserkrankungen entlang der Verdauungsschiene „Speiseröhre-Magen-Darm". Die Wirkstoffe gelangen automatisch an den Ort, an dem sie gebraucht werden. Der Verbleib von Anthocyanen nach oraler Verabreichung folgt einem einzigartigen Muster, das sich von dem anderer Flavonoide unterscheidet. Anthocyane können im Magen als auch im Darm absorbiert werden. Vom Magen werden sie unverändert aufgenommen, durchlaufen einen umfangreichen First-Pass-Stoffwechsel und ihre Abbauprodukte (Metaboliten) gelangen in den systemischen Kreislauf. Diese Metaboliten sind für einige gesundheitsfördernde Aspekte verantwortlich. Im Magen nicht absorbierte Anthocyane erreichen den Dickdarm und werden durch Darmbakterien abgebaut. Auch diese Abbauprodukte tragen zur gesundheitlichen Wirkung der Anthocyane, speziell im Dickdarm, bei.[98]

Untersucht man die Anthocyan-Extrakte aus Obst und Gemüse in Humanstudien, konnten positive Resultate aus Mäusestudien fast nie bestätigt werden.[99] Jedoch wurde bei den Extrakten nicht sorgfältig zwischen Pro- und Antioxidantien unterschieden und die eingesetzten Mengen waren zu klein. Krebs, der Radikale wie der Teufel das Weihwasser meidet, wird in seinem Wachstum durch Antioxidantien im Gegenteil noch unterstützt. Kritik wurde laut und die Wirkung von Antioxidantien in Frage gestellt. Bei den Humanstudien gibt es aber auch Ausnahmen.

Die Untersuchungen von Gary Stoner mit dem Extrakt von Schwarzen Himbeeren bei Darmkrebs sind mittlerweile anerkannt.[100] In Schwarzen Himbeeren befinden sich außergewöhnliche Mengen von bis zu 7 000 Milligramm pro Kilogramm an Cyanidin-Glukosiden. Das könnte der Grund sein, weshalb bislang nur für Schwarze Himbeeren positive Resultate gefunden werden. Das Anthocyan wird sehr schnell resorbiert (nach zwei Stunden beobachtet man bereits den Maximalwert) und sehr schnell wieder ausgeschieden. Für kleinere Dosierungen wird sich deshalb keine Wirkung einstellen. Ob sich durch das Zusammenspiel von Anthocyan und Alkohol eine Verbesserung erzielen ließe? Wie bereits gesagt, Stoner sollte seine Versuche mit Holunderwein ergänzen, der über 10 000 Milligramm Cyanidin-Glukosid pro Kilogramm Holunder enthält.

„Krebszellen mögen keine Himbeeren", so der Titel des Bestsellers von Richard Béliveau und Denis Gingras, der das Potenzial von Nahrungsmitteln zur Krebstherapie beschreibt. Leider werden Schwarze Himbeeren und Stoners Resultate nicht erwähnt. Unter dem Stichwort Himbeeren (gemeint sind rote) findet man lediglich eine halbseitige Geschichte aus der griechischen Mythologie, wie die rote Himbeere zu ihrem Namen kam. Schade.

Zwischenzeitlich hat sich der Fokus bei den Anthocyanen und ihren Abbauprodukten verschoben. Ihr größerer Nutzen in der Krebstherapie dürfte darin bestehen, synergistisch die Wirkung anderer Wirkstoffe zu erhöhen. Der Mechanismus hierzu unterscheidet sich grundlegend von dem der Adjuvantien, die eine Erhöhung der Wirkstoffkonzentration bewirken. Der neue Mechanismus versucht vielmehr,

Krebszellen daran zu hindern, eine Resistenz gegen Medikamente aufzubauen.

Multidrug-Resistenz

Transporterproteine transportieren Substanzen gezielt durch die Zellwand. Zwei Transporterproteine wurden bereits in Kapitel 4 und Abbildung 4.1 vorgestellt. Das Protein GLUT transportiert Glukose in die Zelle, das Protein MCT transportiert Milchsäure aus der Zelle heraus. Krebszellen sind auf mehr Glukose angewiesen, daher findet man mehr GLUT- und MCT-Proteine in der Zellwand. In Krebszellen liegt zudem eine Klasse von Transporterproteinen verstärkt vor, die Medikamente aus der Zelle schleusen. Ab einer bestimmten Anzahl dieser Transporterproteine werden Medikamente vollständig ausgeschleust und entfalten keine Wirkung mehr. Die Krebszelle ist dann resistent gegen alle Medikamente, selbst gegen solche, die zuvor noch nie eingesetzt wurden. Diese Klasse von Transporterproteinen bezeichnet man als MDR-Transporter (für engl. „Multi Drug Resistance").

Wenn es gelingt, mit MDR-Inhibitoren diese Schleusen zu schließen, werden die Medikamente nicht mehr aus der Krebszelle transportiert und können diese weiter angreifen. In vielen Untersuchungen ist dies Anthocyanen gelungen.

Ein wichtiger MDR-Transporter ist BCRP, was für das engl. „Breast Cancer Resistance Protein" steht. Erstmals in Brustkrebszellen gefunden, kommt es ebenfalls im Darm und anderen Organen vor. Seine Aufgabe ist es, Giftstoffe aus der Zelle hinauszutransportieren. Da viele Medikamente von der Zelle als Gift betrachtet werden, werden sie entfernt. Das bedingt höhere Dosierungen, woraufhin der Tumor vermehrt BCRP produziert. Ab einem bestimmten Zeitpunkt werden dann jegliche Medikamente entsorgt.

Das Verhalten der im Rotwein vorkommenden Anthocyane gegenüber BCRP ist vielseitig und hat gerade bei PIWI-Rotweinen, die über Diglukoside verfügen, große Bedeutung. Während Malvidin-diglukosid (Malvin) die BCRP-Schleusen passieren kann, blockiert sein Abbauprodukt Malvidin-glukosid (Oenin) die BCRP-Schleusen und wirkt als BCRP-Inhibitor. Beim Cyanidin verhält es sich jedoch umgekehrt. Cyanidin-diglukosid ist ein BCRP-Inhibitor, während sein Abbauprodukt Cyanidin-glukosid die BCRP-Schleuse problemlos passieren kann.[101]

Nur in PIWI-Rotweinen liegt Malvidin-diglukosid (Malvin) vor. Daher verfügt ein PIWI-Rotwein über ein anderes Wirkspektrum als normale Rotweine, die keine Diglukoside aufweisen. Es kommt noch besser! In Darmzellen wird Malvidin-glukosid unter anderem zu Syringasäure und Formylphloroglucinol abgebaut.[102] Beide Substanzen sind für ihre krebshemmenden Eigenschaften bekannt. Auf den synergistischen Effekt von Syringasäure mit Chemotherapeutika wurde bereits bei den Säuren hingewiesen. Malvin und Oenin, die wegen ihrer Glukosebausteine auch durch GLUT-Schleusen in eine Zelle gelangen können, lösen in Krebszellen mehrere sinnvolle Aktionen aus. Im ersten Schritt blockiert Oenin die BCRP-Schleusen, wodurch sich die Wirkung der Abbauprodukte des Oenins vervielfältigt, da sie nicht mehr ausgeschleust werden können. Malvin verhält sich in diesem Fall als Prodrug, weil es erst in der Zelle zu Oenin abgebaut wird. Dieser Sachverhalt ist in Abbildung 7.11 zusammengefasst und verdeutlicht die Dosis-Wirkung-Beziehung. Nur wenn ausreichend Malvin und Oenin vorliegen, wird es gelingen, alle BCRP-Schleusen zu blockieren. Den Abbau zu Syringasäure und Formylphloroglucinol bewerkstelligen nicht nur die Darmbakterien. Er startet bereits bei der Lagerung des Rotweins.[103] Somit liegen die Wirkstoffe schon zum Teil im Wein vor.

Die Inhibierung von BCRP ist aus einem weiteren Grund wünschenswert. Man findet es vermehrt in bestimmten Tumor-Stammzellpopulationen. Das führte zu einer Tumor-Stammzellenhypothese, der zufolge sich ein Tumor nur vergrößert, wenn ausreichend Tumor-Stammzellen vorliegen. Wenn es nach einer Krebstherapie zum Rezidiv kommt, sind die überlebenden Tumor-Stammzellen für das erneute Wachstum des Krebses verantwortlich. Deshalb sind BCRP-Inhibitoren bedeutsam. Sie unterstützen nicht nur Krebsmedikamente, indem sie deren Ausschleusen verhindern, sie unterdrücken auch das Wiederkehren des Krebses.

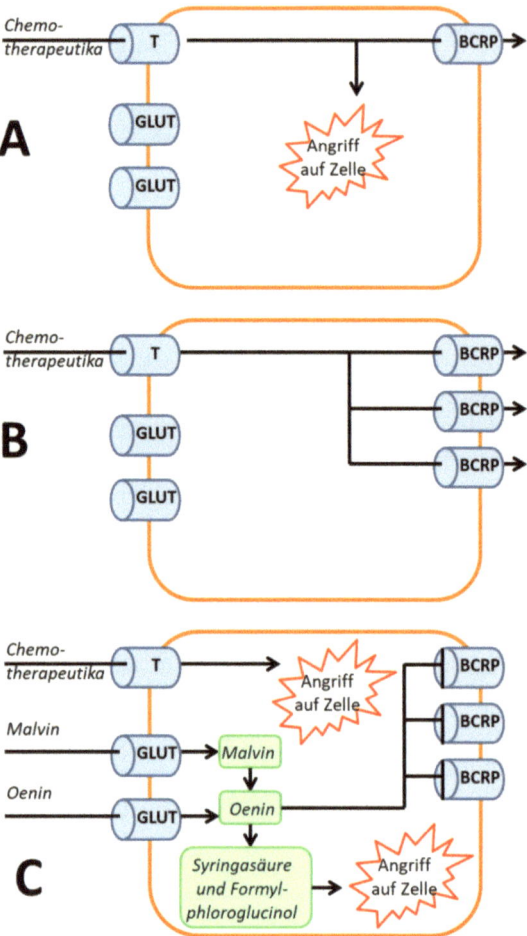

Abbildung 7.11: Die Bedeutung von BCRP-Inhibitoren. A: Chemotherapeutika gelangen durch Transporterproteine T in die Krebszelle. Bei der ersten Chemotherapie attackiert der größte Teil davon die Zelle und ein kleiner Anteil wird durch BCRP-Schleusen entsorgt. B: Wird eine Krebszelle wiederholt mit Chemotherapeutika konfrontiert, bildet sie vermehrt BCRP-Proteine auf ihrer Oberfläche aus. Ab einer bestimmten Anzahl werden generell alle Medikamente entsorgt. Die Krebszelle wird medikamentenresistent. C: BCRP-Inhibitoren, wie beispielsweise Oenin, verstopfen die Schleusen und die Medikamente greifen die Krebszelle wieder an. Synergistisch unterstützen die Abbauprodukte des Oenins die Wirkung der Therapeutika.

Die Zukunft wird zeigen, welche Anthocyane in welchen Mengen für die Krebsbehandlung besser geeignet sind. Da ihr Gehalt mit der Lagerung abnimmt, sind Rotweine, die über größere Ausgangsmengen verfügen, länger und besser wirksam. Interessanterweise verschwinden die Anthocyane nicht einfach während der Lagerung. Vielmehr dienen sie als Ausgangssubstanzen für weitaus wirksamere Verbindungen. Das führt zum nächsten Kapitel, in dem das krebshemmende Potential von Substanzen, die während der Lagerung entstehen, ergründet wird.

7.7 Während der Lagerung entstehende Wirkstoffe

Die Zusammensetzung und Qualität eines Rotweins sind nicht zum Zeitpunkt, an dem die Flasche (hoffentlich) verkorkt wird, festgelegt. Während der Lagerung verändert sich die Komposition der Weininhaltsstoffe kontinuierlich weiter. Es bilden sich neue Inhaltsstoffe, die entweder durch den langsamen Abbau von Weininhaltsstoffen entstehen, oder durch Synthese von Stoffen, die erst während der Lagerung zueinander finden. In der Regel wird der Rotwein mit der Lagerung besser, weshalb qualitativ hochwertige Rotweine oft fünf Jahre und länger gelagert werden. Es gibt Menschen, die den künftigen Zugewinn bereits zu Beginn der Lagerung „erschmecken" können. Ihre Prognose wird von Genießern geschätzt, die sich mit einem jungen, noch günstigen Rotwein eindecken, bevor er nach Jahren der Lagerung zu einem stolzen Preis in den Handel gelangt. Die Veränderungen des Weins sind nach der Lagerung nicht abgeschlossen und setzen sich beim Öffnen der Flasche mit der Berührung durch Sauerstoff weiter fort. In der Zeit zwischen dem ersten und dem letzten Glas aus der Rotweinflasche laufen chemische Prozesse ab, die gustatorisch wahrnehmbar sind, wie jeder Weinkenner bestätigen wird. Sind diese Inhaltsstoffe, die während der Lagerung entstehen, unter pharmakologischen Gesichtspunkten von Bedeutung sind?

Ellagsäure

Die positive Wirkung von Schwarzen Himbeeren bei Darmkrebs

wurde mit der außergewöhnlichen Menge an Chrysanthemin (Cyanidin-Glukosid) erklärt. Das ist richtig, aber nicht vollständig. Schwarze Himbeeren enthalten auch große Mengen an Ellagsäure, etwa 380 Milligramm pro Kilogramm, deren krebsvorbeugende und krebsbekämpfende Wirkung bekannt ist.[104] Weinfreunde werden da hellhörig, denn Ellagsäure kann im Rotwein in größeren Mengen vorkommen.

Ellagsäure entsteht aus Gallussäure, die im 7. Kapitel bei den Hydroxybenzoesäuren vorgestellt wurde. Gallussäure ist für die Barrique-Note im Rotwein verantwortlich. Ellagsäure kommt im Eichenholz vor und wird während der Lagerung vom Rotwein aus den Eichenfässern extrahiert. In Rotweinen mit zugesetzten Eichenchips finden sich ebenfalls erhöhte Mengen an Ellagsäure, in der Regel halb so viel wie in Rotweinen aus Eichenfässern.

In Rotweinen liegen Gallussäure in der Größenordnung von 130 Milligramm pro Liter und Ellagsäure in der Größenordnung von 70 Milligramm pro Liter vor.[105] Man könnte sich größere Mengen wünschen. Diese sind auch vorhanden, allerdings haben sich Gallussäure und Ellagsäure während der Lagerung „versteckt". Sie finden sich im Wein in einer Gruppe von Polyphenolen, die als Tannine bekannt sind.

Tannine
Tannine reagieren wegen ihrer phenolischen Hydroxygruppen sauer. Deshalb verwendete man sie schon früh als Gerbsäuren in der Lederindustrie. Sie wirken auf die Schleimhäute zusammenziehend (adstringierend) und weisen einen herben Geschmack auf. In Pflanzen wirken sie als natürliche Abwehrstoffe gegen mikrobielle Erreger und Schädlingsbefall. Sie wurden lange Zeit als unerwünschte Nahrungsinhaltsstoffe für die menschliche Ernährung betrachtet, da sie mit Proteinen Komplexe bilden und die Bioverfügbarkeit von Vitaminen beeinträchtigen können. Da Vitamine und Antioxidantien in der Krebstherapie fälschlicherweise überbewertet wurden, muss die Rolle der Tannine neu überdacht werden. Man hat zudem erkannt, dass Tannine antimutagen und anticancerogen wirken und eine wichtige Rolle bei der Krebstherapie übernehmen können.

Unter   dem   Oberbegriff   Tannine   werden   zwei   Gruppen zusammengefasst.

Die Vertreter der ersten Gruppe zerfallen in wässrigem Milieu wieder in ihre Bestandteile, weshalb man sie als „Hydrolysierbare Tannine" bezeichnet. Zu ihr gehören Verbindungen, die durch Umsetzung von Glukose mit Gallussäure oder Ellagsäure entstanden sind und als Gallotannine bezeichnet werden. Gallotannine sind ein wertvolles Depot für Gallussäure. Ansonsten spielt diese Gruppe für unsere Überlegungen keine große Rolle. Da der ideale Rotwein ohnehin keinen Restzucker aufweisen sollte, fehlt diesen Tanninen die Grundlage zur Bildung. Ohnehin werden die Esterbindungen im Magen gespalten und dadurch Gallussäure oder Ellagsäure wieder freigesetzt.

Interessanter ist die zweite Gruppe, die aus den Flavanolen Catechin und Epicatechin gebildet werden. Beide Flavanole haben die Eigenschaft zu polymerisieren. Dabei entstehen stabile Bindungen, die sich im wässrigen Milieu nicht mehr zerlegen lassen, weshalb man diese Gruppe als „Nichthydrolysierbare Tannine" bezeichnet. Sie reagieren untereinander zu Oligomeren und können es so auf eine beachtliche Moleküllänge bringen. Tannine dieser Gruppe werden auch als Procyanidine bezeichnet und oft als OPC (Oligomere Procyanidine) abgekürzt. Die Bedeutung des Epicatechins ragt heraus, weil es außergewöhnliche krebshemmende Eigenschaften vor als auch nach der Polymerisation aufweist. Zunächst steht die Betrachtung von Epicatechin im Vordergrund, die der Oligomere schließt sich an.

Epicatechin
Die Kuna-Indianer, die auf den Inseln vor der Küste Panamas leben, sind bemerkenswert gesund. Ihre Raten, an Schlaganfall, Herzinfarkt, Diabetes, Demenz oder Krebs zu erkranken liegen nur bei 10 Prozent der Normalbevölkerung. Sie leben zudem deutlich länger als andere Panamesen. Gene als Ursache konnten ausgeschlossen werden. Wenn sie auf das Festland zogen und eine westlich orientierte Ernährung übernahmen, stieg das Krankheitsrisiko auf das gewöhnliche Maß. Der relevante Unterschied liegt in der Ernährungsumstellung: Auf den Inseln trinken die Kuna-Indianer täglich 3-4 Tassen dunklen Kakao, was sie auf dem Festland nicht machen.[106] Auf der Suche nach dem verantwortlichen Wirkstoff im Kakao wurde man schnell fündig. In

einem Kilogramm unfermentierter Kakaobohnen befinden sich ungefähr 150 Gramm Polyphenole, davon ist ein Drittel Epicatechin. Bei einem Konsum von drei Tassen pro Tag und 10 Gramm Kakao pro Tasse addiert sich die Epicatechin-Menge auf 1.500 Milligramm. Normale Rotweine können da nicht mithalten. PIWI-Rotweine jedoch spielen in einer anderen Liga, da sind Polyphenol-Mengen von 3 000 Milligramm und Epicatechin-Mengen um 1 000 Milligramm pro Liter keine Seltenheit. Macht der Alkoholgehalt einen Unterschied? Traditionell versüßen die Kuna-Indianer ihren bitteren Kakao mit Bananen, die beachtliche Mengen Alkohol enthalten. Die Unterschiede zwischen Kakao- und Rotweinkonsum verschwinden so zunehmend.

Die gesundheitsfördernde Wirkung des Kakaos bestätigen zahlreiche Studien mit Kakao und Epicatechin. Epicatechin wirkt bei vielen Krankheiten präventiv und hat ein riesengroßes Potenzial als Antikrebsmittel. Dabei bringt es gegen Krebszellen ein ganzes Arsenal an Wirkmechanismen[107] in Stellung:

- Epicatechin wirkt entzündungshemmend. Entzündungen spielen in allen Entwicklungsstadien von Krebs eine Rolle.
- Epicatechin inhibiert das Protein $NF_{-K}B$. In einer Krebszelle führt $NF_{-K}B$ zu Zellwachstum und zur Bildung neuer Blutgefäße. Die Apoptose wird unterdrückt, das Immunsystem gehemmt und die Metastasenbildung erleichtert. Als $NF_{-K}B$–Inhibitor schadet Epicatechin der Krebszelle somit auf mehreren Wegen. Im Kampf gegen Krebszellen wird es von weiteren $NF_{-K}B$ -Inhibitoren im Rotwein, wie Resveratrol und Quercetin, unterstützt.
- Epicatechin inhibiert die Proteinkinasen B. Diese Enzyme übertragen eine Phosphatgruppe auf andere Proteine und sind in Tumorzellen häufig überaktiv. Alle drei Proteine werden von Epicatechin inhibiert.
- Epicatechin inhibiert die Proteine der Erk-Gruppe. Diese sind bei der Veränderung von normalen Zellen zu Krebszellen beteiligt.
- Epicatechin inhibiert Histon-Deacetylasen. Durch die Inhibierung lassen sich Tumorsuppressorgene wieder aktivieren.

- Epicatechin verschiebt den Glukose-Abbau zugunsten des EMP-Weges wodurch weniger Methylglyoxal anfällt. Die Radikalbildung wird angekurbelt und drängt die Krebszelle in die Apoptose.
- Epicatechin ruft in gesunden Zellen eine ausgeprägte Schutzreaktion hervor. Alle vorgestellten Mechanismen werden in gesunden Zellen nicht beobachtet. Dieses Verhalten gleicht dem von Resveratrol, das in gesunden Zellen Radikale vernichtet und in Krebszellen Radikale produziert. Diese Übereinstimmung bedarf noch der Bestätigung, ist aber mit Blick auf die Struktur von Epicatechin naheliegend.

Polymerisation der Flavanole
Die Polymerisation der Flavanole beginnt bereits in der Traube. Im Traubensaft können die ersten Vertreter, die sogenannten Dimere, nachgewiesen werden. Reagiert ein Molekül Epicatechin mit einem Molekül Catechin entsteht das Dimer B1, reagiert ein Molekül Epicatechin mit einem weiteren Molekül Epicatechin entsteht das Dimer B2, usw. Während der Lagerung kommt es zu weiteren Verknüpfungen. Aus den Dimeren (zwei Bausteine) werden Trimere (drei Bausteine), danach Tetramere (vier Bausteine), usw. Rotweine mit größeren Flavanol-Mengen erhalten diese Polymerisationsreaktion länger aufrecht. In lange gelagerten Rotweinen finden sich Polymere mit bis zu 100 Bausteinen. Die Reaktion kommt zum Erliegen, wenn keine Flavanole mehr im Wein vorhanden sind.

Spätestens jetzt sollte der Rotwein getrunken werden. Es ist gerade diese Polymerisation der Flavanole zu den Tanninen, die ihn vor Sauerstoff geschützt hat. Für die Verknüpfung zwischen zwei Bausteinen muss ein Baustein zunächst oxidiert werden, bevor sie unter Wasserabspaltung zustande kommt. Solange die Polymerisation läuft, ist der Rotwein vor Sauerstoff geschützt, danach nicht mehr. Die geschmacklichen Veränderungen während der Lagerung sind wesentlich auf diese Polymerisation zurückzuführen. Ist die Polymerisation abgeschlossen, ist nicht mehr mit einer geschmacklichen Verbesserung zu rechnen. Im Gegenteil, ab diesem Zeitpunkt gewinnt der Sauerstoff die Oberhand und der Rotwein verliert an Geschmack.

Aus diesen Betrachtungen lassen sich erste Schlussfolgerungen ziehen. Der Gehalt an Catechin und Epicatechin im Traubenmost lässt bereits Rückschlüsse auf die Lagerfähigkeit zu. Rotweine mit höherem Flavanol-Gehalt sind länger lagerbar. Rotweine wie Petit Syrah, Egiodola und Cabernet Sauvignon sind deshalb deutlich länger haltbar (Tabelle 7.5). Sie verfügen bereits zum Startpunkt über einen größeren Oxidationsschutz. Die Rotweine mit höherem Flavanol-Gehalt bilden in Laufe der Lagerung einen höheren Anteil an längerkettigen Tanninen aus.

Tabelle 7.5: Gehalt an den Tannin-Bausteinen Catechin und Epicatechin, sowie deren Reaktionsprodukte untereinander (Dimer B1 - B4) in Rotweinen. Die Daten wurden der Datenbank phenol-explorer.eu entnommen. Die Werte für die PIWI-Rotweine Regent und Cabernet Cortis wurden aus den Werten für frische Trauben (Ref.[108]) umgerechnet (Annahme: 100 Kilogramm Trauben ergeben 78 Liter Wein).

	Internationale Rotweine			Regent	Cabernet Cortis
	Min. [mg/L]	Ø [mg/L]	Max. [mg/L]	[mg/L]	[mg/L]
Catechin (Cat.)	14	68	390 Petit Syrah	46	27
Epicatechin (Epi.)	0	38	165 Egiodola	654	982
Dimer B1 (Epi.-Cat.)	22	41	140	14	18
Dimer B2 (Epi.-Epi.)	4	50	90 Syrah	143	148
Dimer B3 (Cat.-Cat.)	0	95	120	Keine Angabe	Keine Angabe
Dimer B4 Cat.-Epi.)	0,1	73	113 Egiodola	102	54

Die krebsbekämpfende Wirkung der Procyanide ist wissenschaftlich belegt. Selbst für den bislang schwer zu heilenden Krebs der Bauchspeicheldrüse konnten in klinischen Studien erste Erfolge erzielt werden. Moderater Konsum von Procyanidinen senkte dort das Krebsrisiko um 25 Prozent.[109] Allein aus diesem Grund lohnt es sich, die Vertreter dieser Gruppe etwas genauer anzuschauen. Die Bioverfügbarkeit der Procyanidine wird von deren Größe beeinflusst. Dimere werden direkt über die Darmschleimhaut absorbiert, während größere Moleküle zunächst von den Darmbakterien abgebaut werden. Procyanidine mit unterschiedlicher Verteilung der Tannine rufen unterschiedliche Wirkungen hervor.

Die meisten Untersuchungen setzen OPC aus Traubenkernen ein. Diese enthalten stets Mischungen (zum Beispiel: 17 Prozent Dimere, 16 Prozent Trimere, 13 Prozent Tetramere, der Rest sind längerkettige Homologe), was keine Rückschlüsse auf die einzelnen Verbindungen zulässt. Solche Mischungen konnten schon das Onkogen bcl-2 inhibieren und die Apoptose von Darmkrebszellen auslösen.[110]

Nachdem es gelang, die einzelnen Oligomere synthetisch herzustellen, wurde deren Wirkung gezielt überprüft. Die Studien an Prostatakrebszellen offenbaren ein hochinteressantes Resultat. Die Forscher konnten Onkogene, Zellwachstum und Metastasierung unterdrücken, jedoch nicht mit allen eingesetzten Procyanidinen. Die positiven Ergebnisse erhielten sie nur für Oligomere, in denen mindestens vier Bausteine Epicatechin hintereinander aufgereiht waren. Der kleinste Vertreter dieser Gruppe ist das Tetramer, das nur aus vier Bausteinen Epicatechin besteht und unter dem Namen Cinnamtannin A2 (Abbildung 7.12) bekannt ist. Lediglich für diese größeren Epicatechin-Oligomere fand man signifikante antitumorigene Aktivitäten, hingegen nicht für die entsprechenden Catcchin-Gegenstücke.[111] Das Resultat überraschte selbst die Forscher. Catechin ist im Wirkstoff des grünen Tees Epigallocatechingallat (EGCG) vorhanden, dem beachtliche Antikrebswirkungen nachgesagt werden. Aus diesem Grund fügten sie EGCG in ihre Versuchsreihen ein. Das Resultat: EGCG erreicht nicht annähernd die Wirksamkeit der Epicatechin-Oligomere.

Für den richtigen Rotwein gegen Krebs hat dieser Befund

Konsequenzen. Der gesamthafte Flavanol-Gehalt ist demnach nicht mehr relevant. Vielmehr muss der Rotwein über eine ausreichende Menge an Epicatechin verfügen, so können während der Lagerung die benötigten Oligomere entstehen. Dabei darf Catechin nicht eingreifen. Wenn dieses in die Kette eingebaut wird, verliert das Oligomer an Wirksamkeit.

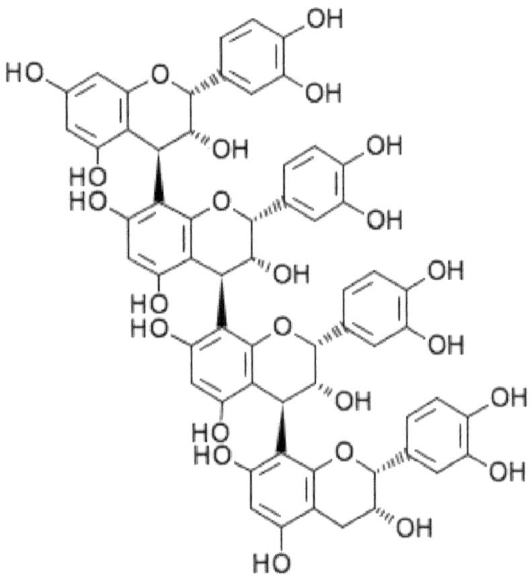

Abbildung 7.12: Struktur von Cinnamtannin A2 (Epicatechin-Tetramer oder Epi.-Epi.-Epi.-Epi.), das im Rotwein und in schwarzer Schokolade in beachtlichen Mengen enthalten ist.

Die PIWI-Rotweine Regent und Cabernet Cortis ragen enorm heraus. Beide Rotweine verfügen über einen hohen Polyphenolgehalt, was sich in einem erhöhten Anteil an Flavanolen niederschlägt. Die Epicatechin-Mengen in der Größenordnung von 1 000 Milligramm pro Liter übertreffen alle Erwartungen (Tabelle 7.5). Mehr noch, die Bildung von Catechinen ist in beiden Rotweinen weniger begünstigt. Während man in fast allen Rotweinen mehr Catechine als Epicatechine findet, kehrt sich dieser Befund für die beiden PIWI-Rotweine in das Gegenteil um. Cabernet Cortis scheint dieses Phänomen sogar auf die Spitze zu treiben. Die Diskrepanz zwischen Catechin und Epicatechin ist hier am größten. Cabernet Cortis wird in der deutschen Weinlandschaft leider noch stiefmütterlich behandelt und ist im Handel kaum vertreten. Wer sich mit dem Epicatechin-Tetramer versorgen möchte, muss oft auf eine andere Quelle ausweichen. In einer Tafel schwarzer Schokolade finden sich immerhin 86 Milligramm Cinnamtannin A2.

Bei den Resveratrol-Oligomeren wurde die Klasse der Amurensine vorgestellt, die in der Wildrebe Vitis amurensis gefunden wurden. Höchstwahrscheinlich liegen sie auch im PIWI-Rotwein Cabernet Cortis vor, da dieser Gene von Vitis amurensis enthält. Diese Gene sind definitiv für die Bildung von Anthocyanen mit zwei Glukosebausteinen verantwortlich und der Grund für die außergewöhnliche Menge an Malvin, die in normalen Rotweinen nicht anzutreffen ist. Vitis amurensis macht darüber hinaus auf sich aufmerksam. Neben den Procyanidinen findet man gleich große Mengen an Prodelphinidinen, die durch Polymerisation des Flavanols Epigallocatechin entstehen. Diese Prodelphinidine besitzen ebenfalls krebshemmende Eigenschaften.[112] Die qualitative und quantitative Analyse aller Inhaltsstoffe in Cabernet Cortis ist dringend geboten.

Acutissimin A
In der Krebsforschung ist es nicht ungewöhnlich, dass vermeintlich gesicherte Erkenntnisse später neu interpretiert werden müssen. So verhält es sich auch mit den hydrolysierbaren Gallotanninen und den vermeintlich hinderlichen Catechinen. Das gilt insbesondere für Gallotannine, die nicht im Wein, jedoch im Eichenfass oder im Korkstopfen vorkommen. Diese Gallotannine können mit Catechin reagieren und beachtliche Antikrebswirkstoffe produzieren.

Im Jahr 2003 wird an der Universität Bordeaux die Substanz Acutissimin A aus Cabernet Sauvignon und Merlot isoliert[113] und ihr Ursprung nachvollzogen.[114] Acutissimin A entsteht aus dem im Rotwein vorhandenen Flavanol Catechin und dem im Eichenfass vorhandenen

Gallotannin Vescalagin. Vescalagin besteht aus einem Glukose und fünf Gallussäure-Bausteinen, die miteinander verknüpft sind. Durch die Lagerung wird das Vescalagin aus dem Eichenholz extrahiert und reagiert mit dem Catechin zu Acutissimin A.

Im Weinbaugebiet Bordeaux werden große Flächen mit Cabernet Sauvignon und Merlot bewirtschaftet. Deshalb lag es dort nahe, diese Sorten zu untersuchen. Zum Glück, denn der Catechin-Anteil in diesen beiden Rotweinen ist mit 130 Milligramm pro Liter fast doppelt so hoch wie der Durchschnitt aller Rotweinsorten. Es gibt sogar Rotweine mit nur 14 Milligramm pro Liter (Tabelle 7.5).

Die Wirkung von Acutissimin A als Topoisomerase II-Hemmer ist überwältigend. Topoisomerase II-Inhibitoren hemmen das Protein Topoisomerase, das für die DNA-Synthese gebraucht wird, und sind somit wertvolle Zytostatika in der Krebstherapie. Etoposid ist der Goldstandard in dieser Wirkstoffklasse und in der Behandlung von Hodenkrebs. In über 95 Prozent aller Fälle kann dieser Krebs geheilt werden.

Die Wirkung von Acutissimin A als Topoisomerase II-Hemmer ist sogar 250-mal stärker als diejenige von Etoposid!

Reicht der Gehalt an Acutissimin A im Cabernet Sauvignon oder Merlot aus, um auf Krebszellen einzuwirken? Nach der Lagerung im Eichenfass wurde ein Gehalt von 0,4 Milligramm Acutissimin A pro Liter gefunden. Bei Lagerung des Weins mit gerösteten Eichenchips fand man nur halb so große Werte.[115] Zwar klingen 0,4 Milligramm pro Liter nach wenig, jedoch wirkt Acutissimin A 250-mal stärker als Etoposid. Bei einer durchschnittlichen Etoposid-Therapie werden 425 Milligramm Etoposid über einen Zeitraum von fünf Tagen intravenös appliziert. Dabei handelt es sich um ein Konzentrat, das in Alkohol (!) gelöst ist. Von dem 250-mal stärkeren Acutissimin A bräuchte man nur 1,7 Milligramm. Das entspricht einer Weinmenge von 0,85 Liter pro Tag während 5 Tagen. Das ist zwar eine beachtliche Menge, aber für den geübten Weintrinker in dem Fall durchaus machbar. Vescalagin kommt zudem im Korkstopfen vor. Es kann während der Flaschen-Lagerung freigesetzt werden und mit dem Catechin zu Acutissimin A reagieren.[116] Der Gehalt an Acutissimin A dürfte in gelagerten Rotweinflaschen deshalb grösser sein.

Nicht zu vergessen ist, dass Resveratrol in Cabernet Sauvignon und Merlot ebenfalls in größeren Mengen vorkommt. Wenn Resveratrol die Wirkung von Acutissimin A ähnlich verbessert wie von Doxorubicin, reduziert sich die Menge des „richtigen" Weins sogar auf ein Glas pro Tag. Da nimmt sich ein Rotwein aus anderen Rebsorten, der in einem Edelstahltank reifte und in einer Flasche mit Drehverschluss abgefüllt wurde, wie ein Placebo aus. Unbeantwortet bleibt noch die Frage, ob der „frühe kontinuierliche" Genuss eines Chemotherapeutikums bei einer Krebserkrankung die Krebszellen schneller resistent macht. Das Gegenteil könnte sich jedoch herausstellen. Vielleicht wendet man in Frankreich unbewusst über viele Jahre eine Therapieform an, die derzeit als metronomische Therapie Schlagzeilen macht. Die metronomische Therapie erreicht anstelle kurzzeitig hoher Dosen durch kontinuierliche niedrig dosierte Verabreichung eines Chemotherapeutikums einen stabilen Krebszustand.

Kommen wir abschließend auf den Wermutstropfen bei Acutissimin A zu sprechen. Bereits Anfang der 1990er Jahre wurde auf die zytotoxische Wirkung hingewiesen.[117] Die Substanz ist damit öffentlich bekannt und nicht mehr zu patentieren. Deshalb wird sich keine Pharmafirma finden, die klinische Studien dazu finanzieren und durchführen wird. Wenn es unmöglich ist, ein Stoffpatent zu erhalten, kann man versuchen, ein Verfahrenspatent zu bekommen. In diese Kategorie gehört ein Patentantrag aus dem Jahr 2008, die Zugabe von Korkstückchen während der Weinlagerung zu schützen.[118] Durch den zerkleinerten Kork konnte der Gehalt von Acutissimin A im Wein erhöht werden. Die Gründe für das Zurückziehen des Antrags sind nicht bekannt. Vielleicht war den Autoren entgangen, dass der Vorgang für Korkstopfen bereits 2003 beschrieben wurde. Für zerkleinerte Korken ist Vergleichbares zu erwarten. Für naheliegende Verbesserungen gibt es keinen Patentschutz.

Der Versuch, über einen Umweg Acutissimin A in die Krebstherapie einzuschleusen, könnte erfolgreich sein. Im Juni 2021 wurde ein Patentantrag für ein neues Verfahren zur Behandlung von Krebspatienten veröffentlicht. Bei dieser Therapie werden Krebszellen mit einer

Komposition aus einem Tensid und einer Gallensäure behandelt[119] und positive Resultate gefunden. Die Wirkung verbesserte sich deutlich, wenn die Komposition zusammen mit einem Chemotherapeutikum verabreicht wurde. In der Liste der möglichen Chemotherapeutika wird Acutissimin A explizit erwähnt. Es wird spannend bleiben, ob das Patent erteilt wird und Acutissimin A über diesen Umweg in die Krebstherapie gelangt, oder ob der Patentantrag scheitert, wie derjenige über den Einsatz von Korkstückchen bei der Weinlagerung.

Rotweinkenner, die Flaschen einige Stunden vor dem Genuss öffnen oder dekantieren, um den Wein „atmen" zu lassen, sollten darüber nachdenken. Durch den Sauerstoff aus der Luft kommt es zur Oxidation von Acutissimin A und zur Bildung von Mongolicain.[120] Über dessen Wirkung ist nichts bekannt.

Pyranoanthocyane

Nach fünf Jahren Lagerung sind in Rotweinen mit geringem Polyphenolgehalt fast keine Anthocyane mehr vorhanden. Bei einem bereits beschriebenen Abbauweg werden, nach der Spaltung der Glykosidbindung, die instabilen Anthocyanidine in Tannin-Oligomere eingebaut.

Bei einem anderen Abbauweg kommt es zu einer Reaktion zwischen einem Anthocyan und einer Säure im Wein. Allerdings reagieren die Säuren nicht mit dem Zuckerbaustein (siehe Kapitel 7.4), sondern mit dem Anthocyanidin-Baustein zu Pyranoanthocyanen. Bei dieser Reaktion wird ein Pyran-Ring gebildet, daher der Name.

Die wichtigsten Säuren im Rotwein für die Bildung der Pyranoanthocyane sind die reichlich vorhandenen Hydroxyzimtsäuren. Beim Anthocyan handelt es sich mehrheitlich um Oenin (Malvidin-Glukosid), da es eine exponierte Stellung in Rotweinen hat. Nur seine Abbauprodukte werden in nennenswerten Milligramm-Mengen pro Liter gebildet. Die beiden häufigsten Pyranoanthocyane sind somit Vitisin A und Pinotin A (Abbildung 7.13). Vitisin A entsteht aus Oenin und Brenztraubensäure, teilweise schon während der Gärung. Pinotin A entsteht aus Oenin und Kaffeesäure. Das Besondere an diesen

Pyranoanthocyanen ist ihre Stabilität. In überlagerten Rotweinen, die nicht mehr genießbar sind, stellen sie sogar die wesentlichen Abbauprodukte dar.

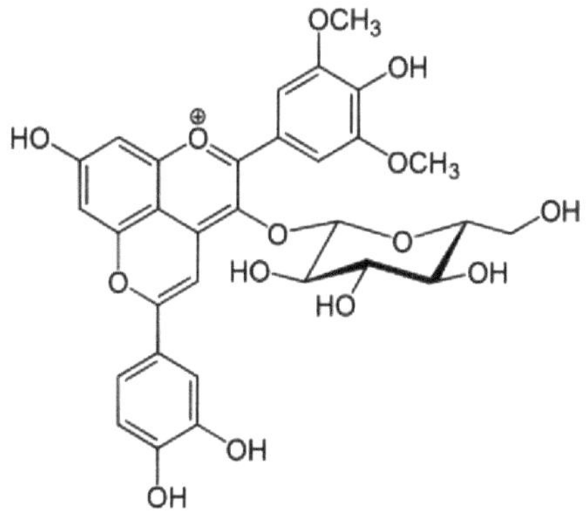

Abbildung 7.13: Struktur von Pinotin A, des Reaktionsprodukts von Oenin (Malvidin-Glukosid) und Kaffeesäure

Die Pyranoanthocyane sind noch nicht lange bekannt, weshalb die Krebsforschung mit diesen Verbindungen in den Anfängen steckt. Aber mit ihnen ist zu rechnen. In Versuchen mit Brustkrebszellen konnten Pyranoanthocyane sehr gut resorbiert werden und das Wachstum der Krebszellen hemmen.[121] In Studien mit Krebszellen des Gebärmutterhalses bewirkten die Pyranoanthocyane die Ankurbelung des Tumorsuppressors p53 und die Apoptose.[122] In den Untersuchungen wurden nicht nur die Pyranoanthocyane, sondern zum Vergleich auch die entsprechenden Anthocyane und Anthocyanidine mit eingesetzt. In allen Studien waren die Pyranoanthocyane in ihrer Wirkung den Anthocyanen und Anthocyanidinen weit überlegen. Der Abbau der Anthocyane während der Lagerung ist kein Rückschlag, da die aus ihnen entstehenden Pyranoanthocyane wirksamere Verbindungen darstellen. Ein gelagerter Rotwein ist einem Jungwein geschmacklich und in seiner pharmakologischen Wirkung stets überlegen.

Fazit

Die pharmakologischen Betrachtungen der Flavonoide im Rotwein kommen zum gleichen Fazit wie bei den Säuren im Wein. Fast alle Flavonoide zeigen krebsspezifische Wirkungen. Erneut fallen Verbindungen auf, die durch Radikalbildung den Kampf gegen Krebs unterstützen. Und einmal mehr werden die meisten positiven Befunde beim Darmkrebs verzeichnet. Aus diesem Grund wird Darmkrebs im nächsten Kapitel gesondert besprochen.

Kapitel 8: Darmkrebs

In dem wir sehen, dass die Umstellung auf moderaten Zucker-und Rotweinkonsum das Risiko für Darmkrebs signifikant reduziert.

> *„Die größten Dinge auf der Welt werden durch andere zuwege gebracht, die wir nichts achten, kleine Ursachen, die wir übersehen, und die sich endlich häufen."*
>
> Georg Christoph Lichtenberg

Die Situation zum Darmkrebs ist absurd. Darmkrebs stellt weltweit die zweithäufigste Krebserkrankung dar. Laien könnten daraus den Schluss ziehen, dass die Ursache unklar ist und es nur begrenzte Möglichkeiten zur Prävention und Therapie gibt. Das genaue Gegenteil ist der Fall! Darmkrebs gehört zu den wenigen Krebsformen, deren Entstehung und Entwicklung sehr gut bekannt sind. Für diesen Krebs gibt es eine ausgezeichnete Früherkennung. Wenn er „früh" genug erkannt wird, lässt er sich schon bei der Vorsorgeuntersuchung innerhalb weniger Minuten entfernen. Der Begriff „früh" ist in dem Fall relativ. Die Entwicklung von Darmkrebs benötigt ungefähr 15 Jahre. Bei Darmspiegelungen (für Männer ab dem 50. und Frauen ab dem 55. Lebensjahr empfohlen[1]) im Abstand von 10 Jahren können die meisten Krebsvorstufen erkannt und beseitigt werden. Leider wird diese Möglichkeit nicht in gewünschtem Maß angenommen.

Ein Merkmal des Darmkrebses besteht darin, dass für die Entwicklung äußere Faktoren wie Ernährung und Lebensstil eine sehr wichtige Rolle spielen. Für Experten sind die äußeren Faktoren für 55 Prozent aller Fälle verantwortlich.[2] Das lässt den Umkehrschluss zu, dass durch gezielte Ernährung und Lebensweise mehr als die Hälfte aller Darmkrebsfälle vermieden werden können! Dabei sind vermutlich 32 Prozent auf Übergewicht und mangelnde Bewegung sowie 20 Prozent auf Rauchen zurückzuführen. Mit anderen Worten: Für jeden dritten Darmkrebs ist übermäßiger Zuckerkonsum, für jeden fünften Darmkrebs Rauchen verantwortlich.

Der Anteil zur Prävention durch Obst und Gemüse fällt bescheiden aus. Die Evidenz für ihren protektiven Charakter ist vergleichsweise gering. Das überrascht nicht, auf die geringe Resorption von Flavonoiden aus diesen Nahrungsmitteln wurde des Öfteren hingewiesen. Für die in Alkohol gelösten Inhaltsstoffe des Rotweins sieht die Bilanz deutlich besser aus. Weshalb sich diese gerade beim Darmkrebs synergistisch ergänzen, zeigt ein Blick auf die Entwicklungsstadien des Darmkrebses. Die Kombination der Inhaltsstoffe des Rotweins greift in alle Schlüsselschritte ein und attackiert den Krebs.

8.1 Entstehung von Darmkrebs

Etwa 75 Prozent der Darmkrebsfälle treten sporadisch in höherem Lebensalter auf. Sie kommen als Einzelfall innerhalb einer Familie vor und sind nicht erblich. Bei etwa 20-25 Prozent der Fälle findet man ohne klar erkennbaren Erbgang eine familiäre Häufung der Erkrankung im mittleren bis höheren Lebensalter. Hier vermutet man mehrere Faktoren, zu denen neben genetischen Veranlagungen auch Umweltfaktoren gehören. Bei 3-5 Prozent der Fälle liegen erbliche Formen im engeren Sinne vor. Eine dieser erblichen Formen ist die „Familiäre adenomatöse Polyposis" (FAP). Hier liegt die Mutation in einem Gen, das man als *apc*-Gen (für Adenomatöses Polyposis Coli Gen) bezeichnet. Werden die Träger des mutierten *apc*-Gens nicht behandelt, liegt die Wahrscheinlichkeit eines Darmkrebses bei 100 Prozent. Glücklicherweise ist FAP sehr selten, schätzungsweise sind 5-10 von 100 000 Menschen von der *apc*-Mutation betroffen. Für die Entstehung von Darmkrebs spielen erbliche Faktoren eine deutlich kleinere Rolle als äußere Faktoren, für die man selbst verantwortlich ist. Leider wird dieser Sachverhalt in der breiten Öffentlichkeit nicht richtig wahrgenommen. Keine Fälle von Darmkrebs in der näheren Familie verleiten oft zu der irrigen Annahme, genetisch geschützt zu sein.

Darmkrebs ist die Folge eines mehrstufigen Prozesses (Abbildung 8.1). Das erkannten Vogelstein und Fearon anfangs der 90er Jahre. Gene mutieren in einer bestimmten Reihenfolge, die von normaler Dickdarmschleimhaut über ein gutartiges Adenom zu einer schweren

Dysplasie bis hin zum offenen Karzinom führt.[3] Der erste Schritt ist der Verlust des *apc*-Tumorsuppressor-Gens, was zum Verlust des *dcc*-Gens (engl. „deleted in colon cancer") und zur Aktivierung des *ras*-Onkogens führt. Es folgt die Inaktivierung von *p53*, die schließlich zur Karzinombildung führt. Für die biologischen Eigenschaften des Tumors ist die Gesamtheit der Veränderungen und nicht ihre Reihenfolge verantwortlich. Meistens treten die genetischen Veränderungen in der Abfolge wie Abbildung 8.1 auf.

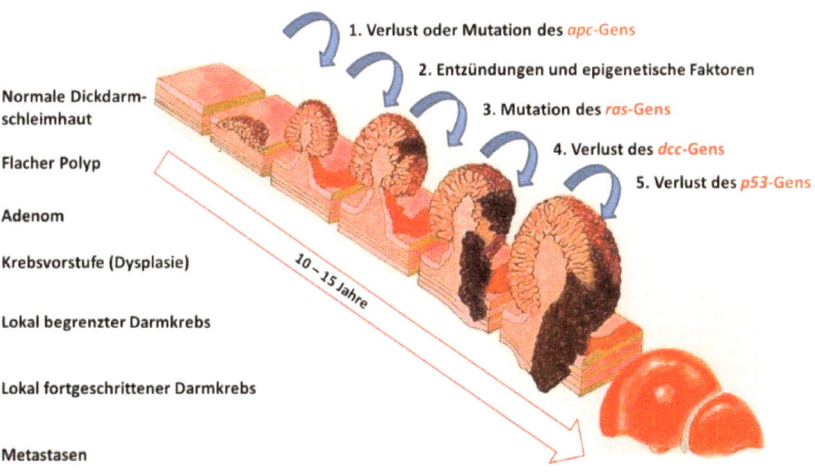

Abbildung 8.1: Darmkrebs entsteht in einem mehrstufigen Prozess, bei dem vier Gene mutiert sind. Abbildung nach Ref.[4] modifiziert.

Durch Verlust oder Mutation des *apc*-Gens wird ein Protein, das für Zellkontakte zuständig ist, nicht vollständig abgebaut. Die Zelle teilt sich unkontrolliert, eine ideale Ausgangsbedingung zur Entwicklung einer Krebs-Zelle. Patienten mit FAP haben deshalb ein nahezu 100-prozentiges Darmkrebsrisiko. Es zeigt sich eindrücklich, weshalb manche Menschen überhaupt oder früher an Darmkrebs erkranken als andere. Der Startschuss für die Entwicklung des Darmkrebses beginnt bei Trägern des mutierten *apc*-Gens bereits bei der Geburt, während er für Nichtträger um 30-40 Jahre verschoben ist.

Das Deutsche Krebsforschungszentrum in Heidelberg untersucht seit Jahren die Inhaltsstoffe des Apfels, um die darmkrebspräventive Wirkung des Apfelsaftes besser zu verstehen. Hierfür setzt man „ApcMin"-Mäuse ein, in denen das *apc*-Gen mutiert vorliegt. Die Tiere sind für die Entwicklung von Tumoren im gesamten Intestinaltrakt prädisponiert und machen sie zu wichtigen Helfern in der Identifizierung darmkrebspräventiver Wirkstoffe. In den Untersuchungen stellte das DKFZ fest, dass freies als auch glykolsiliertes Quercetin im Apfelsaft zu deutlich weniger Tumoren führt.[5]

Ist der Startschuss mit einem defekten *apc*-Gen gefallen, bewirken Entzündungen und epigenetische Faktoren, dass sich aus einem Polypen ein gutartiges Adenom bildet. Aspirin und andere Entzündungshemmer tragen, wenn sie regelmäßig genommen werden, zu einer Verlangsamung dieses zweiten Schrittes bei. Menschen mit überstandenem Herzinfarkt, die prophylaktisch täglich 100 Milligramm Aspirin einnehmen, haben ein deutlich reduzierteres Risiko für Darmkrebs. Auf die gelungene Demethylierung mit dem Extrakt von Schwarzen Himbeeren zur Aktivierung von Tumorsuppressorgenen sei nochmals hingewiesen.

Im dritten Schritt kommt es zur Mutation von *ras*. Dieser Übeltäter, und wie ihm beizukommen ist, wurde in Kapitel 5.2 vorgestellt. Größere Mengen des Mutagens Methylglyoxal, das für die meisten Mutationen von *ras* verantwortlich ist, werden durch übermäßigen Zuckerkonsum produziert. Zuviel Zucker und Übergewicht verursachen somit sehr viele Erkrankungen an Darmkrebs. Es wird verständlich, weshalb Experten auf die hohe Zahl vermeidbarer Darmkrebsfälle kommen. Methylglyoxal wird hervorragend durch die Aminosäure Arginin entschärft, das im Traubensaft reichlich vorhanden ist. „Leider" konsumieren es die Hefebakterien während der Gärung, so dass im Rotwein keine größeren Mengen mehr vorliegen. Arginin, besser noch Citrullin, ist aber in jeder Drogerie erhältlich. Die Entsorgung des Methylglyoxals durch diese beiden Aminosäuren übernimmt, wie in Kapitel 5.1 beschrieben, auch das Medikament Metformin. Die Einnahme von Metformin, unter anderem bei Übergewicht verschrieben, führt zu einem ebenfalls reduzierten Darmkrebsrisiko. Es ist jedoch besser, im Vorhinaus auf übermäßigen Zuckerkonsum zu verzichten und in Maßen Rotwein zu genießen. Beides senkt den Blutzuckerspiegel. Rotweintrinkende werden, statistisch gesehen, dafür mit einer schlankeren Figur belohnt.

Als vierter Schritt, in Abbildung 8.1 eingezeichnet, tritt eine häufige genetische Anomalie bei fortgeschrittenem Darmkrebs auf. Der Verlust des *dcc*-Gens wird vorwiegend bei Darmkrebs gefunden. Die Abkürzung *dcc* steht für engl. „deleted in colorectal cancer". Für den Verlust werden sowohl Mutationen als auch epigenetische Faktoren verantwortlich gemacht. Allerdings scheint die Ausschaltung des Gens keine genetische Schlüsselveränderung für die Tumorentstehung zu sein, sondern eine von vielen Veränderungen, die bestehendes Tumorwachstum fördern können. Da *dcc* bei Krebs nicht überexprimiert wird und im ganzen Körper vorkommt, stellt es kein lohnendes Ziel für die meisten Krebsmedikamente dar.

Im fünften und letzten Schritt findet die Mutation des wichtigsten Tumorsuppressors *p53* statt. Die große Bedeutung von *p53* wurde in Kapitel 5.4 herausgestellt. Erst wenn *p53* mutiert ist, brechen alle Dämme. Für die meisten Mutationen von *p53* wurde die gleiche Ursache wie beim *ras* identifiziert: Methylglyoxal, verursacht durch übermäßigen Zuckerkonsum.

Die Entstehung von Darmkrebs ist ein Mehrstufenprozess, dessen einzelne Schritte nacheinander, aber auch nebeneinander stattfinden können. Vom früheren Ziel der Krebsmittelforschung, durch Verabreichung eines Medikamentes gezielt einen dieser Schritte zu verhindern, hat man sich in den letzten Jahren entfernt. Es kommen vermehrt Medikamenten-Kombinationen zum Einsatz. Der Kampf gegen Krebs ist leichter zu gewinnen, wenn er an mehreren Fronten stattfindet. Wirkstoffe, die sich synergistisch unterstützen, sind deshalb besonders wertvoll. Die Wirkung der Kombination geht über die seiner Bestandteile hinaus.

Das synergistische Verhalten wurde im 2. Kapitel exemplarisch für die Wirksamkeit von Johanniskraut-Präparaten festgehalten. Die Inhaltsstoffe, allein genommen, erwiesen sich als komplett unwirksam. Erst durch das Zusammenwirken aller beteiligten Inhaltsstoffe, wobei

Flavonoide eine besondere Rolle einnehmen, konnte eine Wirkung erzielt werden. Der gesamte Extrakt und nicht eine der Reinsubstanzen wird als therapeutisch wirksames Prinzip angesehen.[6] Für viele im Rotwein vorkommende Inhaltsstoffe wurde bereits in isolierter Form eine krebshemmende Wirkung bei Darmkrebs nachgewiesen. Für das ganzheitliche Präparat Rotwein wurden ebenfalls viele synergistische Wechselwirkungen bestätigt, die die Behandlung von Darmkrebs erfolgreicher gestalten können.

8.2 Warum Darmkrebs keinen Rotwein mag

„Wir müssen lernen, magische Kugeln zu gießen, die gleichsam wie Zauberkugeln des Freischützen nur die Krankheiterreger treffen." Dieses Zitat von Paul Ehrlich fasst das Dilemma vieler hoffnungsvoller Wirkstoffe zusammen. Sie wirken zwar im Reagenzglas, versagen jedoch im Körper, weil der Wirkstoff abgebaut wird, bevor er sein Ziel erreicht. Darmkrebs nimmt eine Ausnahmestellung ein und kann leichter vermieden und besser behandelt werden. Die Wirkstoffe, die es schaffen, den Darm zu erreichen und dort absorbiert werden, sind schon am Ziel und können mit ihrer Arbeit beginnen.

Das trifft besonders für die beiden Gruppen von Inhaltsstoffen zu, die im Rotwein exponiert vorliegen, die Säuren und die Flavonoide. Obst und Gemüse können da nicht mithalten, wenn sie mit Rotwein verglichen werden. Sie verfügen weder über vergleichbare Mengen an Weinsäuren noch über vergleichbare Flavonoide. Die Flavonoide des Rotweins sind fast ausnahmslos glykosidisch verknüpft oder methyliert. Glykosilierte Flavonoide werden nicht im Magen, sondern erst im Darm abgebaut. Die methylierten Flavonoide weisen zudem eine verbesserte Fettlöslichkeit auf, die der Alkohol zusätzlich optimiert. Ein Rotwein, der größere Mengen des methylierten Anthocyans Oenin enthält, wird sich anders verhalten als ein Obst, in dem das nicht-methylierte Chrysanthemin enthalten ist. Es wird also spannend, wenn die neuen PIWI-Weine näher untersucht werden. Diese verfügen über große Oenin- und noch größere Malvin-Mengen. Malvin sorgt derzeit für Aufsehen, weil es bereits im Magen vorhandene Krebszellen abtötet. Da der größte Teil des Malvins nicht im Magen verbraucht wird, dringt genug davon bis zum Darm vor.

Darmflora

Im Kampf gegen Darmkrebs sind wir nicht allein. Anthocyane folgen nach oraler Verabreichung einem einzigartigen Muster, das sich von dem anderer Flavonoide unterscheidet. Sie werden teilweise vom Magen unverändert aufgenommen und durchlaufen einen umfangreichen First-Pass-Stoffwechsel. Diese Metaboliten gelangen in den systemischen Kreislauf und besitzen gesundheitsfördernde Eigenschaften. Im Magen nicht absorbierte Anthocyane erreichen den Darm. Hier helfen uns unsere Darmbakterien beim Kampf gegen Krebs, insbesondere gegen Darmkrebs. Das Gewicht aller im Dickdarm lebenden Mikroorganismen wird bei einem Erwachsenen auf 1 bis 1,5 Kilogramm geschätzt, das entspricht in etwa einer Billion Mikroorganismen. Diese produzieren Enzyme, die unsere Verdauung unterstützen. Sie zerlegen größere Moleküle in kleinere, die leichter durch die Darmwand in den Blutstrom transportiert werden können. Eine intakte Darmwand nährt nicht nur sich selbst, sondern unseren ganzen Körper.

Milchsäurebakterien produzieren rechts- als auch linksdrehende Milchsäure. Dadurch stellt sich ein saures Milieu ein und krankmachende Bakterien können sich nicht vermehren. Andere Bakterien wiederum produzieren Buttersäure, die eine Schutzwirkung gegen Darmkrebs entfaltet. Speziell für Buttersäure lässt sich sehr eindrucksvoll aufzeigen, welch dramatischer Effekt die Nahrung auf das Darmkrebsrisiko hat.

Von 100 000 US-Amerikanern afrikanischer Herkunft erkranken jährlich 65 an Darmkrebs. In ländlichen Regionen Afrikas sind es weniger als 5 pro 100 000. Beide Gruppen sind ethnisch verwandt, ernähren sich jedoch sehr unterschiedlich. Amerikaner nehmen mit ihrem hohen Anteil an Fastfood mehr Fette und Proteine zu sich, während die Kost der Afrikaner sehr reich an Kohlenhydraten ist. In der Darmflora der Afrikaner dominieren deshalb Bakterien, die Buttersäure bilden. In einer Studie mit der gleichen Anzahl von Teilnehmern aus Amerika und Afrika konnte eine Umkehr des Darmkrebsrisikos beobachtet werden.[7] Vorausgegangen war lediglich eine Umstellung der Ernährung über wenige Wochen. Die Amerikaner mit der kohlenhydratreichen Ernährung hatten nun ein geringeres Darmkrebsrisiko und die Afrikaner durch die Fastfood-Ernährung ein höheres.

Studien, die den Konsum von Äpfeln und Topinambur untersuchen, kommen zu ähnlichen Ergebnissen. Darmbakterien bauen deren Ballaststoffe zu Buttersäure ab, was sich positiv auf das Darmkrebsrisiko auswirkt.

Die Tätigkeit der Darmbakterien beschränkt sich nicht auf den Abbau der Nahrungsbestandteile. Medikamente und Wirkstoffe können ebenfalls abgebaut werden, was eigentlich unerwünscht ist. Das sieht für Prodrugs anders aus. Prodrugs wirken nicht selbst. Die Wirkung stellt sich erst ein, wenn sie durch Abbau in wirksame Verbindungen umgewandelt werden. Anthocyane lassen sich als solche Prodrugs auffassen. Sie werden im Darm abgebaut und die Metaboliten können ihre krebshemmenden Eigenschaften direkt vor Ort einsetzen. Darüber hinaus bewirken die Metaboliten eine Modulation der Zusammensetzung der Darmflora. Nützliche Bakterien (Bifido-, Lactobacillus- und Actinobakterien) werden unterstützt, schädliche Bakterien (Escherichia coli, Staphylokokken und Chlostridium hystolyticum) bekämpft.

Die Glykosidbindung der Anthocyane wird in einem ersten Abbauschritt gespalten. Die instabilen Anthocyanidine werden weiter zu Säuren abgebaut. Im Rotwein entsteht aufgrund der zahlreichen Anthocyane eine ganze Bibliothek an Phenolsäuren, von denen die meisten bereits im Rotwein vorliegen. Darüber hinaus bilden die Anthocyane ein Depot für verkappte Phenolsäuren, die erst im Darm freigesetzt werden. Ein Blick in die Bibliothek dieser Phenolsäuren offenbart das Vorliegen vieler Hydroxyzimtsäuren und Hydroxybenzoesäuren, deren krebshemmende Wirkungen in Kapitel 7.1 beschrieben wurden.[8]

Die positive Wirkung der Anthocyane auf die menschliche Gesundheit wird durch deren Abbauprodukte hervorgerufen. Diese werden von Bakterien gebildet, die in der Darmflora vorkommen. Die Darmflora variiert jedoch von Mensch zu Mensch, deshalb variiert die ADME interindividuell. Das Akronym ADME steht für Absorption (Aufnahme), Distribution (Verteilung), Metabolismus (Abbau) und Elimination (Ausscheidung). Die Darmflora wird des Weiteren durch die Essgewohnheiten stark beeinflusst. Nahrungsmittel, die einen positiven Beitrag auf die Darmflora ausüben, unterstützen die Darmflora in ihrem Kampf gegen den Darmkrebs. Die Zubereitung der Anthocyanhaltigen Nahrungsmittel und Matrixeffekte spielen ebenfalls eine große Rolle. Beispielsweise wurde für das Anthocyan Malvidin-glukosid (Oenin) eine signifikant größere Aufnahme festgestellt, wenn es im Rotwein konsumiert wurde. Die gleiche Menge des Anthocyans in entalkoholisiertem Wein konnte nicht vergleichbar aufgenommen werden.[9]

Kombination mehrerer Wirkmechanismen

Die bedeutende Rolle der Säuren im Wein zur Prophylaxe und Therapie von Darmkrebs wurde an verschiedenen Stellen im Buch herausgestellt. Dennoch wäre es zu kurz gegriffen, die krebshemmende Wirkung von Rotwein auf das Vorliegen der Säuren zu reduzieren. Vielmehr ist es gerade die Vielzahl an Verbindungsklassen mit ihren unterschiedlichen Wirkmechanismen, die zum Erfolg beitragen.

Bei den Flavonoiden sind Anzahl, Menge und Verschiedenheit für die unterschiedlichen Wirkmechanismen verantwortlich. Methylierte Flavonoide sind besser resorbierbar, während nicht-methylierte Flavonoide zur Komplexierung von Schwermetallen wie Eisen und Kupfer geeignet sind. Gerade die Kupferkomplexe lösen selektiv eine Radikallawine in Krebszellen aus, da in ihnen größere Konzentrationen an Schwermetallen vorliegen.

Die Flavanole verhalten sich ebenfalls unterschiedlich. Epicatechin wird zur Polymerisation benötigt, da nur dessen Procyanidine unter Bildung von Sauerstoffradikalen besonders wirksam gegen Darmkrebs vorgehen. Catechin bildet mit den wasserlöslichen Tanninen starke Wirkstoffe, wie am Beispiel des Acutissimin A aufgezeigt wurde.

Auf die Sonderrolle von Resveratrol sei nochmals hingewiesen. In gesunden Zellen vernichtet es als Antioxidans Radikale, während es in Krebszellen in ein Prooxidans umgewandelt wird, welches Krebs, besonders Darmkrebs, attackiert und in die Apoptose drängt. Ein ähnliches Verhalten wurde für Taxifolin, dem Abbauprodukt von Astilbin, sowie für Dihydromyricetin festgestellt. Auch hier kommt es zu einer erheblichen Produktion von wirkungsvollen Radikalen.

Die Bedeutung der vielen Entzündungshemmer wie Ascorbinsäure und Salicylsäure darf nicht vergessen werden. Diese Entzündungshemmer sowie Flavonoide (beispielsweise Cyanidin[10]), die gezielt in die Epigenetik eingreifen, behindern einen wichtigen Schritt bei der Darmkrebsentwicklung.

Auf das breite Wirkungsspektrum der Anthocyane wurde hingewiesen. Myrtillin und Chrysanthemin unterstützen als PD-L1 Inhibitoren das Immunsystem. Neben ihrer direkten Wirkung auf Darmkrebszellen werden sie durch Darmbakterien zu wertvollen Phenolsäuren abgebaut, die Darmkrebszellen wirksam attackieren. Die Gesamtwirkung des Rotweins wird verstärkt, weil einige Anthocyane und die meisten Flavonoide potente BCRP-Inhibitoren sind (Tabelle 8.1). Dadurch wird es den Krebszellen verunmöglicht, die Wirkstoffe über die BCRP-Schleusen zu entsorgen.

Rotwein könnte somit bei der Chemotherapie unschätzbare Vorteile bringen. Die Medikamente könnten niedriger dosiert werden und den Krebszellen würde die Möglichkeit genommen werden, Resistenzen auszubilden. Das Paradigma, das die gemeinsame Aufnahme von Medikamenten und alkoholhaltigen Getränken ablehnt, erhält einen erheblichen Riss. Den richtigen Rotwein muss man von dieser Empfehlung ausnehmen.

Zur Wirkung von Flavonoiden zieht Siegfried Knasmüller in seinem Buch „Krebs und Ernährung" folgendes Fazit: *„Wir haben die Einzelstudien detaillierter beschrieben, da in einigen von ihnen äußerst vielversprechende Ergebnisse erhalten wurden... Möglicherweise ist es voreilig, eindeutige Schlussfolgerungen zu ziehen, aber es sieht so aus, als wären Flavonoide weitaus aktivere Schutzsubstanzen als die meisten Vitamine und Carotinoide, auf die sich die Forschung in den* *letzten Jahrzehnten konzentrierte. Auch in Bezug auf das Auftreten von Pankreas- und Dickdarmkrebs wurden teilweise dramatische Schutzeffekte gefunden. Zukünftige Forschungen werden zeigen, ob diese Zusammenhänge in weiteren Studien bestätigt werden können."* [11] Dem kann man sich nur anschließen!

Tabelle 8.1: Rotwein-Inhaltsstoffe, die MDR-Transporter inhibieren und synergistisch die Wirkung von Medikamenten unterstützen

Rotwein-Inhaltsstoff	Inhibierung von MDR-Transporter	Bestätigter Synergismus mit Medikament	Ref.
Weinsäuren			
Kaffeesäure	P-Glykoprotein	Doxorubicin	Ref.[12]
Ellagsäure	BCRP	Methotrexat	Ref.[13]
Resveratrol	BCRP	Warfarin	Ref.[14]
Flavonoide			
Naringenin	BCRP	Doxorubicin, Temozolomid	Ref.[15]
Kämpferol	BCRP	Doxorubicin, Temozolomid	dito
Quercetin	BCRP	Prazosin, Sulfasalazin	Ref.[16]
Quercetin	P-Glykoprotein	Doxorubicin	Ref.[17]
Quercetin	MDR1		Ref.[18]
Myricetin	MDR1	Doxorubicin	Ref.[19]
(-) Epicatechin	BCRP		Ref.[20]
Procyanidine	P-Glykoprotein	Adriamycin	Ref.[21]
Malvidin-Glukosid	BCRP		Ref.[22]
Cyanidin-Diglukosid	BCRP		dito

8.3 Metronomische Chemotherapie

Das geringere Risiko, in den Ländern Südeuropas an Darmkrebs zu erkranken, ist dokumentiert und korreliert mit moderatem Rotweingenuss. Kritiker wenden oft ein, dass die wirksamen Inhaltsstoffe im Rotwein nicht in ausreichender Konzentration vorliegen und deshalb nicht für das Ergebnis verantwortlich sind. Diese Aussage trifft in seiner Allgemeinheit nicht zu. Es gibt durchaus Rotweine mit ausreichenden Mengen, die in Kombination synergistische Zusatzeffekte bewirken. Der größte Nutzen könnte sich sogar dadurch ergeben, dass man den richtigen Rotwein unterdosiert, dafür aber täglich zu sich nimmt. Was sich zunächst widersprüchlich anhört, erzielt seit einigen Jahren beachtliche Erfolge in der Krebsbehandlung. Die Rede ist von der Metronomischen Chemotherapie.

Über viele Jahrzehnte hinweg wurde in der Chemotherapie im Falle bestimmter Krebserkrankungen so hoch wie eben möglich dosiert. Der Leitgedanke leuchtet ein. Krebszellen, die im Vergleich zu gesunden Zellen schneller wachsen und sich teilen, sind anfälliger für Störungen aller Art. Chemotherapeutika sind in der Regel nicht selektiv, können also zwischen gesunden Zellen und Krebszellen nicht unterscheiden. Deshalb werden auch gesunde Zellen geschädigt, was bewusst in Kauf genommen wird. Man tröstet sich mit dem Gedanken, dass was der gesunden Zelle schadet, der Krebszelle viel mehr schadet. Das ist zwar richtig gedacht, aber nicht in letzter Konsequenz. Durch die Schädigung gesunder Zellen in Kombination mit einem Nachlassen des Immunsystems entsteht ein Zeitpunkt, an dem die Chemotherapie unterbrochen werden muss, damit sich die gesunden Zellen und das Immunsystem wieder regenerieren können. Leider macht das die Krebszelle dann auch. Mehr noch, sie ist ein wahrer Überlebenskünstler und lernt ständig dazu. Bei der nächsten Chemotherapie ist sie entsprechend vorbereitet und kann sich deutlich besser wehren. Nach einem bestimmten Zeitpunkt richten die Chemotherapeutika keinen Schaden mehr in den Krebszellen an. Sie bestätigen Nietzsches Ausspruch *„Was mich nicht umbringt, macht mich stärker"*. Der Krebs ist durch die Chemotherapie resistent geworden. Der Tumor wächst immer schneller, der Patient hat nichts mehr entgegenzusetzen und ist in vielen Fällen austherapiert.

Seit einigen Jahren findet jedoch ein Umdenken statt. „Niedrige Dosen der Chemotherapie bieten bessere Aussichten für Krebspatienten", so die Schlagzeile des *Independent* vom 25. Februar 2016.[23] Der Artikel beschreibt die Vorzüge der Metronomischen Chemotherapie.

Bei dieser Therapie werden Chemotherapeutika in Kombination mit entzündungshemmenden Medikamenten niedrig dosiert, aber kontinuierlich verabreicht. Man erreicht damit mehrere Ziele. Die Resistenzbildung gegen ein Medikament wird erschwert und es treten geringere Nebenwirkungen auf. Ungemein wichtiger, das Therapiekonzept richtet sich nicht nur gegen den Tumor, sondern auch gegen das den Tumor umgebende Gewebe. Die Kombination mit Entzündungshemmern übt zusätzlich Druck auf die Prozesse aus, die zwischen Tumor und umgebendem Gewebe ablaufen. Kippt dieses Gleichgewicht, nimmt zuallererst der Tumor Schaden. Zudem wird das Gleichgewicht zwischen aggressiven und weniger aggressiven Tumorzellen positiv beeinflusst.

Für bösartige Tumore ab einer kritischen Größe ist es überlebenswichtig, ausreichend mit Nährstoffen versorgt zu werden. Dafür bilden sie neue Gefäße aus (Stichwort Angiogenese). Falls der Tumor daran gehindert wird, übernehmen das umliegende Zellen. Werden diese nun mittherapiert, verschlechtert sich die Situation für den Tumor deutlich. Um das Gesamtsystem zu treffen, zielen Forscher von der Universität Regensburg nicht nur auf die Angiogenese, sondern auch auf die Beeinflussung von Entzündungen.[24] Entzündungsprozesse erhalten mitunter das Gefäßwachstum bei Tumoren aufrecht und Tumorzellen teilen sich verstärkt. Somit können durch die Kombination von Chemotherapeutika und Entzündungshemmern sowohl die Angiogenese als auch das Tumorwachstum ausgebremst werden.

Krebsgebilde bestehen nicht aus einem einheitlichen Zelltyp. Ein Tumor weist weniger aggressive wie auch deutlich aggressivere, resistente Tumorzellen auf. Letztere sind dafür zuständig, dass ein vermeintlich entfernter Tumor zurückkehrt und zu einem verschlechterten Krankheitsbild führt. Durch die fortlaufende niedrigere Dosierung wird der gesamte Tumor stabilisiert. Ein Teil der weniger aggressiven Tumorzellen überlebt, konkurriert mit den aggressiveren Tumorzellen und hält diese in Schach. Es gibt also zwei Paradigmenwechsel. Neben der kontinuierlich niedrigen Dosierung wird eine Kontrolle des Tumors anvisiert. Anstelle einer Heilung durch komplette Vernichtung des Tumors erzielt man einen stabilen chronischen Zustand, indem der Tumor in einen gutartigen Zustand überführt wird. Die Fachleute sprechen davon, den Tumor zu kontrollieren.

Das Konzept der Metronomischen Chemotherapie, das in Deutschland erfunden wurde, ist bereits seit 1991 bekannt. Die Erfolgsmeldungen nehmen stetig zu.[25] Diese Behandlungsmöglichkeit wird weiter verbessert und häufiger eingesetzt werden. In einer japanischen Studie mit Patientinnen mit metastasierendem Brustkrebs konnte die Überlebenszeit nur durch die unterschiedliche Behandlung mit den gleichen Chemotherapeutika um über ein Jahr verlängert werden.[26] Mehr als ein Jahr bei deutlich verbesserter Lebensqualität – das sollte doch zu denken geben.

Ob dieser Effekt beim Zusammenspiel von Darmkrebs und Rotwein genauso zum Tragen kommt? Der richtige Rotwein verfügt über ein ganzes Arsenal an Wirkstoffen, die nachgewiesenermaßen Darmkrebszellen bekämpfen. Er verfügt zusätzlich über entzündungshemmende Wirkstoffe. Durch den täglichen kontinuierlichen und maßvollen Rotweinkonsum wird die Vorgehensweise der Metronomischen Chemotherapie in beachtenswerter Weise kopiert.

Sie erinnern sich, was Nobelpreisträger James Watson zum Schutz vor Krebs unternimmt (Kapitel 4.3)? Würde der Autor gefragt werden, was er unternimmt, um sich vor Darmkrebs zu schützen, würde er antworten: „Ich nehme täglich 100 Milligramm Aspirin, trinke täglich je ein Glas Apfelsaft und Cabernet Cortis, vermeide Zucker und treibe Sport. Alles zusammen wird wahrscheinlich mein Risiko an Darmkrebs zu erkranken um mehr als 50 Prozent reduzieren." Und um die Sicherheit weiter zu erhöhen, lässt der Autor keine Vorsorgeuntersuchung aus.

Kapitel 9: Bestandsaufnahme

In dem wir sehen, dass es in Rotweinen beachtliche Unterschiede bei den Wirkstoffen und ihren Mengen gibt und worauf es beim richtigen Rotwein zur Krebsprophylaxe und -therapie ankommt.

„Es sind sehr viele Formen möglich nach denen gewisse Massen von Ideen und Erfahrungen geordnet und zu einem betrachtungsfähigen Ganzen vereinigt werden können."
Georg Christoph Lichtenberg

Die wichtigsten Inhaltsstoffe des Rotweins und ihr pharmakologisches Potential wurden vorgestellt. Daraus ergeben sich Fragen wie: Liegen sie in ausreichenden Mengen vor, und wenn, in welchen Rotweinen? Gibt es charakteristische Inhaltsprofile, die für bestimmte Krebserkrankungen von Vorteil sind? Die Beantwortung ist nicht einfach. Nicht, weil die Fragen kompliziert sind, sondern weil die benötigten Daten nicht systematisch erfasst werden. Die Gründe sind vielfältig. Für einige Inhaltsstoffe gibt es analytische Methoden, die jedoch noch keinen Eingang in die offizielle Lebensmittelkontrolle gefunden haben. Sehr oft fehlen aufgereinigte Referenzsubstanzen, oder es werden teure Geräte benötigt.

Der Verbraucher ist es gewohnt, dass sein Mineralwasser von einem Lebensmittellabor analytisch charakterisiert wurde. Ein Mineralwasser-Abfüller liefert Millionen Flaschen mit fast gleichem Inhalt. Natürlich wird nicht jede Flasche analysiert, sondern in regelmäßigen Abständen werden Muster gezogen und ca. 20 Inhaltsstoffe überprüft. Diese verhalten sich chemisch gesehen sehr ähnlich, weshalb in der Regel nur eine Analysentechnik zum Einsatz kommt. Der Verbraucher findet auf dem Flaschenetikett nicht die Werte für seine Flasche, sondern die Werte des Kontrollmusters.

Für Rotwein sieht das alles deutlich anders aus. Jede Rebsorte, jeder Weinberg, jeder Jahrgang und jeder Ausbau hat Einfluss auf Art und Menge der Inhaltsstoffe. Diese sind chemisch nicht einheitlich, weshalb mehrere Analysentechniken zum Einsatz kommen müssen. Die systematische analytische Erfassung aller Inhaltsstoffe für eine begrenzte Anzahl von Flaschen würde deren Kosten in schwindelerregende Höhen katapultieren. Aus diesem Grund verlangt der Gesetzgeber auf der Etikette lediglich den gemessenen Wert für die Alkoholmenge (auf ein halbes Prozent gerundet) und den Hinweis auf vorliegende Sulfite. Bei letzterem erschließt sich die Logik nicht unbedingt, denn es gibt keinen sulfitfreien Wein. Jede Rebe nimmt aus dem Boden Sulfat auf, das während der Gärung teilweise zu Sulfit reduziert wird. Die Beweggründe, Weine differenziert auf ihre Inhaltsstoffe zu analysieren, kommen fast immer aus einer Richtung. Die meisten Untersuchungen sind forensischer Art. Dabei versucht man festzustellen, ob gesetzlich unzulässige Zusätze oder Verschnitte vorliegen. Durch systematische Auswertung dieser Untersuchungen ist es möglich, die Mengen der meisten Inhaltsstoffe zu erfassen.

Damit gelangen wir zur Frage: Was ist eine ausreichende Menge? PIWI-Rotweine verfügen über außergewöhnlich große Mengen an Malvin. Deshalb sind diese Weine wahrscheinlich eine hervorragende Therapiemöglichkeit bei Magenkrebs. Aber sind 2 Gramm Malvin wirklich ausreichend? Oder sind 2 Gramm zu viel? Wäre 1 Gramm pro Liter nicht sinnvoller? Man weiß es nicht, weil es nicht untersucht wird. In Cabernet Sauvignon und Merlot findet man bei Eichenfasslagerung die kleine Menge von 0,4 Milligramm Acutissimin A pro Liter. Diese Menge sollte ausreichen, um bei Hodenkrebs zu den gleichen Resultaten zu gelangen wie der Goldstandard Etoposid (siehe Kapitel 7.7). Es wurde aber noch nicht in Humanstudien untersucht. Ließe sich die Wirkung gegen Krebs auf einen Inhaltsstoff reduzieren ließe, wäre das ungewöhnlich. Die Kombination verschiedener Wirkstoffe machte den Unterschied. Inhaltsstoffe, die sich synergistisch ergänzen oder verstärken, sind hilfreicher, weil sie zudem mit deutlich weniger Nebenwirkungen aufwarten. Hier wären epidemiologische Studien wichtig. Vergleicht man diese Studien mit dem Gehalt der Inhaltsstoffe im einzelnen Rotwein, lassen sich daraus Arbeitshypothesen generieren.

In diesem Kapitel stehen deshalb die gemessenen Mengen der Rotwein-Inhaltsstoffe im Fokus. Dabei werden deutliche Unterschiede zwischen den Rotweinen gefunden. Diese Angaben kann der interessierte Verbraucher nutzen, um seinen eigenen Favoriten zu identifizieren. Die beiden großen Blöcke Weinsäuren und Flavonoide werden separat behandelt, um die Übersichtlichkeit zu erhalten.

9.1 Weinsäuren im richtigen Rotwein

Die Analysenresultate der verschiedenen Weinsäuren (aus Kapitel 7.1) sind in Tabelle 9.1 festgehalten. Die wichtigste Datenquelle für die Erfassung der Phenolsäuren (Hydroxybenzoesäuren, Hydroxyzimtsäuren und Hydroxyzimtsäure-Ester) ist die öffentlich zugängliche Datenbank phenol-explorer.eu. Leider enthält sie keine Einträge für PIWI-Rotweine, weshalb diese separat ausgewiesen werden.

Die Mengenunterschiede bei den Weinsäuren sind gewaltig. Viele Rotweine enthalten nicht die pharmakologisch wertvollen Phenolsäuren. Bei den Rotweinen mit diesen wichtigen Wirkstoffen ragen französische Rebsorten hervor. Speziell Cabernet Sauvignon und Merlot überraschen mit Werten, die fast immer in der Spitzengruppe zu finden sind. Werden diese Weine malolaktisch vergärt und im Eichenfass gelagert, kommen Gallussäure, Ornithin und Aminobuttersäure hinzu. Das ist ein starker Hinweis zur Erklärung des Französischen Paradoxons. Alle Faktoren treffen auf Frankreich besonders zu, hier werden diese beiden Weinsorten traditionell in großen Mengen an- und ausgebaut.

Cabernet Sauvignon und Merlot erhalten starke Konkurrenz von den PIWI-Rotweinen. Gerade die Rebsorten Cabernet Cortis und Regent überzeugen mit Kaftarsäure-Mengen zwischen 300 und 400 Milligramm pro Liter. Cabernet Cortis ist eine Kreuzung aus Cabernet Sauvignon und Solaris. Solaris produziert hohe Glukosemengen, eine Grundvoraussetzung für die Bildung der Säuren im Wein. Interessanterweise ließ sich der Gehalt an Kaftarsäure noch weiter steigern, indem beim Rebschnitt die Anzahl der Knospen (der Winzer spricht von Augen) reduziert wurde.

Die Werte für Cabernet Cortis könnten weiter optimiert werden. Man kann Cabernet Cortis im Eichenfass ausbauen oder mit Eichenchips lagern. Im Sinne eines nachhaltigen Weinausbaus wäre zu überlegen, ob durch direkte Zugabe von Gallussäure wertvolle Eichenbestände erhalten werden können. Bei den Zusätzen sollte Ascorbinsäure (Vitamin C) nicht vergessen und seine gesetzlich zulässige Höchstmenge von 150 Milligramm pro Liter nochmals hinterfragt werden. Des Weiteren kann die malolaktische Vergärung durch Zusatz von Arginin optimiert werden, wobei ein Überschuss durchaus im Wein verbleiben darf. Arginin ist als Abfänger des mutagenen Methylglyoxals sogar erwünscht. Allerdings muss der Gesetzgeber den Einsatz von solchen Zusatzstoffen erst noch erlauben.

Tabelle 9.1: Gehalte der wichtigsten Säuren in verschiedenen Rotweinen [in Milligramm pro Liter]. Die jeweiligen Quellen sind kenntlich gemacht. Fett hervorgehobene Säuren entstehen bei der malolaktischen Gärung zu Lasten der Äpfelsäure. Die Werte für die PIWI-Rotweine Cabernet Cortis und Regent wurden aus den Daten für frische Trauben umgerechnet. Der Spitzenwert ist immer das Resultat einer Einzelsorte, hingegen kann der Minimalwert von 0 Milligramm pro Liter in verschiedenen Rebsorten vorliegen. k. E. = kein Eintrag

	Alle Rebsorten		Einzelsorte	
	Min. [mg/L]	Ø [mg/L]	Max. [mg/L]	
Shikimisäure[1]	5	k. E.	138	Cab. Sauvignon
Zimtsäure[2]	1	6	12	Gamay
Kurzkettige Fettsäuren[3]				
Weinsäure	500	k. E.	4 000	
Äpfelsäure	500	k. E.	6 000	
Bernsteinsäure	500	k. E.	1.300	
Milchsäure	800	k. E.	3.300	
Buttersäure	0	k. E.	3	
Hydroxybenzoesäuren[4]				
Gallussäure	0	36	126	„Barrique"
Ellagsäure	k. E.	k. E.	k. E.	
Protocatechusäure	0	0,2	1	
Vanillinsäure	0	3,2	8	Nero d'Avola
Syringasäure	0	3	23	

Salicylsäure	0	0,4	1	
Hydroxyzimtsäuren[5]				
Cumarsäure	0	6	44	Merlot
Kaffeesäure	0	19	77	Pinotage
Ferulasäure	0	1	10	Carignan
Sinapinsäure	0	1	5	Moravia
Hydroxyzimtsäure-Ester[6]				
Cutarsäure	2	12	18	Aglianico
Kaftarsäure	1	34	179	Gamay,
			300 - 400	Cab. Cortis,
				Regent[7]
Fertarsäure	k. E.	k. E.	k. E.	
Aminosäuren[8]				
Prolin	1.514	1.586	1689	Cab. Sauvignon
Ornithin	4	53	95	Cab. Sauvignon
γ-Aminobutter-säure (GABA)	70	102	166	Cab. Sauvignon
Vitamine[9]				
Ascorbinsäure	0	k. E.	150	Zusatz als Antioxidans
Pantothensäure	k. E.	15	k. E.	
Nicotinsäure	k. E.	3	k. E.	

9.2 Flavonoide im richtigen Rotwein

Im Vergleich zur Bestimmung der Weinsäuren ist die Bestimmung der Flavonoide im Rotwein deutlich anspruchsvoller. Der Gehalt der Flavonoide orientiert sich am Polyphenolgehalt eines Rotweins. Die Angaben dazu sind oft begrenzt aussagekräftig. Das hat mehrere Gründe. So lassen die gängigen Analysemethoden gesamthafte und keine individuellen Bestimmungen zu. In der Weinanalytik hat sich beispielsweise das Folin-Ciocalteu-Reagenz etabliert. Dieses Reagenz bildet mit den phenolischen Komponenten des Weins einen blauen Farbkomplex, der mit Hilfe eines Photometers (einem künstlichen Auge) quantifiziert wird. Dabei erhält man meistens für Rotweine Gesamt-Polyphenolgehalte von 500 – 3 500 Milligramm pro Liter. In

Wein-Seminaren gibt sie innerhalb weniger Minuten mit geringem Aufwand einen sehr guten Überblick. Mehr aber nicht. Wie bei der Besprechung der Tannine festgehalten wurde, besitzen Catechin-Oligomere im Gegensatz zu den Epicatechin-Oligomeren keine krebshemmende Wirkung. Eine Unterscheidung ist deshalb sehr wichtig. Der Folin-Ciocalteu-Test liefert für beide Verbindungsklassen jedoch den exakt identischen Wert. Man benötigt deshalb selektive Bestimmungen. Dafür braucht man gereinigte Referenzsubstanzen, die schwer erhältlich sind. Sie werden in Speziallabors oder Einrichtungen gezielt hergestellt oder isoliert, meistens zur Abklärung forensischer Fragestellungen.

Der Gesamt-Polyphenolgehalt ist dennoch ein wichtiger Anhaltspunkt, da er mit dem Flavonoid-Anteil korreliert. Ein Rotwein mit geringem Polyphenolgehalt (500 – 1 000 Milligramm pro Liter) kann kaum wirksame Flavonoide in ausreichender Menge aufweisen. Der Verbraucher kann sich an der Farbe des Rotweins orientieren. Die Farbe hängt zwar von mehreren Faktoren, unter anderem Anthocyan-Gehalt, pH-Wert und Copigmentierung ab, jedoch ist die Farbtiefe ein untrügliches Indiz für den Polyphenolgehalt. Die höchsten Polyphenolgehalte (4 000 – 6 000 Milligramm pro Liter) findet man in Rebsorten, die als Färbertrauben eingesetzt werden. Die Weine werden selten sortenrein ausgebaut. Aus Färbertrauben wird der rote Farbstoff extrahiert, der als Lebensmittelfarbstoff E-163 in der EU zugelassen ist. Man nutzt sie zudem als Verschnitt- oder Deckweine. Helle, farbstoffarme und damit polyphenolarme Rotweine werden so farblich aufgebessert. Nicht um den Verbraucher zu irritieren, sondern: auch das Auge trinkt mit!

PIWI-Rotweine müssen nicht gefärbt werden. Durch ihre kleineren Beeren vergrößert sich das Verhältnis von roter Schale zu Fruchtfleisch. Da die Farbstoffe hauptsächlich in der Schale vorliegen, resultieren Rotweine mit höherem Polyphenolgehalt und einer tiefen Farbe.

Immer mehr werden Rotweine auf ihre einzelnen Flavonoid-Bestandteile hin untersucht. Es lassen sich interessante Zusammenhänge erkennen. Die Datenbank *phenol-explorer.eu* bietet auch hier einen sehr guten Überblick über die phenolischen Bestandteile internationaler

Rotweine. Die wichtigsten Ergebnisse sind in Tabelle 9.2 zusammengefasst.

Tabelle 9.2: Gehalte an Resveratrol-Verbindungen und den wichtigsten Flavonoiden in Rotweinen [in Milligramm pro Liter]. Quelle: phenol-explorer.eu[10], die Werte für Laricitrin und Syringetin sind Ref.[11] entnommen. k. E. = kein Eintrag in der Datenbank

	Alle Rebsorten			Einzelsorte	
	Min. [mg/L]	Ø [mg/L]		Max. [mg/L]	
Resveratrol-Verbindungen					
Resveratrol	0	2,7		27,8	Merlot
Piceatannol	0	5,8		25,7	Cab. Franc
Piceatannol-Glukosid	6,3	9,5		13,1	(franz. Rotwein)
Flavanone					
Naringenin	0,4	0,5		0,7	Cab. Moravia
Naringin	6,9	7,5		8,1	Cab. Moravia
Hesperetin	0,5	0,5		0,6	Cab. Moravia
Apigenin	k.E.	k.E.		k.E.	
Dihydroflavanole					
Astilbin	1,1	9,7		15,1	Egiodola
Dihydromyricetin	44,7	44,7		44,7	
Taxifolin	3,8	3,8		3,8	Syrah
Flavanole (nach Hydrolyse)					
Quercetin	0	8,3		31,6	Shiraz
Myricetin	0	8,3		17,9	Cab. Sauvignon
Laricitrin		3,0			
Syringetin		2,2			
Isorhamnetin	0	3,3		6,5	Shiraz
Kämpferol	0	2,3		3,6	Shiraz
Anthocyane (nach Hydrolyse)					
Malvidin	0	99,7		382	Egiodola
Delphinidin	1,7	10,6		25	Tannat
Cyanidin	0	2,1		9	Merlot

Petunidin	2,6	14	34,4	Tannat
Päonidin	1,5	8,2	59,7	Cab. Sauvignon
Flavan-3-ole				
Catechin	14	68	390	Petit Syrah
Epicatechin	0	38	165	Egiodola
Dimer B1	22	41	140	Egiodola
Dimer B2	4	50	90	Syrah
Dimer B3	0	95	120	
Dimer B4	0,1	73	113	Egiodola
Acutissimin A	k.E.	k.E.	k.E.	
Vitisin A	1,5	3,1	9,8	Cab. Sauvignon
Pinotin A	0,1	2,2	17,9	Pinotage

Die Auswertung der Tabelle 9.2 führt zu ähnlichen Resultaten wie die Beurteilung der Weinsäuren. Erneut gibt es Rotweine, deren Wirkstoffmengen vernachlässigbar sind und somit über kein krebspräventives Potential verfügen. Im Gegensatz dazu findet man Spitzenwerte bei den Wirkstoffen fast immer bei französischen Rebsorten.

Besonders augenfällig ist das für die Gruppe der Resveratrol-Verbindungen und die der Flavanole. Es gibt Rotweine, die verfügen weder über Resveratrole noch über Quercetin, Myricetin und Kämpferol. Dem stehen Rotweine gegenüber, bei denen diese Verbindungen in Mengen von jeweils über 50 Milligramm pro Liter vorliegen.

Bei den Anthocyanen ist die exponierte Stellung von Malvidin-glukosid (Oenin) unübersehbar. Zusammen mit Päonidin-glukosid und Petunidin-glukosid addieren sich die methylierten Anthocyane im Rotwein auf 90 Prozent. Deshalb ist der Vergleich mit Anthocyanen aus Obst und Gemüse nicht zulässig. Rotwein enthält einen signifikant höheren Anteil besser bioverfügbarer Anthocyane, die mit Alkohol zudem verstärkt resorbiert werden.

Die Datenbank weist leider noch keine Einträge für PIWI-Rotweine auf. Ansonsten wäre das Ranking anders ausgefallen. Zur Erinnerung: Im Regent fanden sich bis zu 2 000 Milligramm Malvin pro Liter und im Cabernet Cortis 1 000 Milligramm Epicatechin pro Liter. Die Datenbank enthält immerhin Werte für Neuzüchtungen, die formal nicht den Status eines PIWI-Weines besitzen. Diese Neuzüchtungen wurden wie die PIWI-Rebsorten entwickelt, um Resistenzen gegen Rohfäule und Pilzbefall zu generieren. Beim Pinotage wurde das bedingt erzielt, jedoch war die Neuzüchtung Egiodola (1954) aus Frankreich besonders resistent. Aufgrund ihres hohen Phenolanteils wird sie überwiegend als Verschnittwein eingesetzt. Die Werte in Tabelle 9.2 belegen eindrucksvoll das größere Vorkommen an relevanten Flavonoiden in den Neuzüchtungen und bestärken die Hypothese, dass PIWI-Rotweine ebenfalls über größere Mengen verfügen.

Die Datenbank ist sehr hilfreich, weist aber einige zu berücksichtigende Schwächen auf. Kein Eintrag bedeutet nicht, dass die Komponente nicht vorkommt, sondern, dass sie nicht gemessen oder nicht eingetragen wurde. Beispielsweise findet man keine Einträge für Ellagsäure und Acutissimin A. Beide Verbindungen sind für ihre außergewöhnliche krebshemmende Wirkung bekannt. Ihr Vorkommen und das einiger anderer Wirkstoffe ist mit der Lagerung im Eichenfass verknüpft. Aus der Datenbank ist nicht ersichtlich, ob der Wein im Fass oder im Tank gelagert wurde. Somit werden Äpfel mit Birnen verglichen. Die referierten Analysentechniken, die zwischen Aglykonen und glykosilierten Verbindungen nicht unterscheiden, sind ein großer Schwachpunkt. Die wichtigen Anthocyane, ob als Glukosid oder Diglukosid, werden dabei gespalten und in Anthocyanidine überführt. So können etwa Fragen nach dem Malvin-Gehalt in einem Regent oder Oenin-Gehalt in einem Merlot nicht beantwortet werden. In beiden Fällen würde man einen wenig aussagekräftigen Malvidin-Wert erhalten. Zudem bestimmen die Analysen nur Verbindungen, die zum Zeitpunkt der Analyse vorlagen. Aus der Datenbank ist nicht ersichtlich, wie lange die untersuchten Weine gelagert wurden. Ein fünf Jahre gelagerter Rotwein wird im Vergleich zu einem jungen Rotwein geringere Flavonoid-Mengen aufweisen. Dagegen ist sein Tannin-Gehalt deutlich angestiegen, dieser wird quantitativ jedoch nicht erfasst. Es gibt also einen erheblichen analytischen Nachholbedarf, um Weine wirklich miteinander vergleichen zu können.

Trotz der genannten Schwächen in der Analysenmethodik lässt sich ein klarer Trend erkennen. Markante Mengen der wichtigsten Flavonoide finden sich in Rotweinen mit hohem Polyphenolgehalt, vorzugsweise aus französischen Rebsorten oder PIWI-Reben. Werden diese länger gelagert, erhöhen sich zudem die Werte für die wichtigen wasserunlöslichen Tannine. Die außergewöhnlichen Profile für diese Weine lassen sich wie folgt charakterisieren.

Was haben Cabernet Sauvignon, Merlot und Petit Syrah, was andere Weine nicht haben?

➔ Größte Menge an Malvidin-glukosid (Oenin)
➔ Größere Menge an Resveratrol, seinem Glykosid Piceid und seinen Oligomeren
➔ Größere Menge an Catechin, notwendig für die Bildung von Acutissimin A
➔ Spitzenwerte für Shikimisäure in Cabernet Sauvignon (140 mg pro Liter)
➔ Spitzenwerte für Cumarsäure in Merlot (40 mg pro Liter)
➔ Spitzenwerte für das Flavonol Rutin (Quercetin-Rutinosid) in Petit Syrah (32 mg pro Liter)

Was haben Regent und Cabernet Cortis, was andere Weine nicht haben?

➔ Größte Mengen an Polyphenolen
➔ Beachtliche Mengen an Anthocyan-3,5-diglukosiden, u.a. bis zu 2 000 Milligramm Malvin pro Liter, Alleinstellungsmerkmal einzelner PIWI-Rotweine
➔ Spitzenwerte für Kaftarsäure (300 - 400 Milligramm pro Liter)
➔ Spitzenwerte für das Flavonol Isorhamnetin (100 mg pro Liter)
➔ Spitzenwerte für Epicatechin (1 000 Milligramm pro Liter), notwendig für die Bildung der Epicatechin-Oligomere
➔ Wirkstoffe, für die Gene der Wildreben verantwortlich sind, beispielsweise die Gruppe der Amurensine (Resveratrol-Oligomere)

9.3 Andere Rotweinkomponenten

Mit Weinsäuren und Flavonoide wurden die beiden wichtigsten Gruppen quantifiziert. Alle Inhaltsstoffe des idealen Rotweins sind damit noch nicht aufgezeigt. In diesem Kapitel werden weitere Stoffe vorgestellt, die in größeren Mengen, das heißt im Gramm-Maßstab, vorliegen können und Einfluss auf den richtigen Rotwein haben.

Zucker

Übermäßiger Zuckerkonsum begünstigt Krebs. Zucker hat im richtigen Rotwein nichts zu suchen. Jedoch ist fast in jedem Wein eine beachtliche Menge an Restzucker, der nicht vergoren wurde, enthalten. In chaptalisierten Weinen findet man zudem mehr Fruktose, da Glukose schneller vergoren wird. Beides ist unerwünscht. Nur ein trockener Rotwein sollte in Betracht kommen.

Der Zuckergehalt in Weinen kann sehr stark variieren. *Trocken* ist die Bezeichnung für Weine, die fast oder ganz durchgegoren sind. Ein trockener Wein hat in der Regel nicht mehr als 4 Gramm Restzucker pro Liter, darf jedoch bis zu 9 Gramm pro Liter enthalten, wenn der Säuregehalt ausreicht, um den Süße-Eindruck zu mindern. Es kommt auf das Wechselspiel von Zucker- und Säuregehalt an und nicht auf die absolute Zuckermenge. Ähnliches gilt für die Bezeichnung halbtrocken. Die zugelassenen Zuckerwerte für die im Handel befindlichen Weine sind in Tabelle 9.3 festgehalten.

Immer mehr Winzer vermerken den Restzuckergehalt auf ihrem Etikett, da Verbraucher mit den in Tabelle 9.3 festgelegten weit gefassten Definitionen nur grobe Anhaltspunkte haben. Insbesondere Diabetiker, bei denen es auf jedes Gramm Zucker ankommt, schätzen die differenzierte Angabe.

Im Handel befindliche Weine müssen eine amtliche Prüfnummer ausweisen. Für die Zuteilung einer amtlichen Prüfnummer muss der Wein vorgängig auf den Gehalt an Alkohol, schwefeliger Säure und Restzucker analysiert werden und die Werte die rechtlichen Vorgaben erfüllen. Die genaue Ausweisung des Restzuckers auf dem Weinetikett würde keinen zusätzlichen administrativen oder finanziellen

Mehraufwand darstellen. Die Angaben liegen bereits vor. Wenn mehr Winzer den Restzucker angeben, wird es den Verbrauchern sehr nutzen.

Tabelle 9.3: Der Restzucker im Wein und seine begriffliche Abgrenzung

Deutsche Bezeichnung	Internationale Bezeichnung	Rechtliche Festlegung[12]
Trocken	Sec, Secco, Dry	„..., *wenn der Wein einen Restzuckergehalt* • *bis höchstens 4 g/l oder* • *bis höchstens 9 g/l aufweist und der in g/l Weinsäure ausgedrückte Gesamtsäuregehalt höchstens 2 g/l niedriger ist als der Restzuckergehalt.*"
Halbtrocken	Demi sec, Abboccato, Medium Dry	„..., *wenn der Restzuckergehalt des Weines die für „trocken" festgelegten Höchstwerte übersteigt und* • *höchstens 12 g/l oder* • *höchstens 18 g/l erreicht und der in g/l Weinsäure ausgedrückte Gesamtsäuregehalt höchstens 10 g/l niedriger ist als der Restzuckergehalt.*"
Lieblich	Moelleux, Amabile, Medium, Sweet	„..., *wenn der Wein einen Restzuckergehalt aufweist, der die für „halbtrocken" festgelegten Werte übersteigt, aber höchstens 45 g/l erreicht.*"
Süß	Doux, Dolce, Sweet	„..., *wenn der Restzuckergehalt mindestens 45 g/l beträgt.*"

Alkohole

Während der Gärung bilden Hefen und in geringem Umfang Milchsäurebakterien weitere Alkohole, die früher als Fuselalkohole bezeichnet wurden. Hingegen entsteht Methanol nicht bei der Gärung, sondern durch Spaltung von Pektinen, vor allem aus Schalen von Früchten. In Rotweinen findet man damit höhere Mengen als in Weißweinen, die aber unter denen in Fruchtsäften liegen. Die Begleitalkohole im Wein sind in Hinblick auf gesundheitliche Aspekte vernachlässigbar. Bei einer Methanol-Vergiftung wäre es sogar sinnvoll, gleich ein Glas Wein zu trinken, weil dadurch der Abbau des Methanols zu giftigen Produkten unterbunden wird.

In Rotweinen liegen außerdem größere Mengen Glycerin vor, zwischen 5 und 12 Gramm pro Liter. Im Gegensatz zu den Begleitalkoholen ist Glycerin ein wertvolles Nebenprodukt, in geschmacklicher und gesundheitlicher Hinsicht. Es moduliert die Interaktion des wichtigsten Tumorsuppressors P53. Glycerin wird bevorzugt durch wilde Hefen produziert, weshalb man höhere Glycerin-Gehalte in spontan vergorenen Weinen findet. Bei der Spontangärung kann man sich allerdings Probleme, wie etwa Fehlaromen, einhandeln. Ratsamer wäre es, dem richtigen Rotwein Glycerin in optimierten Mengen zu zusetzen. Das ist bislang verboten, wird jedoch vereinzelt gemacht. Eine Manipulation, die ausnahmsweise einmal gesundheitsförderlich ist.

Mineralstoffe

Mineralstoffe übernehmen wichtige Funktionen im Körper und sind für die Gesundheit unabdingbar. Beispielsweise baut Calcium Knochen und Zähne auf und wirkt bei der Blutgerinnung und der Erregbarkeit der Muskeln mit. Der Bedarf an Mineralstoffen lässt sich mit einer ausgewogenen Mischkost decken, insbesondere mit viel Gemüse und Vollkornprodukten. Wie gut der Körper die Mineralstoffe verwerten kann, hängt jedoch von verschiedenen Faktoren ab, etwa in welcher Form der Mineralstoff im Lebensmittel vorliegt oder wie die Speisen zusammengesetzt sind.

Mineralstoffe und Spurenelemente nützen nur dann, wenn sie vom Organismus resorbiert werden. Im Wein sind die Mineralstoffe meist organisch gebunden, das heißt in einer Form, die der Körper leicht aufnimmt. Darauf wird in der Medizin nicht deutlich genug hingewiesen. So kann die anorganische Form der Mineralstoffe, wie sie etwa im Mineralwasser vorliegen, therapeutisch nicht so wirken wie die organische Form der Mineralstoffe im Wein.

Kalium (empfohlene Tagesmenge: 4-5 Gramm) ist der Mineralstoff im Wein, der in größter Menge vorliegt. Bereits im Most kann der Gehalt bis zu 1,5 Gramm pro Liter betragen. Nicht nur der Mensch, auch die Weinrebe ist auf Kalium angewiesen. Der Winzer achtet bei der Düngung sehr darauf, dass die Rebe nicht unter- oder überversorgt wird. Kaliummangel führt dazu, dass sich die Spaltöffnungen der Weinblätter nicht richtig schließen und zu viel Wasser verdunstet. Kaliumüberdüngung führt hingegen zu Stiellähme. Die Menge an Kalium nimmt bei der Lagerung ab, wenn Weinsäure als Kaliumsalz, besser bekannt als Weinstein, auskristallisiert. Meistens findet man dennoch Kaliumwerte von 1 Gramm pro Liter im Wein. Zum Vergleich: Kaliumreiches Mineralwasser enthält nur 0,005 – 0,018 Gramm Kalium pro Liter.

Eine kaliumreiche Nahrung ist erwünscht. Im richtigen Rotwein darf Kalium nicht fehlen.

Aromen
Das Weinaroma setzt sich aus fast 1 000 Komponenten zusammen, die in einer Gesamtkonzentration von etwa 1 Gramm pro Liter vorliegen. Die geschmacksbildenden Stoffe werden bereits während der Reifephase von der Rebsorte und den Standortfaktoren beeinflusst. Weitere Aromastoffe werden durch die Beerenverarbeitung, die Gärung, den Ausbau und die Lagerung des fertigen Weins gebildet. Aus ökonomischen Gründen wird man niemals einen Kunstwein generieren können, der an die aromatische Komplexität eines Naturweins heran reicht.

Aromastoffe liegen in kleinsten Mengen vor, was gewünscht ist. Für Cabernet Sauvignon ist der Aromastoff 2-Methoxy-3-isobutylpyrazin (IBMP) charakteristisch. IBMP ist auch der wichtigste Bestandteil in Paprika und grünem Pfeffer. Winzerbetriebe achten darauf, dass ein Höchstwert von 15 Nanogramm pro Liter nicht überschritten wird. Cabernet Sauvignon Weine mit größeren IBMP-Mengen schmecken nach grünem Pfeffer, was viele Verbraucher mit unreif gleichsetzen.[13] Bereits während der Arbeit am Rebstock wird der IBMP-Gehalt der Trauben kontrolliert. Durch gezielte Rückschnitte, Entfernung von Seitentrieben, Blatt- und Traubenausdünnung kann der IBMP-Gehalt deutlich gesenkt werden.[14]

15 Nanogramm, das sind 15 Millionstel Milligramm - eine winzige Menge. Der einzelne Aromastoff, selbst wenn er das Potential zum Krebswirkstoff hätte, liegt damit nicht in ausreichender Menge im Rotwein vor.

9.4 Fazit

Was ist nun der richtige Rotwein gegen Krebs? Die Analysen der pharmakologisch wichtigen Inhaltsstoffe bestätigen, dass diese auf individuelle Weise und synergistisch auf Krebszellen einwirken. Fast alle Rotweine enthalten diese relevanten Inhaltsstoffe, jedoch in unterschiedlichen Ausprägungen und Mengen. Daraus lassen sich Anhaltspunkte zur gezielten Auswahl des richtigen Rotweins ableiten.

1. Regel: Rotwein ist Weißwein vorzuziehen
Die wirksamen Weinsäuren liegen im Weißwein in der gleichen Größenordnung wie im Rotwein vor. Diese erreichen den Magen und bekämpfen dort Helicobacter pylori und Magenkrebs. In den Darm, um dort ihr Potenzial zu entfalten, gelangen die meisten Weinsäuren nicht. Rotweine jedoch verfügen, aufgrund der Maischegärung über signifikant größere Mengen an Flavonoiden als Weißweine. Diese erreichen den Darm und werden durch die Darmbakterien zu Phenolsäuren abgebaut. Viele Flavonoide im Rotwein können ihre krebshemmende Wirkung im Magen und im Darm entfalten.

2. Regel: Trockene Rotweine sind vorzuziehen
Übermäßiger Zuckerkonsum muss vermieden werden. Zuviel Zucker bedeutet zu viel an toxischem Methylglyoxal. Trockene Rotweine enthalten weniger Restzucker als andere Rotweine. Dennoch können bis zu 9 Gramm pro Liter vorliegen. Wenn möglich, sollten durchgegorene Weine mit noch kleineren Restmengen vorgezogen werden.

3. Regel: Rotweine mit höherem Polyphenolanteil sind vorzuziehen

Je höher der Polyphenolgehalt, umso höher der Anteil an wirksamen Inhaltsstoffen. Es gibt Rotweine mit nur 500 Milligramm Polyphenole pro Liter. Französische Rotweine, wie Cabernet Sauvignon oder Merlot, schneiden mit Mengen zwischen 2 000 – 3 500 Milligramm pro Liter deutlich besser ab. Besondere positive Eigenschaften haben PIWI-Rotweine, deren Werte sogar 4 000 Milligramm pro Liter übersteigen. Entsprechend liegen in diesen Rotweinen größere Mengen an wirksamen Flavonoiden vor.

4. Regel: Malolaktisch vergärte Rotweine sind vorzuziehen

Nur bei der malolaktischen Gärung werden die Aminosäuren Ornithin und γ-Aminobuttersäure (GABA) in größeren Mengen gebildet. Aus Ornithin wird im Harnstoffzyklus Citrullin gebildet, ein hochwirksamer Abfänger des toxischen Mutagens Methylglyoxal. Der Neurotransmitter GABA behindert Krebs bei der Metastasenbildung und dient zudem als Ausgangsverbindung für die wichtigen Metaboliten Putrescin und Spermidin.

5. Regel: Eiche ist vorzuziehen

Nur durch den Kontakt mit Eiche können wichtige Tannine extrahiert und der Anteil an Gallussäure, Epicatechin-Oligomere und Acutissimin A erhöht werden. Da diese Reaktionen unter sublimer Sauerstoffbeteiligung (Mikrooxigenierung) ablaufen, findet man doppelt so große Mengen in Rotweinen, die im Barrique gelagert wurden, verglichen mit Rotweinen, denen Eichenchips zugesetzt und die im Stahltank gelagert wurden. Im Gegensatz zum Holzfass kann Sauerstoff nicht durch eine Stahl- oder Kunststoffwand diffundieren.

6. Regel: Naturkork ist vorzuziehen

Die aus Korkeiche gefertigten Stopfen enthalten, wie das Eichenfass, Tannine. Da sie porös sind, gelangt die benötigte Menge an Sauerstoff für die Mikrooxigenierung auch noch während der Flaschenlagerung in die Flaschen. In Weinflaschen mit Kunststoffstopfen, Drehverschluss oder Glasstopfen können wichtige Verbindungen während der Lagerung nicht mehr ausreichend gebildet werden. Sie kommen deshalb häufig nur für Weine mit kurzer Lagerzeit in Betracht.

Leider wird es aus wirtschaftlichen Gründen für Winzer immer attraktiver, keine Korkstopfen zu verwenden. Die Verluste, weil vereinzelt Wein nach Kork schmeckte, waren der Beginn für den Trend. Zwischenzeitlich kennt man mit Trichloranisol den Verursacher und kann ihn vermeiden. Die Kosten für Korkstopfen, die es in fünf Qualitäten gibt, sind beachtlich. Die günstigste Kategorie 5 wird für Weine verwendet, die zum sofortigen Verbrauch bestimmt sind. Die weniger porösen Korken der Kategorie 1 kommen bei Weinen zum Zuge, für die Lagerzeiten zwischen 5 – 10 Jahren vorgesehen sind. Ein Korkstopfen dieser Kategorie schlägt allerdings mit über 50 Cent zu Buche. Die Qualität des Stopfens gibt einen direkten Hinweis darauf, wie der Hersteller die Qualität seines Weines selbst einschätzt.

7. Regel: Lagerzeit nicht unterschätzen

Nur bei ausreichender Lagerung können weitere geschmackliche und krebshemmende Verbindungen im Rotwein entstehen. Bei Lagerung mit Eiche können zudem hochwirksame Verbindungen wie Epicatechin-Oligomere und Acutissimin A gebildet werden. Die Lagerung wird umso länger dauern, je mehr Polyphenole im Wein vorhanden sind. Für hochwertige Weine wird man deshalb nicht um eine Lagerzeit von vier bis fünf Jahren herumkommen. Da kein Winzer daran interessiert ist, Weine unnötig zu lagern, weil dann oxidative Abbauprozesse und geschmackliche Verschlechterungen die Oberhand gewinnen, stellt der Jahrgang der zum Verkauf anstehenden Weine ein wichtiges und quantitatives Qualitätsmerkmal dar.

8. Regel: Potential nicht überschätzen

Rotwein ist kein Allheilmittel. Jedoch zeigen viele Studien bei Krebserkrankungen entlang der Verdauungsschiene „Speiseröhre, Magen, Darm" beeindruckende Ergebnisse mit einzelnen Inhaltsstoffen des Rotweins auf. Gezielte Optimierungen sind denkbar. Die positiven Resultate bei Darmkrebs mit Cyanidin-Glukosiden aus Schwarzen Himbeeren könnten mit einem Holunderwein erreicht oder verstärkt werden. Malvidin-Glukosid, in Darmkrebs-Studien ebenfalls sehr erfolgreich, könnte von Malvin noch übertroffen werden. Die Vorzüge von Malvin bei Magenkrebs wurden bereits erkannt. Generell haben PIWI-Rotweine das Potential zum „game-changer".

9. Regel: Rotwein zum Essen

Zweifelsfrei besteht eine synergistische Wirkung von Rotwein mit Nahrungsbestandteilen, die vorzugsweise in der mediterranen Küche anzutreffen sind. Wichtige Inhaltsstoffe aus Nahrung und Nahrungsergänzungsmitteln (NEM) werden durch Rotwein besser verfügbar, verstärkt und ergänzt. NEM sind allein verzehrt weniger wirksam, da sie vom Körper schlechter aufgenommen werden. Durch den gleichzeitigen Weinkonsum verbessert sich die Löslichkeit und die Aufnahme im Körper. Das komplexe Zusammenspiel zwischen Bioverfügbarkeit und synergistischen Effekten wurde exemplarisch für die Kombination von Resveratrol (im Rotwein) und Sulforaphan (im Brokkoli) in Kapitel 6 erläutert.

10. Regel: Medikamente und Rotwein nur nach Arztbefragung

Viele Inhaltsstoffe des Rotweins sind bei gleichzeitiger Einnahme mit Krebsmedikamenten ungleich effizienter. Auf das große Potenzial der Flavonoide zur Verhinderung von Multidrug-Resistenzen (Kapitel 7.6) wird nochmals hingewiesen. Die synergistischen Effekte gilt es zu nutzen, aber auch zu beachten. Deshalb muss vor einer Selbstmedikation mit Rotwein und Medikamenten ausdrücklich gewarnt werden! Das Beispiel Resveratrol, bei dem es auf den Zeitpunkt der Einnahme ankam (siehe 3. Merkmal in Kapitel 3)[15], zeigt sehr gut die Problematik und Gefahren bei einer Selbstmedikation auf. Hier ist immer der Arzt wegen möglichen Wechselwirkungen zu befragen.

Kapitel 10: Ausblick

In dem wir sehen, wie zukünftig neue Rebsorten sowie innovative Techniken beim Weinausbau und der Lagerung die Herstellung wichtiger krebsbekämpfender Rotweine ermöglichen werden.

„Ich kann freilich nicht sagen, ob es besser wird, wenn es anders wird, aber so viel kann ich sagen, es muß anders werden, wenn es gut werden soll."
Georg Christoph Lichtenberg

Die Vorzüge des Rotweins zur Prävention und Therapie bei Krebs werden sich wissenschaftlich durchsetzen. Wenn der Verbraucher das realisiert, wird es sein Konsumverhalten beeinflussen. Vermehrt wird man Rotweine kaufen, die über eine ausreichende Menge an wirksamen Inhaltsstoffen verfügen. Das wird Winzer und Kellermeister veranlassen, deren Anteil im Wein zu erhöhen. Dafür muss das Weingesetz nicht einmal geändert werden. Ein ganzes Repertoire an Möglichkeiten kann man nutzen, um den Gehalt dieser Verbindungen im Rotwein zu steigern. Bei anderen Nahrungsmitteln ist man da schon viel weiter. Keine Verordnung legt fest, wieviel Vitamin C in einer Kartoffel, oder krebshemmendes Lycopin in einer Tomate enthalten sein muss.

Neue Rebsorten und Techniken werden wertvolle Inhaltsstoffe im Wein anreichern. Kunstweine könnten mit neuen Zusätzen hergestellt werden, die dann allerdings nicht mehr als Wein bezeichnet werden dürfen.

Die Idee eines „Kunstweines" ist nicht neu. Der Traum, Wein künstlich herzustellen, dürfte älter sein wie der der Alchimisten, aus Blei Gold zu machen. Die 1822 verfasste Abhandlung des Chemikers Johann Wolfgang Döbereiner „Zur Gährungs-Chemie und Anleitung zur Darstellung verschiedener Arten künstlicher Weine" ist nicht die erste, aber eine der originellsten. Döbereiner, der wichtige Entdeckungen machte und Goethe beriet, hielt damals fest:

„Wein ist ein unentbehrliches Bedürfnis geworden – ein Bedürfnis,

dessen Befriedigung jedoch manchem braven Mann oft mehr Geld kostet, als er nach seiner Einnahme für sich verwenden sollte. ... Dieser Umstand und das Bestreben des gebildeten Menschen, alles was die Natur versagt, oder, nach unserer Meynung, nicht vollendet hat, durch die Kunst zu ersetzen, musste die Chemiker veranlassen, zu versuchen, jenen herrlichen Trank überall da, wo die Natur keinen Stoff zu seiner Bereitung darbietet, künstlich nachzubilden. ... Dergleichen Unternehmungen im Großen haben jedoch für uns keinen Nutzen, weil man die künstlichen Weine fast ebenso theuer wie die natürlichen, bezahlen muß. Man muß solche Weine selbst bereiten, wenn man den Keller mit dem unentbehrlichen Trank füllen und immer gefüllt erhalten will.[1]

Döbereiners Überlegungen haben Weinfreunde nicht zu befürchten. Die Vorstellung eines Labors, in dem aus Chemikalien ein Getränk gemischt wird, das als Wein deklariert werden könnte, ist nicht reell. Solche Ängste sollte man nicht bei Chemikern, sondern vielmehr bei gierigen Winzern haben. Manche „Fachleute" versuchen, mit Chemikalien Wein zu strecken oder bessere Qualität vorzutäuschen, ein Vergehen, das gesundheitliche Risiken bergen kann. Was Döbereiner unter Kunstweinen verstand, zeigt ein Blick in seine Rezepte. Er stellt beispielsweise Johannisbeerwein her, bei dem Johannisbeeren mit Zucker und Hefe vergoren werden. Die Rezepte beziehen sich auf Fruchtweine aus unterschiedlichen Früchten, auch auf Wein aus Weintrauben. Döbereiners Büchlein ist vergleichbar mit heutigen „Do-it-yourself" Videos, in denen sich Laien mit den einzelnen Schritten der Weinherstellung vertraut machen können.

Rotwein wird weiterhin aus Weintrauben gewonnen werden. Man wird Rebsorten züchten, die größere Mengen an gewünschten Inhaltsstoffen produzieren. Gentechniken werden diese Entwicklung rasant beschleunigen. In der Kellerwirtschaft werden neue Techniken eine weitere Anreicherung der Inhaltsstoffe erlauben. Sollte der Gesetzgeber die Limiten für Additive nicht erhöhen, oder neue Zusatzstoffen nicht legitimieren, wäre es denkbar, Kunstweine zu schaffen, die nicht dem Weingesetz unterliegen. Von einer solchen Möglichkeit machen etwa Wermut-Weine regen Gebrauch. Das wäre leicht zu bewerkstelligen, denn viele der besprochenen Inhaltsstoffe sind als unbedenkliche Nahrungsergänzungsmittel bereits zugelassen und unterliegen keiner Mengenbegrenzung. In diesem Kapitel wird von all diesen Möglichkeiten die Rede sein.

10.1 Gentechnik

Die größten Veränderungen werden durch die Fortschritte in der Gentechnik realisiert werden. Während die Menschheit über Jahrtausende hinweg durch natürliche Mutation und Selektion oder durch Kreuzung neue Nutzpflanzen kreieren konnte, verfügt sie heute unter dem Stichwort „Genetic engineering" über ein neues Arsenal an Techniken. Durch sie können neue Rebsorten mit bestimmten Inhaltsstoffen schneller gezüchtet, effizientere Weinhefen designt und optimierte Enzyme in der Weinherstellung verwendet werden. Bereits heute setzt man diese Techniken ein. Es gilt einen anspruchsvollen Markt zu bedienen, der wechselnden Anforderungen unterliegt und es mittlerweile auf einen Umsatz von rund 31 Milliarden Euro pro Jahr bringt.[2]

Neue Rebsorten durch Kreuzungen
Seit über 100 Jahren versucht man durch Kreuzungen Rebsorten zu züchten, die gegen Pilzkrankheiten wie Grauschimmel, Echter und Falscher Mehltau resistent sind. Diese Pilze gelangten Mitte des 19. Jahrhunderts aus Amerika nach Europa. Den Winzern bleibt kaum etwas anderes übrig als der Einsatz von Fungiziden. Diese wirken allerdings bei langjähriger Anwendung schädigend auf Bodenorganismen. Die Suche nach resistenten Rebsorten ist somit unter ökonomischen und ökologischen Gründen zwingend geboten. Die seit Jahrhunderten praktizierte Kreuzung von Rebsorten erfolgte durch Vermählung von zwei Rebsorten, um bestimmte Vorzüge der Elternsorten zu vereinen, beispielsweise Geschmack und Ertrag aus der einen und Pilzresistenz aus der anderen.

Alle Kreuzungsversuche zwischen Rebsorten, die zur Spezies Vitis vinifera gehören, führten nicht zur gewünschten Pilzresistenz. Diese stellte sich erst bei interspezifischen Kreuzungen ein. Man versteht darunter Kreuzungen zwischen zwei Rebsorten verschiedener Spezies, beispielsweise die Kreuzung einer Europäerrebe (Vitis vinifera) mit einer amerikanischen Wildrebe (Vitis californica, Vitis riparia, Vitis labrusca, Vitis rupestris oder Vitis berlandieri), oder einer asiatischen Wildrebe (Vitis amurensis oder Vitis coignetiae). Durch weitere Kreuzungen mit diesen Hybriden konnten Rebsorten gezüchtet werden, die besonders pilz- oder frostresistent sind.

Bei den PIWI-Rotweinen ist das die Rebsorte Regent (Kreuzung aus Diana und Chambourcin), die es auf zwei Prozent der Anbaufläche in Deutschland bringt. Weitere PIWI-Rotweine sind Cabernet Cortis (Kreuzung aus Cabernet Sauvignon und Solaris) und Cabernet Carbon (Kreuzung aus Cabernet Sauvignon und Bronner), die sich aber am Markt noch nicht behaupten können. Die Fokussierung auf die Elterngeneration lässt nicht erahnen, was an züchterischem Aufwand über Jahrhunderte betrieben wurde und was an krebshemmendem Potenzial in diesen Reben steckt. Ein Blick auf den Stammbaum von Cabernet Cortis (Abbildung 10.1) soll dies verdeutlichen. Die mütterliche Seite (Cabernet Sauvignon) steht für die geschmackliche Ausrichtung des Endprodukts, die sich an die großen Bordeauxweine anlehnt und nicht verändert wurde. Die züchterischen Ziele (Pilz- und Frostresistenz) wurde deshalb über die väterliche Seite (Solaris) vorgenommen. Deren Anfänge lassen sich teilweise auf über 150 Jahre rückdatieren und belegen, dass Cabernet Cortis das Beste aus verschiedenen Welten enthält.

Im Solaris finden sich Gene aus Rebsorten, die in England, Frankreich, Russland und Deutschland gezüchtet wurden. Von besonderem Interesse sind in der großelterlichen Generation die Kreuzungen Seyval Blanc (1919 in Frankreich) und Severny (1936 in Russland).

Die Kreuzungsgeschichte von Seyval Blanc beginnt mit den Arbeiten des französischen Arztes und Rebenzüchters Albert Seibel, der ab 1866 angesichts der Reblaus-Katastrophe Kreuzungen zwischen Reblaus resistenten amerikanischen Reben und europäischen Reben durchführte. Seibel kreuzte über 16 000 Neuzüchtungen, die nach ihm benannt und durchnummeriert sind. Von diesen erlangten ungefähr 500 Rebsorten eine kommerzielle Bedeutung und erhielten eigene

Namen. Im Stammbaum von Seyval Blanc finden sich Gene der amerikanischen Wildrebe Vitis berlandieri.

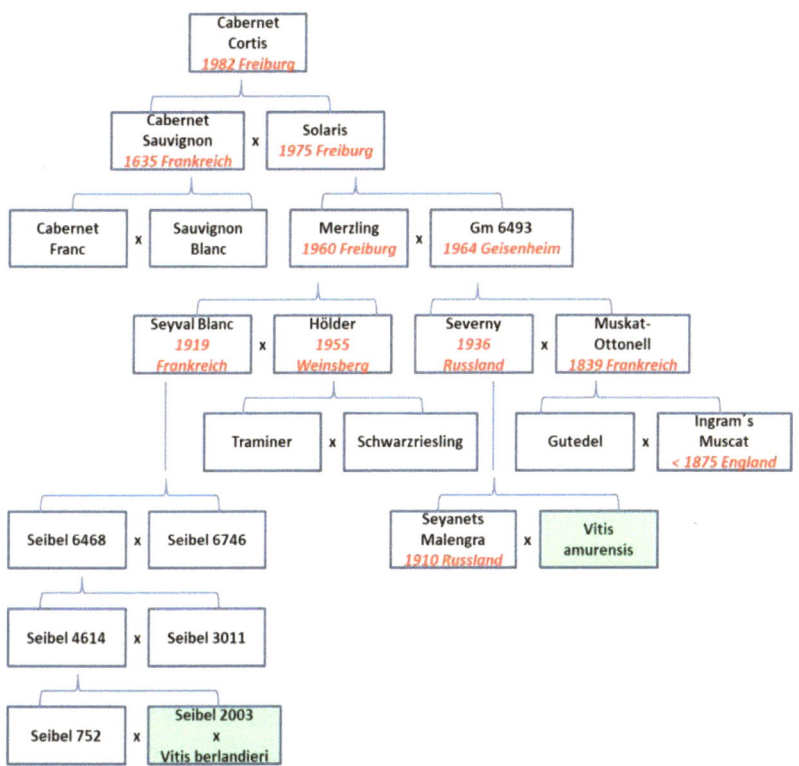

Abbildung 10.1: Stammbaum der PIWI-Rebe Cabernet Cortis, in der Gene europäischer Reben, einer amerikanischen (Vitis berlandieri) sowie einer asiatischen Wildrebe (Vitis amurensis) vorliegen.

Die Kreuzung der Hybridrebe Severny erfolgte 1936 am russischen Weinbauforschungs-Institut Magaratsch in Rostow am Don durch Yakov Ivanovich Potapenko und Elena Ivanovna Zakharova. Für ihre Kreuzung verwendeten sie die in Russland 1910 durch Selektion gewonnene weiße Rebsorte Seyanets Malengra sowie die asiatische Wildrebe Vitis amurensis. Letztere zeichnet sich durch eine bemerkenswerte Frostresistenz aus. Im Cabernet Cortis finden sich somit europäische (Vitis vinifera), amerikanische (Vitis berlandieri) und asiatische (Vitis amurensis) Gene.

Auf der Suche nach pilz- und frostresistenten Reben haben Züchter fast immer auf Gene in Wildreben zurückgegriffen. Dabei züchteten sie unbewusst Reben mit besonderen Inhaltsstoffen, die in der Krebstherapie erfolgreich eingesetzt werden. Für die Rebsorte Cabernet Cortis konnte das an mehreren Stellen im Buch aufgezeigt werden. Es ist zu hoffen, dass in neuen Kreuzungsversuchen die Optimierung von wirksamen Inhaltsstoffen mit untersucht wird.

Heute wird die klassische Kreuzung von Rebsorten durch moderne Züchtungsmethoden unterstützt, um den langwierigen Selektionsprozess schneller und effizienter zu gestalten. Man identifiziert wünschenswerte Gene in Reben oder anderen Nutzpflanzen und schleust sie in das Erbgut einer Rebe ein. In der so modifizierten Rebe sollen die gewünschten Eigenschaften zum Tragen kommen. So entstehen transgene Reben.

Transgene Reben

Die Bemühungen, pilzresistente Rebsorten unter Beibehalt des typischen Geschmacks durch Kreuzung zu züchten, waren lange von geringem Erfolg gekrönt. Entweder Pilzresistenz oder sortentypischer Geschmack – beides gleichzeitig ging nicht.

1999 erregte ein Versuch die Gemüter, bei dem transgene Weinreben in der Pfalz und in Franken angepflanzt wurden, um deren Pilzresistenz zu testen. Unter transgenen Pflanzen versteht man allgemein Pflanzen, deren Erbanlagen mittels gentechnischer Methoden gezielt verändert wurden. Zu diesen Methoden zählen das gezielte Abschalten oder Modifizieren einzelner Gene, sowie das gezielte Einbringen arteigener oder artfremder Gene. Die eingeschleusten Gene werden als Transgene bezeichnet. Gerste verfügt über ein Gen, das für die Bildung eines Enzyms verantwortlich ist, welches Zellwände bei Pilzen abbaut. Die Forscher des Julius- Kühn-Instituts hatten dieses Gen in die Erbanlagen von Riesling, Dornfelder und Seyval Blanc übertragen und gehofft, dass die transgenen Reben pilzresistenter würden. Der ursprünglich auf 10 Jahre ausgelegte Versuch endete 2004 vorzeitig. Nicht, weil von den Rebstöcken eine Gefahr ausging, sondern weil die transgenen Reben kaum weniger anfällig gegen Pilzerkrankungen waren.

Die Idee war dennoch nicht falsch. Die Beschränkung auf ein einzelnes Gerste-Gen könnte nicht ausreichend gewesen sein. Sicherlich wird man den Versuch mit anderen effizienteren Genen wiederholen. Und man sollte sich nicht auf Pilzresistenz beschränken. In vielen Rotweinen sind wichtige pharmakologische Flavonoide nicht enthalten. Deren Gene, in anderen Rebsorten oder Wildreben vorhanden, könnten gezielt in das Erbgut eingebracht werden. Auch den Bemühungen, einen bestimmten Farbton beim Rotwein zu treffen, kann gentechnisch nachgeholfen werden.

Das Beispiel der blauen Rose soll das verdeutlichen. Generationen von Züchtern versuchten vergeblich eine blaue Rose durch Kreuzung oder Düngung zu erhalten. Den Rosen fehlt ein dafür benötigter Stoffwechselweg. Weil die blaue Rose in Japan als Symbol erfüllter Liebe gilt, nahm sich ein japanischer Biotechnologie-Konzern des Problems an und löste es nach 20 Jahren Entwicklungsarbeit.[3] Die Forscher schalteten zuerst die Gene aus, die für die rote (Cyanidin) und gelbe (Pelargonidin) Farbe zuständig sind. Danach wurden die Gene für den notwendigen Stoffwechsel aus dem Stiefmütterchen sowie das Gen für die blaue Farbe (Delphinidin) aus der Iris eingesetzt.

Transgene Nutzpflanzen werden seit 1996 weltweit angebaut und sind auf über 12 Prozent der globalen Landwirtschaftsfläche vertreten. Es handelt sich um Pflanzen, die aufgrund von gentechnischen Veränderungen tolerant gegenüber Pflanzenschutzmitteln, aber giftig für Schadinsekten sind. In manchen Bereichen sind sie nicht mehr auf dem Vormarsch, sondern längst angekommen. Der Anteil an gentechnisch veränderten Sojabohnen am Weltmarkt liegt derzeit bei 80 Prozent.

Transgene Hefen

Seit einiger Zeit ist ein Trend zur Spontangärung zu erkennen. Bei einigen Verbrauchern wird das mit Natürlichkeit gleichgesetzt. Die Nachteile einer Spontangärung sind jedoch nicht weg zu diskutieren. Da es sich bei den natürlichen Hefen stets um Gemische mehrerer, sich verändernder Hefearten handelt, ist das Resultat nie vorhersagbar. Im schlimmsten Fall kann das Produkt sogar verderben. Deshalb setzen die meisten Winzer Reinzuchthefen zur Vergärung ein. Sie werden gezielt isoliert und gezüchtet, um die charakteristischen Eigenschaften des jeweiligen Hefestammes zu nutzen. Alkoholresistentere Hefen helfen höhere Alkoholgehalte bis zu 16 Prozent zu erreichen, was beispielsweise für Portweine wichtig ist. Andere Hefen erhöhen den Anteil an Glycerin. Berühmt ist der Hefestamm Lalvin EC1118 (Prise de Mousse), der beim Chardonnay zur Champagnerproduktion eingesetzt wird und für das fruchtige Aroma sorgt.

Die Gentechnik macht vor den Hefen nicht Halt. Mithilfe gentechnisch veränderter (gv) Hefen versucht man, die Gärzeiten zu verkürzen oder Geschmacksverbesserungen, Aromastabilität und eine Erhöhung der Gärleistung zu erzielen. Letztere ist unter dem Gesichtspunkt eines zuckerfreien Weins für den richtigen Rotwein besonders wichtig.[4]

In den USA, Kanada und Moldawien ist eine gv-Hefe (ML01) zugelassen, die Gene aus einem Milchsäurebakterium enthält. Damit kann die Hefe die Glukose-Vergärung als auch die malolaktische Vergärung in einem Arbeitsschritt erledigen. Als positiver Nebeneffekt verbessert sich der Geschmack und die Farbstabilität. Zudem verringert sich der Gehalt an unerwünschten Histaminen, die bei dafür empfindlichen Menschen Kopfschmerzen auslösen. Für den richtigen Rotwein wäre ML01 hilfreich, um die wichtigen Aminosäuren Ornithin und γ-Aminobuttersäure zu bilden. Da ML01 in Amerika zugelassen ist und amerikanische Weine in Deutschland erhältlich sind, dürften Konsumenten bereits in den Genuss dieser Weine gelangt sein.

In Kanada wurde eine gv-Hefe (ECMo01) entwickelt, die neben Wein auch bei Fermentationen in anderen Lebensmitteln sinnvoll eingesetzt wird. Die Hefe ist in der Lage, den Gehalt des krebserregenden Stoffes

Ethylcarbamat zu reduzieren. Im Wein produzieren die Hefen während der Gärung das Nebenprodukt Harnstoff, das mit Ethanol zu Ethylcarbamat reagiert. Der Vorgang kommt ebenfalls bei der Herstellung von Bier, Brot, Sojasauce und Joghurt vor. Der Einsatz der gv-Hefe macht diese Lebensmittel sicherer.

Von besonderem Interesse sind gv-Hefen, denen es möglich ist, bestimmte Inhaltsstoffe in größeren Mengen herzustellen. In der Rebe entsteht das für den richtigen Rotwein wichtige Resveratrol als Stressmetabolit, kann aber durch gv-Hefen auch produziert werden. Im Jahr 2016 veröffentlichten dänische Wissenschaftler das Resultat ihrer Forschungsarbeit. Zuvor identifizierte eine internationale Forschergruppe Gene im Acker-Schmalwand, die Phenylalanin in beträchtlicher Menge zu Resveratrol umsetzen. Sie schleusten die Gene in eine Tomate ein, die nun das Resveratrol-Äquivalent von 50 Flaschen Rotwein enthielt.[5] Die Dänen schleusten die Gene aus der Acker-Schmalwand in Weinhefe ein und steigerten die Resveratrol-Menge um das 30-fache. Indem sie zur Gärung die Aminosäure Phenylalanin hinzufügen, gelang es ihnen, den Resveratrol-Gehalt auf 800 Milligramm pro Liter zu erhöhen.[6] Es ist nur eine Frage der Zeit, bis Rotweine, die Resveratrol-Mengen von einem Gramm pro Flasche enthalten, produziert werden.

10.2 Neue Cuvées

Wenn zwei das gleiche sagen, meinen sie nicht unbedingt dasselbe. Das gilt beim Wein in besonderem Maße für eine Cuvée. Für viele deutsche Winzer und Verbraucher ist eine Cuvée immer gleichbedeutend mit Verschnitt und negativ konnotiert, obwohl das Weingesetz nicht alle Mischungen zulässt. Es ist verboten, Tafel- und Qualitätsweine, oder Weine aus verschiedenen Anbaugebieten zu mischen. Weine dürfen nur verschnitten werden, wenn sie auf der gleichen Qualitätsstufe liegen. Spricht der französische Winzer hingegen von einer Cuvée, kann es sich um eine Mischung aus mehreren Weinen zur Qualitätssteigerung handeln, oder aber um einen sortenreinen Wein aus einer besonderen Lage oder separaten Abfüllung. In Frankreich sieht man das Potenzial, durch eine Cuvée die Qualität des Produktes erheblich zu steigern.

Eine optimal zusammengestellte Cuvée schmeckt besser als jeder Partner für sich. Bekannte Beispiele hierfür sind die Bordeaux-Weine oder Châteauneuf-du-Pape. Die Rebsorten werden auf dem Etikett von Bordeaux-Weinen nicht aufgeführt. Der Wein verdankt seinen Ruf einer Mischung von drei Rebsorten mit hoher Qualität. In der Regel sind das Cabernet Sauvignon, Merlot und Cabernet Franc. Der berühmte Rotwein Châteauneuf-du-Pape enthält ca. 70 Prozent der Rebsorte Grenach, sowie unter anderem die Sorten Syrah, Mourvèdre und Cinsaul. In Summe sind bis zu 13 verschiedene Rebsorten zur Herstellung dieser hervorragenden Cuvée erlaubt.

Warum sollte für die Gesundheit nicht gelten, was für den Geschmack gilt? Wenn verschiedene Rotweine über unterschiedliche pharmakologisch wertvolle Inhaltsstoffe verfügen, könnten sich im Falle einer Cuvée synergistische Effekte ergeben. So verfügt Cabernet Sauvignon über größere Mengen an Malvidin, Resveratrol und Acutissimin A, während Cabernet Cortis über größere Mengen an Malvin, Kaftarsäure und Epicatechin verfügt. Eine Cuvée im Verhältnis 7 zu 3 ist für den Autor zudem eine geschmackliche Bereicherung.

10.3 Additive

Über die historischen Bemühungen, Wein durch Zusatzstoffe haltbarer zu machen oder seine Qualität zu verbessern, wurde im Kapitel 2.2 bereits berichtet. Zum Schutz des Verbrauchers legt das Weingesetz fest, welche Fremdstoffe dem Wein zugesetzt werden dürfen. Es wäre wünschenswert, gesundheitsfördernde Stoffe, die im Wein ohnehin vorkommen, auch während oder nach der Gärung zusetzen zu dürfen.

So ist Glycerin in größeren Mengen erwünscht, wenn es bei der Vergärung des Mosts entsteht. Eine Zugabe zum Most oder Wein ist jedoch nicht erlaubt. Aber warum muss der Umweg über die Rebe und Vergärung genommen werden? Bei Zucker ist das Gesetz toleranter. Aus kommerziellen Gründen ist das verständlich. Sonnenarme Jahrgänge können aufgebessert und die wirtschaftlichen Folgen für die Winzer gemildert werden. Bei Zugabe von Glycerin könnte der Verbraucher vielleicht über die Qualität getäuscht werden. Die Situation ist grotesk: Schädlicher Zucker darf zugesetzt werden, gesundheitsförderndes Glycerin hingegen nicht. Das muss geändert werden.

Weintrauben produzieren eine ganze Palette an Säuren mit interessanten Eigenschaften (Kapitel 7.1). Zur Absenkung des pH-Wertes darf allerdings nur Milchsäure, Weinsäure oder Äpfelsäure zugesetzt werden. Aus geschmacklichen Gründen ist niemand an Äpfelsäure interessiert. Deshalb wird eine malolaktische Gärung zum Abbau der Äpfelsäure durchgeführt. Der Einsatz von Weinsäure ist allerdings sehr stark eingeschränkt. Warum darf man nicht Säuren verwenden, die ohnehin im Wein vorliegen, wie beispielsweise Kaftarsäure oder Ferulasäure? Ein ausgewogener Säure-Mix wird nicht nur wirksamer sein, sondern zudem erheblich zur Geschmacksverbesserung beitragen. Warum die Festlegung auf Säuren, die pharmakologisch weniger interessant sind und den Geschmack eher negativ beeinflusst? Das sollte hinterfragt werden.

Bei der Vergärung wurden mit Arginin und Phenylalanin zwei Aminosäuren vorgestellt, die absolut unbedenklich sind und die Vergärung signifikant verbessern können. Arginin wird von Weinhefen als Stickstoffquelle benötigt. Gerade bei einer malolaktischen Vergärung ist es wichtig, dass noch Arginin vorhanden ist, damit die Gärung optimal verläuft und sich wichtige Säuren bilden. Warum muss man den Stickstoff als Dünger im Weinberg einbringen und über die Beeren als Arginin in die Vergärung einschleusen, wenn man Arginin direkt zur Vergärung zusetzen könnte? Weniger Düngung wäre ein wichtiger Beitrag zu mehr Ökologie und Nachhaltigkeit. Aus der Aminosäure Phenylalanin produziert die Rebe Resveratrol. Das können genetisch veränderte Hefen besser. Es stellt sich die Frage, ob man Phenylalanin zugeben darf, um den Gehalt an Resveratrol zu erhöhen. Letztlich spielt es keine Rolle, ob das Resveratrol durch die Hefe produziert oder als Additiv zugefügt wird. Resveratrol wird großtechnisch durch

Fermentation mittels Weinhefen produziert. Die beiden Herstellungen unterscheiden sich biochemisch gesehen nicht voneinander. Wenn die Zugabe von durch Weinhefen hergestelltem Resveratrol nicht erlaubt wird, würde das formal die Herstellung jeglicher Cuvées in Frage stellen.

Ähnlich sieht es bei der Erhöhung des Polyphenolgehaltes aus. In der Lebensmittelindustrie besteht ein großer Bedarf an natürlichen Farbstoffen. Für die Farbe rot hat sich unter anderem „E163 Anthocyane" bewährt. E163 ist für alle Lebensmittel zugelassen, ausgenommen sind Produkte, bei denen eine zusätzliche Färbung dem Verbraucher eine bessere Qualität vortäuschen könnte. Da Anthocyane gesundheitsfördernd sind, wird eine Verbesserung allerdings nicht vorgetäuscht. E163 wird meistens durch Extraktion aus roten Traubenrückständen hergestellt. Wenn die Zugabe von Süß-Reserve, ein lagerfähig gemachter Traubenmost, zur nachträglichen Süßung erlaubt ist, warum gilt das nicht für Anthocyane zur nachträglichen Färbung beziehungsweise zur nachträglichen Steigerung des Polyphenolgehaltes? Verboten kann es eigentlich nicht sein. In Spanien wird es im Prinzip gemacht, allerdings nicht durch Zugabe von E163. Als „Doble Pasta" bezeichnet man in Spanien einen Rotwein, der aus der roten Rebsorte Bopal hergestellt wird. Dabei zieht man während der Gärung einen Teil des Jungweins ab und füllt den Gärbehälter mit gemahlenem Fruchtfleisch auf. Durch das erhöhte Verhältnis von Trauben zu Most wird der Wein besonders polyphenolhaltig. Der so stark angereicherte Wein ist geschmacklich nicht mehr interessant und wird in der Regel zum Verschnitt mit anderen Rotweinen verwendet. Man könnte „Doble Pasta Plagiate" mit definiertem erhöhtem Anthocyan- und Resveratrol-Gehalt produzieren und eine Cuvée damit farblich und gesundheitlich verbessern. Nebenbei wird der Alkoholgehalt reduziert, da der Alkoholanteil des entnommenen Jungweins nicht mehr enthalten ist.

Der Zusatz von Tannin-haltigen Eichen- und Korkstückchen zur Erhöhung des Gehaltes an Acutissimin A wurde ausführlich beschrieben (Kapitel 7.7). Erfreulicherweise ist der Zusatz von Tanninen zum Wein gesetzlich erlaubt und unterliegt keiner Mengenbeschränkung.[7] Von der Möglichkeit, durch Einsatz von Tanninen eine geschmackliche Verbesserung und farbliche Stabilisierung zu erzielen, wird reichlich Gebrauch gemacht. Die Rede ist von den „oenologischen Tanninen", die auch als „kommerzielle Tannine" bezeichnet werden. Ursprünglich wollte der Gesetzgeber eine weitere Möglichkeit zulassen, um Weine zu klären. Aber warum sollte man auf diesem Weg nicht Inhaltsstoffe realisieren oder steigern, die von pharmakologischer Bedeutung sind?

Auf diesem Gebiet, das erst an seinen Anfängen steht, dürften viele Verbesserungen zu erwarten sein. Zum einen gibt es keine Mengenbeschränkungen und zum anderen ist eine Vielzahl an oenologischen Tanninen mit unterschiedlicher Zusammensetzung erhältlich. Man unterscheidet zwischen Tanninen aus Weintraubenkernen und Tanninen aus Früchten wie Galläpfeln oder Hölzern wie Eiche, Kastanie oder Quebracho. Alle Tannine sollten auf ihre Inhaltsstoffe überprüft werden, um das gewünschte Optimum an Wirkstoffen zu realisieren. Ein Tannin mit hohem Epicatechin-Gehalt sorgt für mehr Oligomere im Rotwein, ein Tannin mit mehr Vescalagin wird den Gehalt an Acutissimin A erhöhen. Weitere Beispiele sind naheliegend.

Wein in der Flasche darf zuvor mit Kaliumdisulfit oder maximal 150 Milligramm Vitamin C pro Liter vor Oxidation geschützt werden. Vitamin C ist vorzuziehen und die Höchstmenge darf ruhig hinterfragt werden.

10.4 An- und Abreicherungen

Mit dem Doble Pasta wurde ein technisches Verfahren zur Erhöhung des Polyphenolanteils im Bopal vorgestellt. Von einer weiteren Technologie, Weinfraktionen gezielt anzureichern, berichtet dieses Kapitel.

Das bilaterale Weinhandelsabkommen zwischen der EU und den USA öffnete 2006 amerikanischen Weinen den Zugang zum europäischen Markt. Die amerikanischen Weine werden mit modernen

Technologien bearbeitet, die in der EU noch nicht zugelassen sind. Ein Schlag für kleinere Winzerbetriebe, die sich diese kostspieligen Techniken nicht werden leisten können. Wie bei allen Neuerungen wurden Ängste geschürt und die neuen Weine als Kunstweine verteufelt und ihnen das Image von Natürlichkeit abgesprochen. In den Medien war sogar von Plastik- und Coca-Cola-Weinen die Rede.[8]

Im Zentrum der Kritik steht eine Technologie, die als Schleuderkegeltechnologie (engl. Spinning Cone Column, SCC) schon zum Standardrepertoire in der Lebensmittelindustrie gehört. Die Schleuderkegelkolonne ist eine Rektifikationskolonne mit rotierenden kegelförmigen Einsätzen, die kontinuierlich flüchtige Verbindungen schonend aus einer Flüssigkeit abtrennt und auffängt. Durch den Betrieb unter reduziertem Druck werden hohe Arbeitstemperaturen vermieden und die Zersetzung von flüchtigen Verbindungen. Bei der Weinproduktion setzt man die SCC-Technologie zur Herstellung von Aromakonzentraten und zur Entalkoholisierung oder Teilalkoholisierung ein. Es ist nicht möglich, gezielt einzelne Aromen zu entfernen oder anzureichern. Vielmehr werden drei Fraktionen getrennt, die nachträglich wieder in definierten Verhältnissen zusammengeführt werden. Fraktion 1 enthält die flüchtigen Aromastoffe, Fraktion 2 den Alkohol und Fraktion 3 den verbleibenden Rest, auch Körper genannt. Abschließend werden Fraktion 1 und 3 für entalkoholisierte Weine beziehungsweise mit Teilmengen der Fraktion 2 für teilentalkoholisierte Weine wieder vereinigt.

Die Vorteile der Technologie liegen auf der Hand. Die SCC-Technik schneidet, verglichen mit Techniken, die auf thermische Verfahren oder Membranverfahren zur Alkoholabtrennung setzen, gustatorisch und ökonomisch besser ab. Aromastoffe werden schonender behandelt und letztlich nur 10 - 15 Prozent des Ausgangsweins technisch bearbeitet. In Kalifornien benutzen über 200 Kellereien die SCC-Technologie und produzieren damit rund 50 Millionen Flaschen Wein. In Deutschland beschäftigen sich wegen der hohen Kosten und unbegründeten Ängste nur Lehranstalten mit diesem Thema.[9] Doch die Verordnungen der Europäischen Gemeinschaft weichen zusehend auf. Legte man 2009 noch fest, dass eine Verringerung des Alkoholgehalts 2 Volumenprozent nicht überschreiten darf,[10] wurde 2013 verordnet, dass höchstens 20 Prozent des Alkohols entfernt werden dürfen.[11] Man braucht nicht viel Fantasie, in absehbarer Zeit werden durch SCC-Technologie an- oder abgereicherte deutsche Weine auf dem Markt erhältlich sein.

Aromastoffe mittels SCC-Technologie aufzukonzentrieren, verbietet sich aus gustatorischen Gründen, ähnlich einem guten Parfüm, das nur in ausreichender Verdünnung als angenehm wahrgenommen wird. Die Möglichkeit der Teilentalkoholisierung durch SCC darf dennoch nicht unterschätzt werden. Derzeit geht der Trend zu leichteren Weinen mit geringerem Alkoholgehalt, was aus gesundheitlichen Gründen zu begrüßen ist. Die Weinlese wird immer früher durchgeführt, um hohe Glukosemengen zu vermeiden. Zu diesem Zeitpunkt liegen jedoch wichtige Inhaltsstoffe noch nicht in ausreichender Menge vor, die zudem mit weniger Alkohol schlechter zu extrahieren sind. Es könnte sich als sinnvoller erweisen, wieder zu hohen Oechslegraden zurückzukehren, was in Anbetracht der klimatischen Veränderung kein Mehraufwand bedeuten würde. In Kombination mit alkoholresistenteren Hefen ließen sich höhere Alkoholgehalte erzeugen, die für eine bessere Extraktion der Inhaltsstoffe wichtig sind. Anschließend könnte der Alkohol unter Erhaltung des Aromas und der pharmakologischen Wirkstoffe auf die gewünschte Trinkstärke, oder auf die benötigte Menge zur Resorptionsverbesserung, reduziert werden.

10.5 Weinalterung

Die Fähigkeit, im Fass und später in der Flasche weiter zu reifen, unterscheidet Wein von vielen anderen Getränken. Bei Rotweinen ist die Lagerung unverzichtbar, nur so kann die Adstringenz (Bittergeschmack) abgebaut und Aromen aufgebaut werden. Der Reifeprozess dauert in der Regel umso länger, je größer der Polyphenolgehalt im Wein ist. Eine Lagerzeit von 5 Jahren und mehr ist keine Seltenheit. Lagerhaltung bindet jedoch stets Ressourcen, Gerätschaften und finanzielle Mittel. Bei niedrigem Polyphenolgehalt im Rotwein ist es nicht sinnvoll, diesen lange zu lagern. Im Gegenteil – er würde seine

Trinkfrische und Geschmack verlieren. Üblich lagern diese Weine 2-3 Jahre.

Viele Weine werden bewusst ausgebaut, um früh getrunken zu werden. Das verkürzt die Lagerzeit und reduziert die Kosten, kann aber zu Lasten der Qualität gehen. Technologien, als „wine aging technologies" bezeichnet, haben Konjunktur, da sie bei verkürzter Lagerzeit die Qualität verbessern. Der Fokus liegt bislang auf der gustatorischen Seite. Diese Technologien könnte man so modifizieren, dass wertvolle Wirkstoffe schneller und in optimaler Menge gebildet werden.

Der Spielraum ist jedoch begrenzt. Bei der Reifung im Eichenfass handelt es sich hauptsächlich um Oxidationsrektionen, die im sauren Milieu besser ablaufen. Damit werden dem Sauerstoff und dem Säuregehalt eine Schlüsselrolle zugewiesen. Weinsäuren bauen während der Lagerung ab, der pH-Wert steigt an und die Oxidationen laufen schlechter ab. Man kann das umgehen, indem bereits zu Beginn der Weinherstellung ausreichend Säure zugesetzt wird.

Die gezielte Dosierung von Sauerstoff ist komplizierter. Sauerstoff wird während der Lagerung in äußerst kleinen Mengen gebraucht. Fässer lagern spundvoll, um Luftblasen und größere Sauerstoffmengen zu vermeiden. Eichenfässer haben sich seit Jahrhunderten zur Weinlagerung bewährt. Ihr Holz ist so beschaffen, dass die Diffusion des Sauerstoffs durch die Fasswand auf ein Minimum reduziert wird. Zudem werden Tannine aus dem Eichenholz extrahiert und in die Oxidationsprozesse mit eingebunden. Lagert ein Rotwein im Edelstahl- oder Kunststofftank, gelangt weder Sauerstoff von außen in den Tank noch werden Tannine extrahiert. Das Problem lässt sich teilweise lösen. In der Praxis werden Eichenchips und Tannine zugesetzt und Sauerstoff in kleinsten Mengen über Dosierventile in den Tank geleitet. In letzterem Fall spricht man von Mikrooxigenierung. Nach allem, was man bislang weiß, kommt die Qualität dieser Weine dennoch nicht an die der Weine aus Fasslagerung heran.[12]

Ein wichtiger Parameter bei der Weinlagerung ist die Lagertemperatur. Chemische Reaktionen laufen in der Regel schneller ab, wenn ihnen durch Temperaturerhöhung Energie zugeführt wird. Das erkannte vor über 200 Jahren der schwedische Nobelpreisträger für Chemie, Svante Arrhenius. Seine Formel, die diesen Zusammenhang beschreibt, gehört mittlerweile zum Standardwissen in Schulen. Holzfässer lagern in kühlen und leicht feuchten Kellergewölben. Dadurch trocknet das Holz nicht aus und das Fass bleibt dicht. Die Oxidationsreaktionen brauchen jedoch lange, bis sie zum Abschluss kommen. In einem Edelstahltank lässt sich der Reifeprozess durch Temperaturerhöhung beschleunigen. Allerdings ist bei höherer Temperatur mit ungewünschten Nebenprodukten und einem schlechteren Wirkstoffprofil zu rechnen. Um das zu umgehen, werden aktuell Technologien getestet, die sich anderenorts bewährt haben.

Vereinzelt beschallen Winzer ihre Weinfässer und Keller mit Musik. Im Trend liegen gregorianische Gesänge und klassische Musik. Kritiker, die Esoterik vermuteten, verstummen spätestens bei Weinverkostungen. Beschallte Weine schneiden im Vergleich zu unbeschallten deutlich besser ab.[13] Schaut man genauer hin, bemerkt man, dass die Vorgehensweise mit der Musik wenig zu tun hat. Die Schallwellen werden vielmehr technisch aufwendig in energiereichere Ultraschallwellen umgewandelt, um mittels einer Sonde im Fassinneren ausgestrahlt zu werden. Das bewirkt eine Aufwirbelung und Zerkleinerung von Feststoffen, wodurch eine verbesserte Extraktion erfolgt. Die Holzchips im Wein werden schneller und besser extrahiert. Der Ultraschall liefert die notwendige Energie, um die Oxidationsreaktionen zu starten, sie selektiv zu beeinflussen und zu beschleunigen. Daraus resultieren bessere Ausbeuten in kürzerer Zeit. Es kommt zwar zu extrem lokalen Temperaturerhöhungen, die aber nicht ausreichen, um die Temperatur im Fass merklich ansteigen zu lassen. Unerwünschte Nebenprodukte werden so vermieden. Das Zusammenspiel von Holzstückchen, ausgewählten Tanninen und Ultraschallfrequenzen ermöglichen es, im Rotwein Reaktionen gezielt zu unterstützen, die wertvolle Inhaltsstoffe aufkonzentrieren und störende Verbindungen unterdrücken.

Die vielversprechende Technologie benutzen bereits findige Whisky-Produzenten, um Whisky schneller reifen zu lassen.[14] Bereits nach drei Jahren werden Aromen erhalten, die normalerweise erst nach 18 Jahren Lagerung im Eichenfass vorhanden sind. Es ginge noch schneller,

für Whisky ist jedoch eine Mindestlagerzeit von drei Jahren vorge-
schrieben.

Es ist angewandte Physik und Chemie, und nicht die Genialität Mo-
zarts, die den Reifeprozess beschleunigt. Ein beschallter Wein wird im
Vergleich zum unbeschallten Wein besser abschneiden, da ein junger
Wein mit einem künstlich gealterten Wein verglichen wird. Der gus-
tatorische Vergleich hinkt also. Für den Prozess der Alterung sind weder Komponist noch Ausführende das Maß der Dinge. Der Autor be-
lässt es deshalb in seinem Weinkeller bei den Songs von Amy
Winehouse.

Um chemische Reaktionen bei tieferen Temperaturen zu beschleunigen, ist der Einsatz von Katalysatoren eine weitere Möglichkeit. Katalysatoren besitzen den außerordentlichen Vorteil, an den Reaktionen
beteiligt zu sein, ohne verbraucht zu werden. Die Kosten für den Katalysator sind wegen der permanenten Verwendbarkeit unerheblich.

In China und Taiwan wird der traditionelle Branntwein aus Sorghum-
hirse nach der Gärung drei bis fünf Jahre gelagert. Schwefelhaltige
Verbindungen und geschmacklich nicht akzeptable Aldehyde werden
durch Oxidation mit Sauerstoff abgebaut. Diese Abbaureaktionen lassen sich signifikant beschleunigen, wenn der Branntwein mit Licht
und Nanopartikel aus Gold behandelt wird.[15] Die Lagerzeiten reduzieren sich auf wenige Wochen. Durch den Einsatz des Gold-Katalysa-
tors wird der Sauerstoff in hochreaktive Sauerstoffradikale überführt,
die ungemein schneller Oxidationsreaktionen ausführen. Es dürfte ab-
sehbar sein, bis wann die Technik im Weinausbau eingesetzt und Katalysatoren gezielt die Bildung der gewünschten Inhaltsstoffe unterstützen.

10.6   Zurück in die Zukunft

*„Wer die Vergangenheit nicht kennt, kann die Gegenwart nicht ver-
stehen und die Zukunft nicht gestalten"*. Das Zitat des Weinliebhabers

und Historikers Helmut Kohl[16] erinnert daran, dass sinnvolle Veränderungen gelingen, wenn man die Vergangenheit nicht ignoriert. In der Euphorie über künftige Verbesserungen sollten Erkenntnisse aus der Vergangenheit nicht übersehen werden. Die Renaissance der Medizinalweine ist nicht abgeschlossen.

Medikamente auf Weinbasis, die im Mittelalter zur Anwendung kamen, wurden im 2. Kapitel vorgestellt. Diese Medizinalweine, hauptsächlich durch Extraktion von pflanzlichen Inhaltsstoffen gewonnen, dürfen nach heutigem Weinrecht nicht als Wein vermarktet werden. Pharmafirmen werden sich aus betriebswirtschaftlichen Gründen nicht für diese Weine interessieren. Es bleiben aber Schlupflöcher zur Nutzung. Wenn neue Inhaltsstoffe in ausgestorbenen Rebsorten oder Wildreben identifiziert oder durch Änderungen in der Kellertechnik optimiert würden, bräuchte man keine Extraktion der Kräuter. Im Sinne eines gesundheitsfördernden Getränkes ist es unerheblich, ob es rechtlich als Wein bezeichnet wird oder als Wermut, für den es gestattet ist, Kräuter zu extrahieren. Gedanken zu diesem Themenfeld widmet sich das abschließende Kapitel.

Historische Rebsorten
Der Arzt und Winzer Stephan Oellers (1832 – 1908) verschrieb bis zum Ende des 19. Jahrhunderts bei Magenbeschwerden „Assmannshäuser Höllenberg". Dass sich zumindest kurzfristig ein Wohlbefinden einstellte, steht außer Frage.

Der berühmte Höllenberg liegt mitten im UNESCO-Weltkulturerbe Mittelrheintal, in dem seit dem 13. Jahrhundert auf 46 Hektar Rotwein von internationalem Spitzenniveau angebaut wird. Er verfügt über ein einzigartiges Mikroklima aus sonnenbeschienenen Hängen, dem ausgleichenden und Wärme reflektierenden Rhein, sowie der idealen Zusammensetzung von Schiefer- und Quarzit-Boden. Für diesen Rotwein zahlte man bereits vor über 100 Jahren Spitzenpreise. Während Internetseiten davon sprechen, dass auf dem Höllenberg seit jeher Spätburgunder angebaut wird, kommen wissenschaftliche Recherchen zu einem anderen Ergebnis. Bei dem berühmten Rotwein handelte es sich damals hauptsächlich um Schwarzblauen Riesling und Fränkischen Burgunder.

Beide Rebsorten galten bis 2008 beziehungsweise 2009 als ausgestorben. Sucht man nach den Gründen, findet man einen Schatz an Reben, dessen pharmakologisches Potenzial noch auszuloten ist. Der Schwarzblaue Riesling und Fränkische Burgunder sind nicht die einzigen vom Aussterben bedrohten Rebsorten. Bis vor 150 Jahren gab es in Deutschland eine beeindruckende Vielfalt an Rebsorten. In den Weinbergen standen annähernd 500 Sorten oft nebeneinander. Das hatte zuallererst wirtschaftliche Gründe. Der witterungsbedingte Ausfall einzelner Sorten konnte so durch die anderen Rebsorten abgeschwächt werden.

Der reinsortige Anbau, der heute üblich ist, begann vor etwa 100 Jahren. Der erste Schlag gegen die Artenvielfalt erfolgte durch die um 1860 aus Amerika eingeschleppte Reblaus. Dieser Schädling vernichtete die Weinberge in Europa, zunächst in Frankreich und nach einigen Jahren Verzögerung in Deutschland. Mit der Entdeckung Reblaus resistenter Rebstöcke begann der Weinbau neu. Fast alle Winzer pflanzten nur eine Sorte im Weinberg an, um diese maschinell leichter zu bearbeiten. Der nächste Schlag gegen die Artenvielfalt kam durch den Nationalsozialismus. Auch die Weinberge sollten „rein deutsch" werden. Die Reichsrebenzüchtung beschloss, „ausländische" und „Bastard-Rebsorten" müssten verschwinden. Von den 400 zugelassenen Rebsorten blieben lediglich 18 erlaubt.[17]

Heute ist Schwarzblauer Riesling und Fränkischer Burgunder, vorerst nur in kleinen Mengen, als Wein wieder erhältlich. Das ist dem Geobotaniker Andreas Jung zu verdanken, der 2013 das Projekt „Historische Rebsorten" gründete. Zuvor hatte Jung in über 800 historischen Weinbergen in Deutschland rund 320 vergessene Rebsorten aufgespürt und identifiziert, von denen 130 als ausgestorben galten. Der Rebenzüchter Ulrich Martin aus Gundheim ist Jungs Projektpartner und vermehrt in seiner Rebenschule die Funde. Mittlerweile verfügt die Rebschule über einen Fundus von 320 historischen Rebsorten, für die man interessierte Winzer sucht, damit sie nicht wirklich aussterben.

Für diese vergessenen und fast ausgestorbenen Rotweine gibt es natürlich keine Analysen der Inhaltsstoffe. Das ist mehr als wünschenswert, da sicherlich einige Rotweine neue pharmakologisch interessante Stoffe oder neue Wirkstoffprofile aufweisen. Die Arbeit mit den historischen Schätzen von Jung und Martin sollte schnellstmöglich begonnen werden.

Orange Weine, eine Alternative?

Seit einigen Jahren sorgen sie für Aufregung und spalten die Weinwelt, die Orange Weine. Dabei sind sie seit Jahrtausenden bekannt. Historisch betrachtet dürfte es sich sogar um die älteste Form der Weinherstellung handeln.

Bei einem Orange Wein handelt es sich um einen Weißwein, der wie Rotwein hergestellt wird. Die typische bernsteinartige Farbe entsteht durch die Maischegärung, die vermehrt Polyphenole aus der Schale extrahiert. Bereits vor 5000 Jahren produzierte man so in Georgien Weine. Ton-Amphoren, sogenannte Quevris, wurden aus klimatischen Gründen in den Boden vergraben und mit der Maische gefüllt. Eine originelle Variante für Hobby-Winzer, die sich keinen kostspieligen Erd- oder Weinkeller leisten können.

Die Orange Weine besitzen durch den langen Kontakt mit der Maische mehr Tannine, weshalb man sie im Geschmack mitunter als gewöhnungsbedürftig bezeichnet. Viele Orange Weine sind trüb und erinnern im Aussehen an naturtrüben Apfelsaft. Die meiste Kritik bezieht sich darauf, dass der Charakter der Rebsorten stark verloren geht. An dieser Stelle interessieren vielmehr die pharmakologischen Inhaltsstoffe. Ist mit den gleichen Wirkstoffen und Mengen zu rechnen, wie sie im korrespondierenden Weißwein vorliegen?

Dieser Frage ging die Höhere Bundeslehranstalt und Bundesamt für Wein- und Obstbau in Klosterneuburg nach[18] und untersuchten 36 Orange Weine aus Italien, Kroatien, Österreich und Slowenien. Wie vermutet, verfügen Orange Weine durchschnittlich über einen höheren Polyphenolgehalt. Hingegen zerschlug sich die Hoffnung, höhere Resveratrol-Gehalt zu finden. Sie enthalten genauso wenig wie Weißweine. Vergleicht man die Gehalte der Weinsäuren und Flavonoide aus Orange Weinen mit denen aus Rotweinen, ist keine Verbesserung im Sinne einer Anreicherung festzustellen. Während man ähnliche Weinsäuremengen findet, fallen die Werte für die einzelnen

Flavonoide deutlich zurück.

Die Autoren rechneten mit keinen Rückständen von Pestiziden und chemischen Pflanzenschutzmitteln, da Orange Weine häufig aus biodynamischem Anbau stammen. Dennoch entdeckten sie beachtliche Restmengen der Klassiker Pyrimethanil, Cyprodinil, Procymidon, Mepanipyrim, Fenhexamid und Boscalid. Das ist zwar unerwünscht, aber zulässig. Genauso zulässig wie das Einbringen größerer Mengen Schwefeldioxid in den Wein zum Schutz vor Oxidation und zur Entfernung des störenden freien Acetaldehyds. Die Grenzwerte für Schwefeldioxid betragen für Rotweine 150 Milligramm pro Liter und für Weißweine 200 Milligramm pro Liter. Für Orange Weine gibt es bislang keinen Grenzwert. Hier wurden Werte weit über 200 Milligramm pro Liter gefunden.

Manche Winzer nutzen die Unkenntnis von Verbrauchern. Vielen ist der Unterschied zwischen einem naturbelassenen Wein und einem Orange Wein nicht geläufig ist, zumal es zu Überschneidungen kommt. Per Definition durchläuft ein Orange Wein eine Maischegärung, mehr nicht. Die Vertreter der Naturwein-Philosophie verfolgen andere Ziele. Zur Herstellung ihrer naturbelassenen Weine verzichten sie beispielsweise auf Spritzmittel beim Anbau, auf den Einsatz von Reinzuchthefen bei der Gärung oder auf Schwefeldioxid zur Stabilisierung. Oftmals ist es nicht die Überzeugung, sondern Unkenntnis der chemischen und mikrobiologischen Zusammenhänge. Auf jeden Fall ist der Arbeitsaufwand für naturbelassene Weine deutlich größer und Ausfälle durch Weinfehler keine Seltenheit. Das spiegelt sich in gehobenen Verkaufspreisen wider. In diesem Fahrwasser segeln offensichtlich einige Produzenten von Orange Weinen. Der Verbraucher, der aufgrund des Preises fälschlicherweise annimmt, dass es sich bei einem Orange Wein um einen naturbelassenen Wein handelt, erwirbt mitunter einen Wein, der weniger aufwändig großtechnisch hergestellt wurde und der mehr Chemie gesehen hat als normale Weine. Es gibt keine detaillierten Vorschriften und Grenzwerte für die Herstellung von Orange Weinen. Orange Weine sind nicht automatisch Naturweine.

Die Entwicklung eines naturbelassenen Orange Weins oder gar die

Kunst mancher gewiefter Winzer lassen sich nicht vorhersehen. Es wird sich immer um Unikate handeln, die in ihrem Wirkprofil nicht an das von Rotweinen herankommen.

Wermut-Varianten

Wermut ist ein mit Gewürzen und Kräutern aromatisierter Wein. In der Traditionellen Chinesischen Medizin (TCM) wird er zur Behandlung von Brustkrebs eingesetzt (siehe 2. Kapitel). In Europa gilt Antonio Benedetto Carpano als Erfinder des Wermuts, der das Getränk 1786 erstmalig in Turin herstellte. Obgleich sich inzwischen Weißwein etablierte, wurde anfänglich mit Rotwein gearbeitet, den man durch Hinzugabe von Zucker und verschiedenen Kräutern aufwertete. Die Zusammensetzung der Kräuter durfte variieren, bis auf Wermutskraut *(Artemisia absinthium)*. Daher führt der Name. Die EU-Verordnung Nr.251/2014 definiert Wermut als „aromatisierter Wein, der mit Alkohol versetzt wurde und dessen charakteristisches Aroma durch Verwendung geeigneter, aus Artemisia-Arten gewonnener Stoffe erzielt wird". Ergänzend ist festgelegt:

- gewonnen aus einem oder mehreren Weinbauerzeugnissen, deren Anteil mindestens 75 Prozent des Gesamtvolumens ausmacht,
- kann mit Alkohol und Farbstoffen versetzt sein,
- kann mit Traubenmost, teilweise gegorenem Traubenmost oder beidem versetzt sein,
- kann gesüßt sein und
- weist einen vorhandenen Alkoholgehalt (in Volumen Prozent) von mindestens 14,5 und weniger als 22 und einen Gesamtalkoholgehalt (in Volumen Prozent) von mindestens 17,5 auf.

Die EU-Verordnung liefert eine Steilvorlage für die Herstellung eines Medizinal-Wermuts mit beachtlicher krebshemmender und krebsbekämpfender Wirkung. Die Formulierung „Verwendung geeigneter, aus Artemisia-Arten gewonnener Stoffe" erlaubt den Einsatz isolierter Stoffe, die sich nicht auf das Wermutkraut *Artemisia absinthium* beschränken müssen. Pflanzen der Gattung *Artemisia* gehören zur Familie der Korbblütler, auf deren Potenzial bereits beim Brokkoli hingewiesen wurde. Artemisinin aus dem Beifuß *Artemisia annua* wird seit vielen Jahren eingesetzt für das wirksamste Medikament zur Behandlung von Malaria. Bei der Therapie nutzt man aus, dass Malaria-infizierte Blutzellen über viel Eisen verfügen, sehr viel mehr als gesunde Blutzellen. Artemisinin-Verbindungen verfügen über einen Bestandteil, der mit Eisen hochreaktive Sauerstoffradikale produziert. Diese Radikale bekämpfen den Malaria-Parasiten. Gesunde Zellen bleiben verschont, weil sie über deutlich weniger Eisen verfügen. Die Analogie zwischen malariainfizierten Blutzellen und Tumorzellen könnte nicht eindrücklicher sein. Tumorzellen besitzen, wegen ihres gesteigerten Stoffwechsels, ebenfalls bis zu tausend Mal mehr Eisen als gesunde Zellen. Was liegt also näher als Artemisinin-Verbindungen in der Krebstherapie zu nutzen?

2015 setzte man in London in einer Studie mit 20 Darmkrebs-Patienten eine Artemisinin-Verbindung ein.[19] In der Placebo-Gruppe kommt es innerhalb der nächsten dreieinhalb Jahre bei der Hälfte der Teilnehmer zu einer Rückkehr des Tumors und drei Patienten versterben. In der Artemisinin-Gruppe kehrte der Tumor nur bei einem Patienten zurück und keiner verstirbt.

In Kasachstan wird seit vielen Jahren eine Arglabin-Verbindung zur Therapie bei Brust- und Darmkrebs eingesetzt. Arglabin ist der Wirkstoff im Beifuß *Artemisia glabella*. Arglabin-Verbindungen schwächen Ras, weshalb es besonders gut bei Brust- und Darmkrebs wirkt.[20] Dieses Medikament ist in Europa bislang nicht zugelassen, weil es nicht nach EU-Standards entwickelt wurde.

Artemisinin- und Arglabin-Verbindungen gehören zu einer Reihe von Wirkstoffen, die in der Krebstherapie sinnvoll sind, aber aus kommerziellen Gründen in Europa nicht entwickelt und produziert werden. Diesem Thema habe ich mich in einem anderen Buch (Radikalkur – Mit alten Wirkstoffen zu neuen Krebstherapien) gewidmet.[21] Solche Naturstoffe sowie weitere aus anderen *Artemisia* Arten[22] wären für einen Medizinal-Wermut zur Behandlung von Krebs geradezu prädestiniert. Ein solcher Wermut könnte die aufwendige und kostspielige Entwicklung der Pharma-Industrie umgehen und direkt vermarktet werden. Allerdings dürfte er wohl nicht als „Medizinal"-Wermut bezeichnet oder seine gesundheitsfördernde Wirkung beworben werden. Oder vielleicht doch?

10.7 Werbung für den richtigen Rotwein

Lebensmittelhersteller versuchen immer wieder, ihre Produkte mit gesundheitsbezogenen Angaben wie beispielsweise „Wichtig für die Sehkraft" oder „Calcium ist gut für die Knochen" zu kennzeichnen. Gesundheitsbehörden sehen darin den Versuch, unlautere Werbung für das Produkt zu machen. Um Verbraucher vor Irreführung zu schützen und ungleichen Wettbewerbsbedingungen vorzubeugen, führte die EU einheitliche Regelungen für gesundheitliche Angaben ein (EU-Verordnung Nr. 1924/2006). Lebensmittelhersteller dürfen gesundheitsbezogene Aussagen verwenden, wenn sie in einer EU-Positivliste aufgeführt sind. Bedingung dafür ist, dass die Angabe sich auf allgemein anerkannte Nachweise stützt und „vom durchschnittlichen Verbraucher richtig verstanden wird".

Diese Formulierung ist recht vage. Wie weit kann der Begriff „gesundheitsbezogene Aussagen" gefasst werden? 2012 entschied das oberste EU-Gericht beispielsweise, dass Pfälzer Winzer nicht mehr auf ihren Etiketten die Begriffe „sanfte Säure", „Edition mild" oder „bekömmlich" verwenden dürfen.

Das EU-Recht wartet mit einer weiteren Hürde auf. Rotwein ist ein Nahrungsmittel, aber auch ein Getränk mit einem höheren Alkoholgehalt als 1,2 Volumenprozent. Für solche Getränke verbietet das Gesetz jede Angabe, die eine Verbesserung des Gesundheitszustandes suggeriert.

Diese Klippe kann umschifft werden, wenn Fachgremien die gesundheitsfördernde Wirkung bestätigen. Das ist ohnehin eine Bedingung, um in die EU-Positivliste aufgenommen zu werden. Dem Verbraucher würde nichts suggeriert, er würde dann informiert werden.

Die EU-Verordnung gibt zudem Hinweise für Produkte, denen es gestattet ist, gesundheitsbezogene Aussagen zu tätigen. Es sind Bezeichnungen, „die traditionell zur Angabe einer Eigenschaft, einer Kategorie von Lebensmitteln oder Getränke verwendet werden, die Auswirkungen auf die menschliche Gesundheit haben können."[23] Vermutlich liegt es an diesem Passus, dass Wermut-Getränke als „Wermutelixier nach Hildegard von Bingen" angepriesen werden. Weinproduzenten sollten darüber nachdenken, ob ihre Produkte nicht ebenfalls in der Tradition vieler Medizinalweine stehen, die seit Jahrhunderten bekannt sind.

Nachlese

„Vom Wahrsagen lässt sich's wohl leben in der Welt, aber nicht vom Wahrheit-Sagen." Georg Christoph Lichtenberg

Ernährungsfaktoren zeichnen für 35 Prozent aller Krebstoten verantwortlich. Das sind etwa 460 000 Todesfälle pro Jahr allein für den EU-Raum. Das liegt gleichauf mit der Anzahl Krebstoter, die durch Rauchen verursacht wird. Das Wissen um die Zusammenhänge zwischen der Auslösung von Krebs und falscher Ernährung ist dennoch kaum vorhanden. Es gibt vielfältige Ursachen für diesen Missstand. Die Medien sind vor allem an einfach zu transportierenden Botschaften interessiert. Diese können von der Forschung angesichts der komplexen Zusammensetzung der menschlichen Ernährung und der vielfältigen molekularen Prozesse, die der Krebsprävention durch Nahrungsmittel zugrunde liegen, nicht geliefert werden.[1] Des Weiteren gehen die Meinungen um den Nutzen der pflanzlichen Inhaltsstoffe bei Krebs selbst bei Experten stark auseinander. Für zwei unterschiedliche Meinungen zum Thema seien an dieser Stelle Prof. Richard Béliveau und Prof. Karl Lauterbach zitiert. Die Hervorhebungen wurden vom Autor vorgenommen.

Prof. Richard Béliveau, in „Krebszellen mögen keine Himbeeren" (Kösel 2016)
„Die individuelle Lebensweise hat einen maßgeblichen Einfluss auf das Risiko, an Krebs zu erkranken. Etwa ein Drittel der Krebserkrankungen ist direkt mit der Ernährungsweise verbunden. Eine abwechslungsreiche Ernährung mit viel Obst und Gemüse, verbunden mit einer Kontrolle der Kalorienzufuhr zur Vermeidung von Übergewicht, ist eine einfache und wirkungsvolle Methode, um das Risiko einer Krebserkrankung entscheidend zu reduzieren."[2]

Prof. Karl Lauterbach, in „Die Krebs-Industrie" (Rowohlt 2015)
„Für keinen einzigen einzelnen Pflanzenstoff wurde bisher eine krebsvorbeugende oder heilende Wirkung belegt. Dass einzelne Pflanzenstoffe wie Kurkuma oder Knoblauch tatsächlich Krebs vorbeugen

sollten, wäre allein auf der Grundlage dessen, was wir heute über dessen Entstehung wissen, abwegig. Selbst epigenetische Vorgänge, bei denen die vorhandenen Gene aus- und angeschaltet werden, sind bei einzelnen Pflanzenstoffen und bei einseitigen Diäten sehr unwahrscheinlich. ... Der einzig denkbare und bereits erwähnte Mechanismus – die Senkung der Mutationen durch antioxidative Wirkung – wird schon bei regelmäßigem Obst- und Gemüsekonsum ausgereizt. Die Kombination von bestimmten Pflanzenstoffen, um damit gezielt epigenetisch bestimmte Krebsmechanismen zu blockieren, ist sehr vielversprechend und bedient sich der Kenntnisse der modernen Krebsgenetik. Leider gibt es hierzu noch keine gesicherten Erkenntnisse." [3] Und an anderer Stelle: *„Das achte und letzte Merkmal von Krebs soll hier nur der Vollständigkeit halber genannt werden... Krebs kann sich auf anderem Weg als normale Zellen mit Energie versorgen, um auch unterwidrigsten Bedingungen zu überleben. Dieser Mechanismus ist aber bisher wenig erforscht, und es ist unklar, ob er wirklich für alle Krebszellen gilt."*

Was sich als gegensätzliche Meinungen darstellt, klärt sich bei genauerer Betrachtung auf. Den Meinungen liegen gravierend falsche Annahmen zugrunde, dennoch kommen beide glücklicherweise zum gleichen richtigen Fazit.

Béliveau wiederholt den alten Kardinalfehler zum Thema Übergewicht: „Kontrolle der Kalorienzufuhr" gemäß dem Dogma „eine Kalorie ist eine Kalorie". Aber Übergewicht ist nicht das Resultat eines Missverhältnisses von aufgenommenen zu verwerteten Kalorien. Vielmehr handelt es sich um einen hormonell gesteuerten Prozess, bei dem der Blutzuckerspiegel eine wichtige Rolle spielt. Niedrige Blutzuckerspiegel führen dazu, dass weniger Glukose in Form von Fett gespeichert wird. Geringer Zuckerkonsum verursacht weniger Übergewicht, unabhängig davon, wieviel Kalorien man zu sich nimmt, und damit zu einem geringeren Krebsrisiko. Anhänger der Low-carb Diät können das bestätigen.

Lauterbach zieht aus dem anderen Glukoseabbau einer Krebszelle keine entsprechende Schlussfolgerung. Das Potenzial von Pflanzenstoffen zur Krebstherapie reduziert er auf deren antioxidative

Eigenschaften. Das ist aus zwei Gründen tragisch. Zum einen wird das große Krebsrisiko durch Zucker verharmlost. Übermäßiger Zuckerkonsum führt vermehrt zur Bildung des starken Mutagens Methylglyoxal, das die meisten Krebsmutationen verursacht. Zum anderen entsteht die irrige Annahme, dass Antioxidantien, wie einige Vitamine, das Krebsrisiko senken könnten. Viele Forscher fordern hier mittlerweile ein Umdenken. An vorderster Stelle Nobelpreisträger Prof. James Watson, der Antioxidantien für die meisten Krebstoten verantwortlich macht.

75 Prozent der in der Medizin verwendeten Antitumormittel sind Naturprodukte oder mit ihnen verwandt. Von den 140 Krebsmedikamenten, die seit 1940 zugelassen wurden, können über 60 Prozent auf ein Naturprodukt zurückgeführt werden.[4] Wichtige Krebswirkstoffe wie Vinblastin und Vincristin sind bekannte Vertreter von Pflanzenalkaloiden, die aus der Krebstherapie nicht mehr weg zu denken sind. Paclitaxel, der Wirkstoff im Krebsmedikament Taxol, wird aus der Rinde der Pazifischen Eibe isoliert. Im Buch erwähnt wurden Präparate, die auf Naturstoffen aus Beifuß-Gewächsen beruhen. Sowohl Artemisinin aus *Artemisia annua* als auch Arglabin aus *Artemisia glabella*, liefern beeindruckende Resultate bei Krebsarten mit mutiertem *ras*. Bei Hodenkrebs sind Podophyllotoxine aus dem amerikanischen Maiapfel mittlerweile Goldstandard. Sie wirken als Topoisomerase II Hemmer, was auch für Acutissimin A im Cabernet Sauvignon und Merlot gilt. Die Liste ließe sich noch ergänzen.[5]

Da verwundert die Aussage Lauterbachs, dass für keinen einzigen einzelnen Pflanzenstoff eine krebsvorbeugende oder heilende Wirkung belegt ist. Wahrscheinlich dachte er an Obst und Gemüse im üblichen Sinn. Seine Formulierung geht jedoch darüber hinaus und ist aus diesem Grund falsch. Dennoch sieht er in der Kombination von mehreren Pflanzeninhaltsstoffen einen vielversprechenden Ansatz.

Beide Professoren ziehen das richtige Fazit: Nicht ein einzelner Wirkstoff allein, sondern die Kombination von Pflanzeninhaltsstoffen macht den Unterschied. Die Ärzte im Mittelalter wussten, dass das Ganze eben mehr ist als die Summe seiner Teile. Richtigerweise stellt Lauterbach fest, dass es für verheißungsvolle Pflanzenstoffe noch keine gesicherten Erkenntnisse aus klinischen Studien gibt. Woran liegt das? Diese Studien werden gar nicht durchgeführt, weil die wirtschaftlichen Anreize für Pharmafirmen nicht gegeben sind. Hier sind die Politik und staatliche Forschung gefordert, damit die Erkenntnisse endlich in Therapiemöglichkeiten Eingang finden.

Diese Aussage ist nicht neu. In einem früheren Buch habe ich auf die gleiche Situation bei Arzneimitteln hingewiesen. Viele günstige Medikamente, die für andere Indikationen entwickelt wurden, zeigen krebshemmende und krebsheilende Wirkungen. Dennoch kommen sie in der Krebstherapie nicht zum Einsatz, weil sich das für Pharmafirmen nicht rechnet. Die benötigten klinischen Studien sind im Vergleich zum möglichen Verkaufspreis zu teuer.[6]

Aus dieser unbefriedigenden Situation heraus entstand die Motivation für das vorliegende Buch. Die Hinweise, dass die Kombination der Inhaltsstoffe des Rotweins unter Mithilfe von Alkohol eine krebspräventive und krebsheilende Wirkung besitzt, sind überwältigend. Dennoch wird keine Pharmafirma den richtigen Rotwein für eine bestimmte Krebserkrankung entwickeln.

Das mag für die Weinindustrie anders aussehen. Sie könnte epidemiologische Studien sponsern, die Korrelationen zwischen Rotweinkonsum und bestimmten Krebserkrankungen untersuchen. Die im Buch erwähnte Kopenhagen-Studie stellte ein geringeres Krebsrisiko bei Weinkonsum fest, ohne zwischen Weißwein und Rotwein oder den verschiedenen Krebsarten zu unterscheiden. Was hätte die Studie ergeben, wenn nur Rotwein untersucht worden wäre? Wie würde das Krebsrisiko in einer Studie ausfallen, bei der nur der „richtige Rotwein" untersucht wird? Was käme heraus, wenn die Korrelation des „richtigen Rotweins" in Bezug auf Darmkrebs untersucht werden würde? Zwar darf laut Gesetz kein Winzer Werbung damit machen, dass sein Wein das Krebsrisiko senkt. Das wäre auch nicht nötig. Der Verbraucher könnte bei Kenntnis der Studienergebnisse selbst die richtigen Schlüsse ziehen.

Zum Abschluss des Buches kommt der Arzt Theophrastus Bombast von Hohenheim, genannt Paracelsus, nochmals zu Wort, der vor 500

Jahren eine Erkenntnis formulierte, die nicht in Frage gestellt wird: *„Alle Dinge sind Gift, und nichts ist ohne Gift; allein die Dosis machts, daß ein Ding kein Gift sei."* Das gilt auch für Wein. Wer die gesundheitsfördernde Wirkung von Wein genießen will, muss auf die Dosis und einen moderaten Konsum achten.

Abkürzungsverzeichnis

ADME	ADME steht für Absorption (Aufnahme), Distribution (Verteilung), Metabolismus (Abbau) und Elimination (Ausscheidung). Es beschreibt die Prozesse, welche der Körper mach Verabreichung eines Medikamentes auf die darin enthaltenen Wirkstoffe ausübt.
AMP	Adenosinmonophosphat ist das Abbauprodukt von Adenosintriphosphat (ATP)
AMPK	Adenosinmonophosphat-aktivierte Proteinkinase: ein Sensor, der darüber entscheidet, ob Glukose über den EMP- oder PP-Weg abgebaut wird
APC	„Adenomatöse Polyposis coli", ein Protein, das beim Menschen vom Tumorsuppressorgen *apc* kodiert wird. Das APC-Protein kontrolliert die Beta-Catenin-Konzentrationen und interagiert mit E-Cadherin, das an der Zelladhäsion beteiligt ist.
APCMin-Maus	Maus mit einer inaktivierenden Mutation des *apc*-Tumorsuppressorgens
ASS	Acetylsalicylsäure
ATP	Adenosintriphosphat, universeller Energieträger in lebenden Organismen
Bcl-2	Vom engl. „B-cell lymphoma 2", eine Proteinfamilie, die bei der Regulierung des programmierten Zelltods (Apoptose) beteiligt ist
BCRP	Vom engl. „Breast Cancer Resistance Protein", ein Transporterprotein, das Medikamente und Gifte aus der Zelle schleust und damit zur Multidrug-Resistenz beiträgt
CBS	Amerikanischer Fernsehsender
Covid-19	Akronym von engl. „coronavirus disease 2019"
CYP	Kurzform für Cytochrom P450, Hämproteine, die zu den Oxidoreduktasen gehören

CYP1B1	Enzym, das zur Familie des Cytochrom P450 gehört. Das Besondere ist, dass es offensichtlich in allen Krebszellen gebildet wird, während es in gesunden Zellen praktisch nicht nachweisbar ist
CYP3A4	Enzym, das zur Familie des Cytochrom P450 gehört.
DCC	Vom engl. „deleted in colorectal cancer", ein Protein, das nach Mutation zur Entwicklung von Darmkrebs beiträgt
DKFZ	Deutsches Krebsforschungszentrum in Heidelberg
DNA	Desoxyribonukleinsäure - Träger der Erbinformation und damit der Gene
E163	Roter Lebensmittelfarbstoff
E334	Weinsäure (Lebensmittelzusatzstoff)
EG	Europäische Gemeinschaft
EGCG	Epigallocatechingallat, Wirkstoff im grünen Tee
EcMo01	Eine genetisch veränderte Hefe
EMP	Emden-Meyerhof-Parnas-Abbauweg der Glukose
EU	Europäische Union
FAP	Familiäre adenomatöse Polyposis, eine autosomal-dominant vererbte Erkrankung, bei der es zu einem massenhaften Befall des Dickdarms mit Polypen kommt
GABA	Gamma-Aminobuttersäure (Neurotransmitter)
Gen	Einheit der im Erbgut von Lebewesen enthaltenen Erbinformation, die zur Bildung aller zellulären und extrazellulären Proteine und RNA-Moleküle einer Zelle dient
GLUT	Glukosetransporter, Proteine, die den Transport von Glukose durch die Zellmembran katalysieren

gv	Genetisch verändert
HDAC	Histon-Deacetylase, entfernt Acetylgruppen von acetyliertem Lysin in Histonproteinen
HIF	Hypoxie-induzierter Faktor, ein Transkriptionsfaktor, der die Versorgung der Zelle mit Sauerstoff reguliert
IBMP	2-Methoxy-3-isobutylpyrazin, charakteristischer Aromastoff in Paprika, grünem Pfeffer und Cabernet Sauvignon
IDO	Indolamin-2,3-dioxygenase: Enzym, das die Aminosäure Tryptophan zu Kynurenin abbaut
IGF-1	Vom engl. „Insulin-like growth factor 1", Wachstumsfaktor, der konkret bei der Entstehung einiger Tumorarten beteiligt ist und das Wachstum von vorhandenen Tumoren verstärkt
LDH	Laktatdehydrogenase, Protein, das für die Umsetzung von Pyruvat zu Milchsäure benötigt wird
MCT	Monocarboxylat-Transporter, Protein in der Zellmembran, das die Diffusion vieler Monocarbonsäuren aus der Zelle katalysiert
Mdm2	Vom engl. „Mouse double minute 2 homolog (MDM2)", Protein, das den Tumorsuppressor P53 reguliert
MDR	Vom engl. „Multi Drug Resistance": Phänomen, dass Zellen eine Resistenz gegenüber Medikamenten entwickeln. Hierfür können Transporter verantwortlich sein, die diese Medikamente wieder aus der Zelle hinaus schleusen.
ML01	Eine genetisch veränderte Hefe
MONICA	Vom engl. „MONItoring CArdiovascular disease"-Studie
mRNA	Vom engl. „messenger ribonucleic acid" (deutsch Boten-RNA), die die genetische Information für den Aufbau eines bestimmten Proteins in einer Zelle überträgt

mTOR	Vom engl. „mammalian target of rapamycin", Bestandteil eines Proteinkomplexes, der unterschiedliche Signalwege von Wachstumsfaktoren, Energiehaushalt und Sauerstoffkonzentration integriert, die Translation von Proteinen reguliert und so Zellwachstum und Zellzyklus steuert
NEM	Nahrungsergänzungsmittel
NF-κB	Vom engl. "nuclear factor 'kappa-light-chain-enhancer'of activated B-cells", ein Transkriptionsfaktor, der von großer Bedeutung für die Regulierung der Immunantwort, der Zellproliferation und des programmierten Zelltods ist
NK	Natürliche Killerzellen
Nrf2	Vom engl. „nuclear factor erythroid 2-related factor (NRF2)", ein Transkriptionsfaktor, der die Produktion von Antioxidantien reguliert, damit es nicht zu Schädigungen durch oxidativen Stress kommt
OH-Gruppe	Hydroxygruppe: Strukturmerkmal aller Alkohole
OPC	Oligomere Procyanidine, die zur Gruppe der Flavanole gehören. OPC sind zumeist Dimere oder Trimere von Catechinen.
P21	Protein, das bei Beschädigungen der DNA den Zellzyklus anhalten kann
pH	Der pH-Wert ist ein Maß für den sauren oder basischen Charakter einer wässrigen Lösung
P53	Transkriptionsfaktor und Tumorsuppressor, der nach DNA-Schädigung die Expression von Genen, die an der Kontrolle des Zellzyklus, an der DNA-Reparatur oder an der Induktion der Apoptose beteiligt sind, veranlasst
PAP	Prostataspezifische saure Phosphatase
PD-L1	Vom engl. „programmed cell death 1 ligand 1", Protein, das an der Hemmung der Immunantwort beteiligt ist

PD-1	Vom engl. „programmed cell death protein1", Protein, das an der Hemmung der Immunantwort beteiligt ist
PIWI	Pilzwiderstandsfähige Rebsorten
PP	Pentoseabbauweg beim Glukoseabbau
RAS	Aus Rattensarkom isoliertes Protoonkogen
RNA	Ribonukleinsäure
ROS	Vom engl. „reactive oxygen species", zu denen insbesondere reaktive Sauerstoffradikale und Singulettsauerstoff gehören
SCC	Vom engl. „Spinning Cone Column", Rektifikationskolonne zur Abtrennung flüchtiger Verbindungen
Sirt	Sirtuine sind eine Familie von Enzymen aus der Gruppe der Histon-Deacetylasen (HDAC)
TCM	Traditionelle Chinesische Medizin
UPR	Vom engl. „unfolded protein response", Bezeichnung für die komplexe Reaktion von Zellen auf Stress, die durch die Ansammlung von Proteinen mit fehlerhafter Faltung im endoplasmatischen Retikulum entsteht
USA	Vereinigte Staaten von Amerika
WHO	Weltgesundheitsorganisation

Referenzen

Einleitung

[1] https://www.distilledspirits.org/news/the-2020-u-s-dietary-guidelines-advice-on-alcohol-if-alcohol-is-consumed-it-should-be-in-moderation/ (Stand: 23.06.2021)

[2] Karl Lauterbach, „Die Krebs-Industrie", Rowohlt Verlag, (2015) ISBN 978-3-87134-798-6, S. 206

Kapitel 1   Rotwein ist gesund

[1] https://www.tagesschau.de/wirtschaft/wein-etiketten-warnhinweis-winzer-101.html (Stand: 15.02.2022)

[2] https://www.tagesschau.de/ausland/krebsbekaempfung-eu-101.html (Stand: 15.02.2022)

[3] https://www.weinkenner.de/wein-und-gesundheit/ (Stand: 08.04.2021)

[4] Stephan Rosenkranz, „Das French Paradox": Spezielle Effekte von Weininhaltsstoffen" in „Prävention atherosklerotischer Erkrankungen", Thieme Verlag (2006), ISBN 978-3-13-133651-4

[5] Alun Evans, „Dr Black´s favourite disease", British Heart Journal, 74 (1995) S. 696

[6] Stephan Rosenkranz, Christian A. Schneider und Erland Erdmann [Hrsg.], „Prävention atherosklerotischer Erkrankungen", Thieme Verlag (2007)

[7] Richard Béliveau und Denis Gingras, „Krebszellen mögen keine Himbeeren", Kösel Verlag (2017) ISBN 978-3-466-34663-9

[8] Morten Grønbæk, Ulrik Becker, Ditte Johansen, Adam Gottschau, Peter Schnohr, Hans Ole Hein, Gorm Jensen und Thorkild I.A. Sørensen, „Type of alcohol consumed and mortality from all causes, coronary heart disease, and cancer", Annals of Internal Medicine, 133/6 (2000) S. 411

[9] Jonathan D. Schoenfeld und John P.A. Ioannidis, „Is everything we eat associated with cancer? A systematic cookbook review.", Am. J. Clin. Nutr., 97 (2013) S. 127

[10] Sven Stockrahm, „Rotwein fördert Krebs und hilft dagegen", ZEIT ONLINE, 31. März 2015

[11] https://www.vox.com/2015/3/23/8264355/research-study-hype (Stand: 10.02.2022)

[12] Lukas Schwingshackl, Carolina Schwedhelm , Cecilia Galbete und Georg Hoffmann," Adherence to Mediterranean Diet and Risk of Cancer: An Updated Systematic Review and Meta-Analysis", Nutrients, 9 (2017) S. 1063

[13] GBD 2016 Alcohol Collaborators, „Alcohol use and burden for 195 countries and territories, 1990-2016: a systematic analysis for the Global Burden of Disease Study 2016", The Lancet, 392 (2018) S. 1015

[14] https://www.rwi-essen.de/unstatistik/82/ (Stand: 10.04.2021)

[15] https://www.rwi-essen.de/media/content/pages/presse/downloads/210331_un-statistik_maerz_final.pdf (Stand:10.04.2021)

Kapitel 2   Medizinalweine

[1] https://www.netdoktor.de/news/alzheimer-wie-rotwein-die-neuronen-schuetzt/ (Stand:16.02.20229

[2] Elmar M. Lorey, „Die Wein-Apotheke", Hallwag AG, Bern, ISBN 3-444-10464-2

[3] Siegfried Hoc, „Pro und contra Kombinationspräparate", Deutsches Ärzteblatt 95/1-2 (1998) S. 25

[4] Günter Engel, „Das Antoniusfeuer in der Kunst des Mittelalters: die Antoniter und ihr ganzheitlicher Therapieansatz", in „Grenzgänge – Albert Hoffmann zum 100. Geburtstag", Schwabe Verlag Basel (2006), S. 168

[5] Ernst Schneider, „Rotes Weinlaub – eine venenwirksame Arzneidroge", Deutsche Apotheker Zeitung, 30 (2007) S. 40

[6] Rakesh K. Jain, „Blutdrucksenker gegen Tumoren", Spektrum der Wissenschaft, Dezember 2014, S. 32

[7] Ravindernath Kaul, „Johanniskraut – Mechanismen der antide", Deutsche Apotheker Zeitung, 7 (2000) S. 47

[8] Jürg Lendenmann, „Das Wirkprinzip ist der Gesamtextrakt", OTX World, 26 (2007) S. 38

[9] Christiana Winkler, Barbara Wirleitner, Katharina Schroecksnadel, Harald Schennach und Dietmar Fuchs, „St. John´s wort (Hypericum perforatum) counteracts cytokine-induced tryptophan catabolism in vitro", Biol. Chem., 385/12 (2004) S. 1197

[10] Katharina Schroecksnadel, Gabriele Neurater, Barbara Wirleitner und Dietmar Fuchs, „Immunmodulatorische Wirkung von Wein und Traubensaft", J. Ernährungsmed., 3 (2004) S. 14

[11] Sophie S. Chen, Randolph Corteling, Lara Stevanato und John Sinden, „Polyphenols inhibit indoleamine-3,5-dioxygenase-1 enzymatic activity—a role of immunomodulation in chemoprevention", Discov. Med., 78 (2012) S. 327

[12] Barbara Wirleitner, Katharina Schroecksnadel, Christiana Winkler, Harald Schennach und Dietmar Fuchs, „Resveratrol suppresses interferon-gamma-induced biochemical pathways in human peripheral blood mononuclear cells in vitro", Immunology Letters, 100/2 (2005) S. 159

[13] Freya Harrison, Aled E.L. Roberts, Rebecca Gabrilska, Kendra P. Rumbaugh, Christina Lee und Stephen P. Diggle, „A 1,000-year-old antimicrobial remedy with antistaphylococcal activity", MBio, 6 (2015) S. 1

[14] Carlos Gonzáles-Quilen, Esther Rodríguez-Gallego, Raúl Beltrán-Debón, Montserrat Pinent, Anna Ardévol, M. Teresa Blay und Ximena Terra, „Health-promoting properties of proanthocyanidins for intestinal dysfunction", Nutrients, 12 (2020) S. 130

[15] https://www.aerzteblatt.de/nachrichten/86948/Disulfiram-Wie-ein-Alkoholismus-Medikament-Krebszellen-angreift (Stand: 11.12.2017)

[16] Anshul Gupte und Russel J. Mumper, „Elevated copper and oxidative stress in cancer cells as a target for cancer treatment", Cancer Treatment Reviews, 35 (2009) S. 32

[17] Xia-Zhen Bao, Fang Dai, Xin-Rong Li und Bo Zhou, „Targeting redox vulnerability of cancer cells by prooxidative intervention of a glutathione-activated Cu(II)pro-ionophore: Hitting three birds with one stone", Free Radical Biology and Medicine, 124 (2018) S. 342

[18] George J. Soleas, Judy Dam, Michelle Carey und David M. Goldberg, „Toward the fingerprinting of wines: cultivar-related patterns of polyphenolic constituents in Ontario wines", J. Agric. Food Chem., 45/10 (1997) S. 3871

[19] Steffen Rickes, „Nobelpreis: Über „Walter Krienitz", Deutsches Ärzteblatt, 103/8 (2006) S. 468

[20] https://www.lauftermine.ch/rf/Ti/MediNobel.htm (Stand: 25.04.2020)

[21] https://www.infowine.com/de/wissenshaftliche_artikel/bakterizide_wirkung_der_weissweine_auf_helicobacter (Stand: 25.04.2020) _pylori_sc_14646.htm (Stand: 03.05.2021)

[22] Gail B. Mahady, Susan L. Pendland und Lucas R. Chadwick, „Resveratrol and red wine extracts inhibit the growth of CagA+ strains of helicobacter pylori in vitro", Am. J. Gastroenterol., 98/6 (2003) S. 1440

[23] https://de.wikipedia.org/wiki/Absinth (Stand: 16.11.2021)

[24] Long Li, Jin Wang, Shan Miao, Shanbo Ma, Xiaopeng Shi und Aidong Wen, „Apoptosis induction and reactive oxygen species generation by artemisia absinthium L. leaf extract in MCF-7 breast carcinoma cells", Pharmacognosy Magazine, 16 (2020) S. 422

[25] https://www.genuss-magazin.eu/trinken/2016/01/zeittafel_zur_deutschenweingesetzgebung.html (Stand: 13.04.2021)

[26] „Tannine „schmecken" nicht", Deutsche Apotheker Zeitung, 20 (2014) S. 6

Kapitel 3   Krebsmerkmale

[1] https://www.arzneimittel-atlas.de/im-fokus/fokus-krebserkrankungen/entstehung/ (16.10.2016)

[2] Douglas Hanahan und Robert A. Weinberg, „The hallmarks of cancer", Cell, 100 (2000) 57-70

[3] Douglas Hanahan und Robert A. Weinberg, „Hallmarks of Cancer: The Next Generation", Cell, 144/5 (2011) S. 646

[4] Lin Römer, Christian Klein, Alexander Dehner, Horst Kessler und Johannes Buchner, „p53 – ein natürlicher Krebskiller: Einsichten in die Struktur und Therapiekonzepte", Angew. Chem., 118 (2006) S. 6590

[5] Yifeng Xia, Shen Shen und Inder M. Verma, „NF-kB, an active player in human cancers", Cancer Immunol Res., 2/9 (2014) S. 823

[6] Robert E. Bellas, Mark J. FitzGerald, Nelson Fausto und Gail E. Sonenshein, „Inhibition of NF-kB Activity Induces Apoptosis in Murine Hepatocytes", American Journal of Pathology, 151/4 (1997) S. 891

[7] Youssef A. Rezk, Sujata S. Baluad, Rebecca S. Keller und James A. Bennett, „Use of Resveratrol to improve the effectiveness of cisplatin and doxorubicin: Study in human gynecologic cancer cell lines and in rodent heart", American Journal of Obstetrics and Gynecology, 194/5 (2006) S. 23

[8] Qi-Qi Mao, Yu Bai, Yi-Wie Lin, Xiang-Yi-Zheng, Jie Qin, Kai Yang und Li-Ping Xie, „Resveratrol confers resistance against taxol via induction of cell cycle arrest in human cancer cell lines", Molecular Nutrition & Food Research, 54/11 (2010) S. 1574

[9] Denham Harman, „Aging: a theory based on free radical and radiation chemistry.", J. Gerontol., 11/3 (1996) S. 298

[10] Claire E. Schaar, Dylan J. Dues, Katie K. Spielbauer, Emily Machiela, Jason F. Cooper, Megan Senchuk, Siegfried Hekimi und Jeremy M. Van Raamsdonk, „Mitochondrial and Cytoplasmic ROS Have Opposing Effects on Lifespan", PLOS Genetics (2015)

[11] Carol W. Greider und Elizabeth H. Blackburn, „Telomere, Telomerase und Krebs", Spektrum der Wissenschaft, 4 (1996) S. 30

[12] https://www.n-tv.de/wissen/Telomerase-kann-Krebs-ausloesen-article533884.html (Stand: 06.02.2019)

[13] David A. Sinclair und Lenny Guarante, „Schlüssel zur Langlebigkeit", Spektrum der Wissenschaft, 10 (2006) S. 34

[14] https://www.antikoerper-online.de/news/2/691/langlebigkeit-inulinsensitivitaet-und-onkogenes-potenzial-die-komplexen-rollen-des-sirtuin-1-sirt1/ (Stand: 01.02.2019)

[15] Stina Garvin, Karin Öllinger und Charlotta Dabrosin, „Resveratrol induces apoptosis and inhibits angiogenesis in human breast cancer xenografts in vivo", Cancer Letters, 231/1 (2006) S. 113

[16] Robert A. Waterland und Randy L. Jitle, „Transposable Elements: Targets for Early Nutritional Effects on Epigenetic Regulation", Molecular and Cellular Biology, 23/15 (2003) S. 5293

[17] Li-Shu Wang, Chieh-Ti Kuo, Seung-Ju Cho, Claire Seguin, Jibran Siddiqui, Kristen Stoner, Yu-I Weng, Tim H.-M. Huang, Jay Tichelaar, Martha Yearsley, Gary D. Stoner und Yi-wen Huang, „Black Raspberry-Derived Anthocyanins Demethylate Tumor Suppressor Genes Through the Inhibition of DNMT1 and DNMT3B in Colon Cancer Cells", Nutrition and Cancer, 65/1 (2013) S. 118

[18] Gordon J. Freeman, Andrew J. Long, Yoshiko Iwai, Karen Bourque, Tatyana Chernova, Hiroyuki Nishimura, Lori J. Fitz, Nelly Malenkovich, Taku Okazaki, Michael C. Byrne, Heidi F. Horton, Lynette fouser, Laura Carter, Vincent Ling, Michael R. Bowman, Beatriz M. Carreno, Mary Collins, Clive R. Wood und Tasuku Honjo, „Engagement of the PD-1 Immunoinhibitory Receptor by a Novel B7 Family Member Leads to Negative Regulation of Lymphocyte Activation", J. Exp. Med., 192 (2000) S. 1027

[19] Yoshiko Iwai, Masayoshi Ishida, Yoshimasa Tanaka, Taku Okazaki, Tasuku Honjo und Nagahiro Minato, „Involvement of PD-L1 on tumor cells in the escape from host immune system and tumor immunotherapy by PD-L1 blockade", PNAS, 99 (2002) S. 12293

[20] Candice Mazewski, Morgan Sanha Kim und Elvira Gonzalez de Mejia, „Anthocyanins, delphinidin-3-O-glucoside and cyanidin-3-O-glucoside, inhibit immune checkpoints in human colorectal cancer cells in vitro and in silico", Scientific Reports, 9 (2019) S. 11560

[21] https://www.labor-bayer.de/laborinformationen_publikationen/immundiagnostik/DrBayer-Funktionsdiagnostik-natuerlicher-Killerzellen-web.pdf (Stand: 16.04.2021)

[22] O. Warburg, K. Posener und E. Negelein „Über den Stoffwechsel der Tumoren" Biochemische Zeitschrift, 152 (1924) S. 319

[23] Inigo San-Millán und George A. Brooks, „Reexamining cancer metabolism: lactate production for carcinogenesis could be the purpose and explanation of the Warburg Effect", Carcinogenesis, 38/2 (2017) S. 119

[24] Douglas Hanahan und Robert A. Weinberg, „The hallmarks of cancer", Cell, 100 (2000) S. 57

[25] Douglas Hanahan und Robert A. Weinberg, „Hallmarks of Cancer: The Next Generation", Cell, 144/5 (2011) S. 646

[26] https://www.krebsinformationsdienst.de/vorbeugung/risiken/mythen.php (Stand: 20.01.2019)

Kapitel 4   Krebs ernährt sich anders

[1] https://www.chemie.de/lexikon/Alkoholische_Gärung.html

[2] F. Javier Nieto, Paul E. Peppard, Terry Young, Laurel Finn, Khin Mae Hla und Ramon Farré, „Sleep-disordered breathing and cancer mortality – results fom the Wisconsin sleep cohort study", American Journal of Respiratory and critical care medicine, 186 (2012) S. 190

[3] P. Boffetta, W. Ye, G. Boman und O. Nyrén, „Lung cancer risk in a population-based cohort of patients hospitalized for asthma in Sweden", European Respiratory Journal, 19 (2002) S. 27

[4] Marcello Iriti, Mara Rossoni und Franco Faoro, „Melatonin content in grape: myth or panacea?", Journal of the Science of Food and Agriculture, 86/10 (2006) S. 1432

[5] https://www.aerztezeitung.de/Panorama/Warum-Rotwein-entspannend-wirkt-329786.html (Stand: 24.01.2022)

[6] M. Isabel Rodriguez-Naranjo, Angel Gil-Izquierdo, Ana M. Troncoso, Emma Cantos-Villar und M. Carmen Garcia-Parrila, „Melatonin is synthesised by yeast during alcoholic fermentation in wines", Food Chemistry, 126/4 (2011) S. 1608

[7] Camelia Albu, Letitia Elena Radu und Gabriel-Lucian Radu, „Assessment of melatonin and its precursors content by HPLC-MS/MS method from different romanioan wines", ACS Omega, 5 (2020) S. 27254

[8] Javier Marhuenda, Debora Villano, Raul Arcusa und Pilar Zafrilla, „Melatonin in wine and beer: benefical effects", Molecules, 26 (2021) S. 343

[9] Ulrike Kämmerer, Christina Schlatterer und Gerd Knoll, „Krebszellen lieben Zucker – Patienten brauchen Fett", systemed Verlag (2005), ISBN: 978-3-927372-90-0

[10] Sandra Weimer, Josephine Priebs, Doreen Kuhlow, Marco Groth, Steffen Priebe, Johannes Mansfeld, Troy L. Merry, Sébastien Dubuis, Beatew Laube, Andreas F. Pfeiffer, Tim J. Schulz, Reinhard Guthke, Matthias Platzer, Nicola Zamboni, Kim Zarse und Michael Ristow, „D-Glucosamine supplementation extends life span of nematodes and aging mice", nature communications, (2014), DOI:10.1038/ncomms4563)

[11] Griffith A. Bell, Elizabeth D. Kantor, Johanna W. Lampe, Danny D. Shen and Emily White, „Use of Glucosamine und Chondroitin in Relation to Mortality", Eur. J. Epidemiol., 27/8 (2012) S. 593

[12] Viktor Chesnokov, Beata Gong, Chao Sun und Keiichi Itakura, „Anti-cancer activity of glucosamine through inhibition of N-linked glycosylation", Cancer Cell International, 14:45 (2014)

[13] Liliana Moreira, IsabelAraújo, TitoCosta, AnaCorreia-Branco, AnaFaria, Fátima Martel und Elisa Keating, „Quercetin and epigallocatechin gallate inhibit glucose uptake and metabolism by breast cancer cells by an estrogen receptor-independent mechanism", Experimental Cell Research, 318 (2013) S. 1784

[14] Kathryn E. Hamilton, Janelle F. Rekman, Leesha K. Gunnink, Brianna M. Busscher, Jordan L. Scott, Andrew M. Tidball, Nathan R. Stehouwer, Grace N. Johnecheck, Brendan D. Looyenga und Larry L. Louters, „Quercetin inhibits glucose transport by binding to an exofacial site on GLUT1", Biochemie, 151 (2018) S. 107

[15] Caroline Kuiper, Ilona G.M. Molenaar, Gabi U. Dachs, Margaret J. Currie, Peter H. Sykes und Margreet C.M. Vissers, „Low Ascorbate Levels Are Associated with Increased Hypoxia-Inducible Factor-1 Activity and an Aggressive Tumor Phenotype in Endometrial Cancer", Cancer Research, 70(14) (2010) S. 5749

[16] Elizabeth J. Campbell, Margreet C. M. Vissers, Stephanie Bozonet, Arron Dyer, Bridget A Robinson und Gabi U. Dachs, „Restoring physiological levels of ascorbate slows tumor growth and moderates HIF pathway activity in Gulo/mice", Cancer Medicine, Vol.4/2 (2015) S. 303

[17] Rusha Thomas und Myoung H. Kim, „Epigallocatechin gallate inhibits HIFα degradation in prostate cancer cells", Biochemical and Biophysical Research Communications, 334/2, (2005) S. 543

[18] Wang H., Bian S. und Yang C.S., „Green tea polyphenol EGCG suppresses lung cancer cell growth through upregulating miR-210 expression caused by stabilizing HIFα.", Carcinogenesis, 32/12 (2011) S. 1881

[19] He L., Zhang E., Shi J., Li X., Zhou K., Zhang Q., Le A.D. und Tang X., „(-)-Epigallocatechin-3-gallate inhibits human papillomavirus (HPV)-16 oncoprotein-induced angiogenesis in non-small cell lung cancer cells by targeting HIFα.", Cancer Chemother. Pharmacol., 71/3 (2013) S. 713

[20] „ hLDH5 has so far been a rather unexplored target, since its importance in the promotion of cancer progression has been neglected for decades." in, Carlotta Granchi, Ilaria Paterni, Reshma Rani und Filippo Minutolo, „Small-molecule inhibitors of human LDH5", Future Med Chem., 5/16 (2013) S. 1967

[21] F. Farabegoli, M. Vettraino, M. Manerba, L. Fiume, M. Roberti und G. Di Stefano, „Galloflavin, a new lactate dehydrogenase inhibitor, induces the death of human breast cancer cells with different glycolytic attitude by affecting distinct signaling pathways", European Journal of Pharmaceutical Sciences, 47 (2012) S. 729

[22] Vimala Subramanian, Balaji Venkatesan, Anusha Tumala und Elango van Vellaichamy, „Topical application of Gallic acid suppresses the 7,12-DMBA/Croton oil induced two-step skin carcinogenesis by modulating anti-oxidants and MMP-2/MMP-9 in Swiss albino mice", Food and Chemical Toxicology, 66 (2014) S. 44

[23] Ernst Küsters, „Radikalkur – Mit alten Wirkstoffen zu neuen Krebstherapien", Deutscher Wissenschafts-Verlag, (2020) ISBN 978-3-86888-163-9

[24] Chang-Koo Shim, Eun-Pa Cheon, Keon Wook Kang, Ki-Soo Seo und Hyo-Kyung Han, „Inhibition effect of flavonoids on monocarboxylate transporter 1 (MCT1) in Caco-2 cells", Journal of Pharmacy and Pharmacology, 59 (2007) S. 1515

[25] Filipa Morais-Santos, Vera Miranda-Gonçalves, Sı´lvia Pinheiro, Andre´ F Vieira, Joana Paredes, Fernando C Schmitt, Fa´tima Baltazar und Ce´line Pinheiro,

„Differential sensitivities to lactate transport inhibitors of breast cancer cell lines", Endocrine-Related Cancer, 21 (2014) S. 27

[26] https://de.wikipedia.org/wiki/Pentosephosphatweg (Stand: 06.02.2017)

[27] Otto Warburg, „Über Milchsäurebildung beim Wachstum", Biochemische Zeitschrift, (1925) S. 307

[28] D. Grahame Hardie und David Carling, „The AMP-activated protein kinase –fuel gauge of the mammalian cell?", European Journal of Biochemistry, 246/2 (1997) S. 259

[29] https://www.runnersworld.de/gesundheit/warum-bildet-das-herz-kein-laktat.114721.htm (Stand: 10.10.2016)

[30] Vivian Cristine Calegari, Claudio Cesar Zoppi, Luis Fernando Rezende, Leonardo Reis Silveira, Everardo Magalhaes Carneiro und Antonio Carlos Boschero, „Endurance training activates AMP-activated protein kinase, increases expression of uncoupling protein 2 and reduces insulin secretion from rat pancreatic islets.", The journal of endocrinology, 208/3 (2011) S. 257

[31] Rüdiger Meyer, „Warum ASS und Metformin vor Krebs schützen", Deutsches Ärzteblatt, 109/17 (2012) S. 840

[32] „I take metformin and aspirin; I try not to eat too much sugar, and I exercise." in, https://www.statnews.com/2016/07/20/james-watson-cancer/ (20.07.2016)

[33] Megumi Hatori, Christopher Vollmers, Amir Zarrinpar, Luciano DTacchio, Eric A. Bushong, Shubhroz Gill, Mathias Leblanc, Amandine Chaix, Matthew Joens, James A. J. Fitzpatrick, Mark H. Ellisman und Satchidanan Panda, „Time restricted feeding without reducing caloric intake prevents metabolic diseases in mice fed a high fat diet", Cell Metabolism, 15/6 (2012) S. 848

[34] Valter D. Longo und Mark P. Mattson, „Fasting: Molecular Mechanisms and Clinical Applications", Cell Metabolism, 19/2 (2014) S. 181

[35] Nadine Eckert, „Essen mit Blick auf die Uhr", Deutsches Ärzteblatt, 116/5 (2019) S. 206

Kapitel 5   Krebsentstehung

[1] https://www.krebsinformationsdienst.de/aktuelles/2018/news070-vermeidbare-risikofaktoren.php (Stand: 23.01.2019)

[2] Björn Papke, „Die Ras-Abhängigkeit von Tumoren im Visier der Wissenschaft", Jahrbuch 2013/2014, Max-Planck-Gesellschaft

[3] Mattäus Cobb (2017) „Vor 60 Jahren veränderte Francis Crick die Logik der Biologic." PLoS Biol 15/9 (2017)

[4] Naoko Murata-Kamiya, Hiroshi Kaji und Hiroshi Kasai, „Deficient nucleotide excision repair increases base-pair substitutions but decreases TGGC frameshifts induced by methylglyoxal in Escherichia coli", Mutation Research, Genetic Toxicology and Environmental Mutagenesis, 442 (1992) S. 19

[5] Jihye Yun, Carlo Rago, Ian Cheong, Ray Pagliarini, Philipp Angenendt, Harith Rajagopalan, Kerstin Schmidt, James K. V. Wilson, Sandy Markowitz, Shibin Zhou, Luis A. Diaz Jr, Victor Velculescu, Christoph Lengauer, Kenneth W. Kinzler, Bert Vogelstein und Nickolas Papadopoulos, „Glucose Deprivation Contributes to the

Development of KRAS Pathway Mutations in Tumor Cells", Science, 2009 September 18; 325(5947): 1555.doi.10.1126/science.1174229

[6] Bo Kong, Chengjia Qia, Mert Erkan, Jörg Kleeff und Christoph W. Michalski, „Overview on how oncogenic Kras promotes pancreatic carcinogenesis by inducing low intracellular ROS levels", Frontiers in Physiology, Vol.4, (2013) article 246

[7] Yukio Nohara, Tomomi Usui, Toshio Kinoshita und Mitsuo Watanabe, „Generation of Superoxide Anions during Reaction of Guanidino Compounds with Methylglyoxal", Chem. Pharm. Bull., 50/2 (2002) S. 179

[8] Umber Alam und Derek Kennedy, „Rasputin a decade on and more promiscuous than ever? A review of G3BPs", Molecular Cell Research, 1866 (2019) S. 360

[9] Monica Hollstein, Manfred Hergenhahn, Qin Yang, Helmut Bartsch, Zhao-Qi Wang und Pierre Hainaut, „New approaches to understanding p53 gene tumor mutation spectra", Mutation Research, 431 (1999) S. 199

[10] Lin Römer, Christian Klein, Alexander Dehner, Horst Kessler und Johannes Buchner, „p53 – ein natürlicher Krebskiller: Einsichten in die Struktur und Therapiekonzepte", Angew. Chem., 118 (2006) S. 6590

[11] J.J. Qin, S. Nag, S. Voruganti, W. Wang und R. Zhang „Natural product MDM2 inhibitors: anticancer activity and mechanisms of action", Current Medical Chemistry, 19/33 (2012) S. 5705

[12] Jiang-Jiang Qin, Xin Li, Courtney Hunt, Wie Wang, Hui Wang und Ruiwen Zhang, „Natural products targeting the p53-MDM2 pathway and mutant p53: Recent advances and implications in cancer medicine", Genes & Diseases, 5 (2018) S. 204

[13] Li Kai, Shirley K. Samuel und Anait S. Levenson, „Resveratrol enhances p53 acetylation and apoptosis in prostate cancer by inhibiting MTA1/NuRD complex", Int. J. Cancer, 126 (2010) S. 1538

[14] S. Shukla und S. Gupta, „Apigenin: A promising molecule for cancer prevention", Pharm. Res., 27 (2010) S. 962

[15] Maralee McVean, Hengyi Xiao, Ken-ichi Isobe und Jill C. Pelling, „Increase in wild-type p53 stability and transactivational activity by the chemopreventive agent apigenin in keratinocytes", Carcinogenesis, 21/4 (2000) S. 633

[16] H. Wie, L. Tye, E. Bresnick und D.F. Birt, „Inhibitory effect of apigenin, a plant flavonoid, on epidermal ornithine decarboxylase and skin tumor promotion in mice", Cancer Res., 50 (1990) S. 499

[17] Rui Liu, Ping Ji, Bin Liu, Haishi Qiao, Xia Wang, Likun Zhou, Ting Deng und Yi Ba, „Apigenin enhances the cisplatin cytotoxic effect through p53-modulated apoptosis", Oncology Letters, 13 (2017) S. 1024

[18] https://www.medizin-transparent.at/apigenin-gegen-krebs

[19] H. Hoensch, B. Groh und W. Kirch, „Prävention des kolorektalen Karzinoms mit Flavonoiden: Ergebnisse einer prospektiven Kohorten-Studie", Z. Gastroenterol., 48 (2010) S. 183

[20] Islam Rady, Hadir Mohamed, Mohamad Rady, Imtiaz A. Siddiqui und Hasan Mukhtar, „Cancer preventive and therapeutic effects of EGCG, the major polypgenol in green tea", Egyptian Journal of Basic and Applied Sciences, 5 (2018) S.1

[21] Ana Sara Gomes, Helena Ramos, Joana Soares und Lucilia Saraiva, „p53 and glucose metabolism: an orchestra to be directed in cancer therapy", Pharmacological Research, 131 (2018) S.75

Kapitel 6   Beide Seiten der Medaille

[1] Ulrich Schweizer, Rudolf Knoll, Peter Osterwalder und Rolf Kriesi (Hrsg.), „Gesund durch Rotwein", Falken (1998) 81

[2] Jim Watson, „Oxidants, antioxidants and the current incurability of metastatic cancers", Open Biology, 3 (2013) 120144

[3] Denham Harman, „Aging: a theory based on free radical and radiation chemistry.", J. Gerontol., 11/3 (1996) S. 298

[4] Claire E. Schaar, Dylan J. Dues, Katie K. Spielbauer, Emily Machiela, Jason F. Cooper, Megan Senchuk, Siegfried Hekimi und Jeremy M. Van Raamsdonk, „Mitochondrial and Cytoplasmic ROS Have Opposing Effects on Lifespan", PLOS Genetics (2015)

[5] https:// www.spiegel.de/gesundheit/ernaehrung/vitamine-zu-viele-antioxidantien-gegen-freie-radikale-bergen-risiken-a-964012.html (Stand: 25.04.2020)

[6] http://www.spiegel.de/spiegel/print/d-83588367.html (Stand: 25.04.2020)

[7] Gina M. DeNicola, Florian A. Karreth, Timothy J. Humpton, Aarthi Gopinathan, Cong Wei, Kristopher Frese, Dipti Mangal, Kenneth H. Yu, Charles J. Yeo, Eric S. Calhoun, Francesca Scrimieri, Jordan M. Winter und Ralph H. Hruban, „Oncogene-induced Nrf2 transcription promotes ROS detoxification and tumorigenesis", Nature, 475 (2011) S. 106

[8] Ilka Lehnen-Beyel, „Wenn die Guten zu den Bösen werden", Bild der Wissenschaft, 07.07.2011

[9] Rushika M. Perera und Nabeel Bardeesy, „When antioxidants are bad", Nature, 475 (2011) S. 43

[10] Ted P. Szatrowski und Carl F. Nathan, „Production of Large Amounts of Hydrogen Peroxide by Human Tumor Cells", Cancer Research, 51 (1991) S. 794

[11] Lucas B. Sullivan und Navdeep S. Chandel, „Mitochondrial reactive oxygen species and cancer", Cancer & Metabolism, 2/17 (2014)

[12] Mitsuyoshi Matsuo, Naoko Sasaki, Kotaro Saga und Takao Kaneko, „Cytotoxicity of Flavonoids toward Cultured Normal Human Cells", Biol. Pharm. Bull., 28/2 (2005) S. 253

[13] P.A. Tsuji und T. Walle, „Cytotoxic effects of the dietary flavones chrysin and apigenin in a normal trout liver cell line", Chemico-Biological Interactions, 171 (2008) S. 37

[14] Marek Murias, Walter Jäger, Norbert Handler, Thomas Erker, Zsuzsanna Horvath, Thomas Szekeres, Hans Nohl und Lars Gille, „Antioxidant, prooxidant and cytotoxic activity of hydroxylated resveratrol analogues: structure-activity relationship", Biochemical Pharmacology, 69 (2005) S. 903

[15] U. Savas, K.K. Bhattacharaya, M. Christou, D.L. Alexander und C.R. Jefcoate, „Mouse cytochrome P-450EF, representative of a new 1B subfamily of cytochrome P-450s. Cloning, sequence determination, and tissue expression.", J. Biol. Chem., 269 (1994) S. 14905

[16] Graeme I. Murray, Martin C. Taylor, Morag C. E. McFadyen, Judith A. McKay, William F. Greenlee, M. Danny Burke und William T. Melvin, „Tumor-specific Expression of Cytochrome P450 CYP1B1", Cancer Research, 57 (1997) S. 3026

[17] Robert D. Bruno und Vincent C.O. Njar, „Targeting cytochrome P450 enzymes: a new approach in anti-cancer drug development", Bioorganic & Medicinal Chemistry, 15 (2007) S. 5047

[18] Young-Jin Chun und Sanghee Kim, „Discovery of Cytochrome P450 1B1 Inhibitors as New Promising Anti-Cancer Agents", Medicinal Research Reviews, Vol. 23/6 (2003) S. 657

[19] Jiahua Cui, Qingqing Meng, Xu Zhang, Qing Cui, Wen Zhou und Shaoshun Li, „Design and synthesis of new a-naphthoflavones as cytochrome P450 (CYP) 1B1 inhibitors to overcome docetaxel-resistance associated with CYP1B1 overexpression", J. Med. Chem., 58 (2015) S. 3534

[20] Neill J. Horley, Kenneth J.M. Beresford, Tarun Chawla, Glen J.P. McCann, Ketan C. Ruparelia, Linda Gatchie, Vinay R. Sonawane, Ibidapo S. Williams, Hoon L. Tan, Prashant Joshi, Sonali S. Bharate, Vikas Kumar, sandip B. Bharate und Bhabatosh Chaudhuri, „Discovery and characterization of novel CYP1B1 inhibitord based on heterocyclic chalcones: overcoming cisplatin resistance in CYP1B1-overexpressing lines", European Journal of Medicinal Chemistry, 129 (2017) S. 159

[21] G.A. Potter, L.H. Patterson, E. Wanogho, P.J. Perry, B.C. Butler, T. Ijaz, K.C. Ruparelia, J.H. Lamb, P.B. Farmer, L.A. Stanley und M.D. Burke, „The cancer preventive agent resveratrol is converted to the anticancer agent piceatannol by the cytochrome P450 enzyme CYP1B1", British Journal of cancer, 86 (2002) S. 774

[22] Hanna Piotrowska, Malgorzata Kucinska und Marek Murias, „Biological activity of piceatannol: leaving the shadow of resveratrol", Mutation Research, 750 (2012) S. 60

[23] Jim Watson, „Oxidants, antioxidants and the current incurability of metastatic cancers", Open Biology, 3 (2013) 120144

Kapitel 7   Wirkstoffe im Rotwein

[1] Mario Fenech, Iraida Amaya, Victoriano Valpuesta und Miguel A. Botella, „Vitamin C content in fruits: biosynthesis and regulation",Frontiers in Plant Science, 9 (2019) S. 1

[2] Crista Ann Burbidge, Christopher Michael Ford, Vanessa Jane Melin3, Darren Chern Jan Wong, Yong Jia, Colin Leslie Dow Jenkins, Kathleen Lydia Soole, Simone Diego Castellarin, Philippe Darriet, Markus Rienth, Claudio Bonghi1, Robert Peter Walker, Franco Famiani und Crystal Sweetman, „Biosynthesis and Cellular Functions of Tartaric Acid in Grapevines", Frontiers in Plant Science, 12 (2021) | S. 1

[3] Ref.: Wlodzinierz S. Ostrowski, Radoslawa Kuciel und Slawomir Bem, „Characterization of human prostatic acid phosphatase and ist clinical significance", J. Clin. Biochem. Nutr., 28 (2000) S. 233

[4] US Patent Application, 5,763,490 (1998), „Treating prostate cancer with tartrate ions".

[5] Lina Saleh, Eman A. Ragab, Heba K. Abdelhakim, Sabrein H. Mohamed und Zainab Zakaria, „Evaluation of anticancer activities of gallic acid and tartaric acid vectorized on iran oxide nanoparticles", Drug Delivery Letters, 10/2 (2020)

[6] Joachim Czichos, „Warum Äpfel vor Krebs schützen", WELT vom 01.04.2008

[7] Archer S.Y., Meng S., Shu A. und Hodin R.A., „p21 WAF1 is required for butyrate – mediated growth inhibition of human colon cancer cells", Proceedings of the National Academy of Science of the United States of America, 95 (1998) S. 6791

[8] Tadashi Ohara und Tsutomu Mori, „Antiproliferative Effects of Short-chain Fatty Acids on Human Colorectal Cancer Cells *via* Gene Expression Inhibition", Anticancer Research, 39 (2019) S. 4659

[9] Elisa Fischerleitner, Karin Korntheuer, Silvia Wendelin und Reinhard Eder, „Über die Eignung des Gehalts an Shikimisäure im Wein als Authentizitätsparameter", Mitteilungen Klosterneuburg, 54 (2004) S. 234

[10] Jinkyung Lee, Quynh Nhu Nguyen, Jun Yeon Park, Sullim Lee, Gwi Seo Hwang, Noriko Yamabe, Sungyoul Choi und Ki Sung Kang, „Protective Effect of Shikimic Acid against Cisplatin-Induced Renal Injury: In Vitro and In Vivo Studies", Plants, 9 (2020) S. 1681

[11] https://de.wikipedia.org/wiki/Protocatechusäure (Stand: 07.05.2021)

[12] Jinbong Park, Seon Yeon Cho, JongWook Kang, Woo Yong Park, Sujin Lee, Yunu Jung, Min-Woo Kang, Hyun Jeong Kwak und Jae-Young Um, „Vanillic Acid Improves Comorbidity of Cancer and Obesity through STAT3 Regulation in High-Fat-Diet-Induced Obese and B16BL6 Melanoma-Injected Mice", Biomolecules, 10 (2020) S. 1098

[13] Ainaz Minhanfar, Saber Ghazizadeh Darband, Shirin Sadighparvar, Mojtaba Kaviani,Mohammad Mirza-Aghazadeh-Attari, Bahman Yousefi und Maryam Majidinia, „In vitro and in vivo anticancer effects of syringic acid on colorectal cancer: possible mechanistic view", Chemico-Biological Interactions, 337 (2021) S. 109337

[14] https://www.ingenieur.de/Arbeit-Beruf/Gesundes-Arbeiten/Zweite-Karriere-Acetylsalicylsaeure (Stand: 25.04.2020)

[15] „I take metformin and aspirin; I try not to eat too much sugar, and I exercise." in, https://www.statnews.com/2016/07/20/james-watson-cancer/ (20.07.2016)

[16] Luke R. Wilkins, David L. Brautigan, Hanping Wu, Hooman Yarmohammadi, Ewa Kubicka, Vlad Serbulea, Norbert Leitinger, Wendy Liu und John R. Haaga, „Cinnamic acid derivatives enhance efficacy of transarterial embolization on a rat model of hepatocellular carcinoma", Cardiovasc. Intervent. Radiol., 40/3 (2017) S. 430

[17] Jürgen Drewe, Ernst Küsters, Felix Hammann, Matthias Kreuter, Philipp Boss und Verena Schöning, „Modelling structure - activity relationship of AMPK activation", Molecules, 26 (2021) S. 6508

[18] Bingyan Zhu, Boyang Shang, Yi Li und Yongsu zhen, „Inhibition of histone deacetylases by trans-cinnamic acid and its antitumor effect against colon cancer xenografts in athymic mice", Molecular Medicine Reports, 13 (2016) S. 4159

[19] Preethi G. Anantharaju, Deepa B. Reddy, Mahesh A. Padukudru, Ch. M. Kumari Chitturi, Manjunath G. Vimalambike und SubbaRao V. Madhunapantula, „Induction of colon and cervical cancer cell death by cinnamic acid derivatives is mediated through the inhibition of histone deacetylases (HDAC)", PLoS ONE, 12/11 (2017): e0186208

[20] Saravana Kumar Jaganathan, Eko Supriyanto und Mahitosh Mandal, „Events associated with apoptotic effect of p-Coumaric acid in HCT-15 colon cancer cells", World Journal of Gastroenterology, 19/43 (2013) S. 7726

[21] Sharada H. Sharma, Vinothkumar Rajamanickam und Sangeetha Nagarajan, „Antiproliferative effect of p-coumaric acid targets UPR activation by downregulating Grp78 in colon cancer", Chemico-Biological Interactions, 291 (2018) S. 16

[22] https://www.innovations-report.de/fachgebiete/biowissenschaften-chemie/molekularbiologen-entdecken-eine-aktive-rolle-von-membranfetten-bei-der-entstehung-von-krankheiten (Stand: 10.05.2021)

[23] Xue Hu, Zihui Yang, Wenjing Liu, Zhaohai Pan, Xin Zhang, Minjing Li, Xiaona Liu, Qiusheng Zheng und Defang Li, „The Anti-tumor Effects of p-Coumaric Acid on Melanoma A375 and B16 Cells", Frontiers in Oncology, 10 (2020) S. 1

[24] G. Kanimozhi und N. R. Prasad, „Chapter 73 – Anticancer effect of caffeic acid on human cervical cancer cells", Coffee in Health and Disease Prevention, (2015) S. 655

[25] Malgorzata Tyszka-Czochara, Pawel Konieczny und Arcin Majka, „Caffeic acid expands anti-tumor effect of metformin in human metastatic cervical carcinoma HTB-34 cells: implications of AMPK activation and impairment of fatty acids de novo biosynthesis", International Journal of Molecular Sciences, 18 (2017) S. 462

[26] Jinhua Gao, Hui Yu, Weikang Guo, Ying Kong, Iina Gu, Qi Li, Shanshan Yang und Yunyan Zhang, „The anticancer effects of ferulic acid is associated with induction of cell cycle arrest and autophagy in cervical cancer cells", Cancer Cell International, 18 (2018) S. 102

[27] Xiang Zhang, Dan Lin, Rong Jiang, Hongzhong Li, Jigyuan Wan und Hongyuan Li, „Ferulic acid exerts antitumor activity and inhibits metastasis in breast cancer cells by regulating epithelial to mesenchymal transition", Oncology Reports, 36 (2016) S. 271

[28] Arnold Schwab, Manfred Peternel und Eberhard Grebner, „Aminosäuren im Traubenmost und ihre Beeinflussung durch weinbauliche Maßnahmen", Rebe und Wein, 10 (2003) S. 25

[29] https://www.medizinische-fakultaet-hd.uni-heidelberg.de/Immunregulation.101960.0.html (Stand: 10.08.2015)

[30] https://www.wein-und-olivenoel-finden.de/histamin-im-wein# (Stand: 17.05.2021)

[31] U. Bachrach, „Polyamines and cancer: Minireview article", Amino Acids, 26 (2004) S. 307

[32] Cassandra E. Holbert, Michael T. Cullen, Roberto A. Casero Jr. Und Tracy Murray Stewart, „Polyamines in cancer: integrating organismal metabolism and antitumor immunity", Nature Reviews Cancer, (2022) https://doi.org/10.1038/s41568-022-00473-2

[33] Jingjing Fan, Ziyuan Feng und Ning Chen, „Spermidine as a target for cancer therapy", Pharmacological Research, 159 (2020) 104943

[34] Niels C. Gassen, Jan Papies, Thomas Bajaj et al., „SARS-CoV-2-mediated dysregulation of metabolism and autophagy uncovers host-targeting antivirals" *Nat Commun* **12**, 3818 (2021). https://doi.org/10.1038/s41467-021-24007-w

[35] Ivana Mitar, Ivica Ljubenkov, Nikolina Rohtek, Ante Prkic, Ivana Andelic und Nenad Vuletic, „The Content of Biogenic Amines in Croatian Wines of Different Geographical Origins", Molecules, 23 (2018) S. 2570

[36] Gertrude Rainer, „Biogene Amine im steirischen Wein", Diploamarbeit TUG (2004/2005)

[37] Hatem Salama Mohammed Ali, Ralf Pätzold und Hans Brückner, „Gas chromatographic determination of amino acid enantiomers in bottled and aged wines", Amino Acids, 7 (2009)

[38] https://www.cancercarewny.com/content.aspx?chunkiid=222543

[39] Hildegard M. Schuller, Hussein A. N. Al-Wadei und Mourad Majidi, „The GABAB receptor is a novel drug target for pancreatic cancer", Cancer, 112/4 (2008) S. 767

[40] Bo Xu, Yu Long, Xueying Feng, Xujun Zhu, Na Sai, Larissa Chirkova, Annette Betts, Johannes Herrmann, Everard J. Edwards, Mamoru Okamoto, Rainer Hedrich und Matthew Gilliham, „GABA signalling modulates stomatal opening to enhance plant water use efficiency and drought resilience", Nature Communications, 12, article 1952 (2021)

[41] Lynsey Burke, Inna Guterman, Raquel Palacios Gallego, Robert G. Britton, Daniel Burschowsky, Cristina Tufarelli und Alessandro Rufini, „The Janus-like role of proline metabolism in cancer", Cell Death Discovery, 6 (2020) S. 104

[42] James M. Phang, Jui Pandhare, Olga Zabirnyk und Yongmin Liu, „PPAR and proline oxidase in cancer", PPAR Research, Volume 2008, Artikel ID 542694

[43] Alexander Ströhle, Maike Wolters und Andreas Hahn, „Risiko Darmkrebs", Deutsche Apotheker Zeitung, 39 (2012) S. 85

[44] L. S. Rosa, N.J.A. Silva, N.C.P. Soares, M.C. Monteiro und A.J. Teodoro, „Anticancer properties of phenolic acids in colon cancer – a review", Journal of Nutrition & Food Sciences, 6/2 (2016) S.1

[45] Fanny E.R. Vuik, Stella A.V. Nieuwenburg, Marc Bardou, Iris Lansdorp-Vogelaar, Mário Dinis-Ribeiro, Maria J Bento, Vesna Zadnik, María Pellisé, Laura Esteban, Michal F. Kaminski, Stepan Suchanek, Ondřej Ngo, Ondřej Májek, Marcis Leja, Ernst J. Kuipers und Manon C.W. Spaander, „Increasing incidence of colorectal cancer in young adults in Europe over the last 25 years", Gut, 68 (2019) S.1820

[46] Bernd Kleine-Gunk, „Schlüssel für ein langes Leben", Pharmazeutische Zeitung vom 16.07.2007

[47] Langley, E., et al., „Human SIR2 deacetylates p53 and antagonizes PML/p53-induced cellular senescence.", EMBO J., 21 (2002) S. 2383

[48] Youssef A. Rezk, Sujata S. Balud, Rebecca S. Keller und James A. Bennett, „Use of Resveratrol to improve the effectiveness of cisplatin and doxorubicin: Study in human gynecologic cancer cell lines and in rodent heart", American Journal of Obstetrics and Gynecology, 194/5 (2006) S. 23

[49] Qi-Qi Mao, Yu Bai, Yi-Wie Lin, Xiang-Yi-Zheng, Jie Qin, Kai Yang und Li-Ping Xie, „Resveratrol confers resistance against taxol via induction of cell cycle arrest in human cancer cell lines", Molecular Nutrition & Food Research, 54/11 (2010) S. 1574

[50] Qinyong Mao, „The Synthesis and Antioxidant Capacities of a range of Resveratrol and Related Phenolic Glucosides", Ph.D. Thesis, University of Adelaide (2015)

[51] Dan Su, Ying Cheng, Miao Liu, Daozhou Liu, Han Cui, Bangle Zhang, Siyuan Zhou, Tiehong Yang und Qibing Mei, „Comparison of piceid and resveratrol in antioxidation and antiproliferation activities in vitro", PLOS ONE, 8/1 (2013)

[52] You-Qiu Xue, Jin-Ming Di, Yun Luo, Ke-Jun Cheng, Xing Wie und Zhi Shi,

„Resveratrol oligimers fort he prevention and treatment of cancers", Oxidative Medicine and Cellular Longevity, (2014) Article ID 765832

[53] Michael T. Empl, Malena Albers, Shan Wang und Pablo Steinberg, „The resveratrol tertramer r-viniferin induces a cell cycle arrest followed by apoptosis in the prostate cancer ecll line LNCaP", Phytotherapy Research, (2015)

[54] Eun-Ok lee, Hyo-Jung Lee, Hwa-Soo Hwang, Kyoo-Seok Ahn, Chanhee Chae, Kyung-Sun Kang, Junxuan Lu und Sung-Hoon kim, „Potent inhibition of Lewis lung cancer growth by heyneanol A from the roots of Vitis amurensis through apoptocic and anti-angiogenetic activities", Carcinogenesis, 27/10 (2006) S. 2059

[55] Liyuan Liu und Hua Li, „Review: Research progress in amur grape, Vitis amurensis Rupr.", Can. J. Plant Sci., 93 (2013) S. 565

[56] Do Thi Ha, Hongjin Kim, Phuong Thien Thuong, Tran Minh Ngoc, Iksoo Lee, Nguyen Dang Hung und Kihwan Bae, „Antioxidant and lipoxygenase inhibitory activity of oligostilbenes from the leaf and stem of Vitis amurensis", J. Ethnopharmacol., 125/2 (2009) S. 304

[57] Karine Pedneault und Caroline Provost, „Fungus resistant grape varities as a suitable alternative for organic wine production: benefits, limits, and challenges", Scientia Horticulturae, 208 (2016) S. 5

[58] Anroop B. Nair und Shery Jacob, „A simple practice guide for dose conversion between animals and human", J. Basic Clin. Pharma, 7 (2016) S. 27

[59] Ghulam Murtaza, Usman Latif, Muhammad Najam-Ul-Haq, Ashif Sajjad, Sabiha Karim, Muhammad Akhtar und Izhar Hussain, „Resveratrol: an active natural compound in red wines for heath", Journal of Food and Drug Analysis, 21/1 (2013) S. 1

[60] Ingrid Herr, „Kreuzblütler in der Krebstherapie", Aktuelle Gesundheits-Nachrichten, 8 (2013) S. 52.

[61] Hao Jiang, Xia Shang, Hongtao Wu, Grace Huang, Yiyang Wang, Shaza Al-Holou, Subhash C. Gautam und Michael Chopp, „Combination treatment with resveratrol and sulforaphane induces apoptosis in human U251 glioma cells", Neurochem Res., 35/1 (2010) S. 152

[62] Bettina Kaminski, „Chemopräventive und chemosensibilisierende Effekte von sekundären Pflanzeninhaltsstoffen in einem Zellkulturmodell des kolorektalen Karzinoms", Dissertation (2010) Universität Giessen

[63] C. La Vecchia und C. Bosetti, „Diet and cancer risk in mediterranean countries: open issues", Public Health Nutr., 9 (2006) S. 1077

[64] „Weniger Todesfälle an Prostatakrebs in Europa (außer in Polen)", Aerzteblatt.de, 20. 04.2020

[65] "Lauterbach empfiehlt Bürgern ein Glas Wein oder Bier am Tag", Berliner Zeitung vom 25.12.2022

[66] Ahmend Ibrahim et al., „Free-B-Ring flavonoids as potential lead compounds for colon cancer therapy", Molecular and Clinical Oncology, 2 (2014) S. 581

[67] Anjugam Paramanantham, Min Jeong Kim, Eun Joo Jung, Hye Jung Kim, Seong-Hwan Chang, Jin-Myung Jung, Soon Chang Hong, Sung Chul Shin, Gon Sup Kim und Won Sup Lee, „Anthocyanins isolated from Vitis coignetiae Pulliat enhances cisplatin sensitivity in MCF-7 human breast cancer cells through inhibition of Akt and NF$_K$B activation", Molecules, 25 (2020) S. 3623

[68] Dong Yeok Shin, Won Sup Lee, Jing Nan Lu, Myung Hee Kang, Chung Ho Ryu,Gi Young Kim, Ho Sung Kang, Sung Chul Shin und Yung Hyun Choi, „Induction of apoptosis in human colon cancer HCT-116 cells by anthocyanins through suppression of Akt and activation of p38-MAPK", Iinternational Journal of Oncology, 35 (2009) S. 1499

[69] Y.Y. Kamrani, B. Esmaeelian, M. Jabbari, B. Tabarai, A. Yazdanyar und S.N. Ebrahimi, „Anti-cancer effects of malvidin-3,5-diglucoside from alcea longipedicellata, on gastric cancer cell line (AGS)", Planta Medica, 74/9 (2008)

[70] https://www.agrar.steiermark.at/cms/dokumente/10936035_11731059/d69afe6c/2009-01%20Malvidin-3%2C5-diglucosid.pdf (Stand: 20.05.2021)

[71] Alicja Auriga, Ireneusz Ochmian und Jacek Wróbel, „The influence of Effective Microorganisms and number ob buds per cane in viticulture on chemical composition in fruits", Journal of Applied Botany and Food Quality, 91 (2018) S. 271

[72] Josef Balik, Michael Kumsta und Otokar Rop, „Comparison of anthocyanoins present in grapes of Vitis vinifera L. varieties and interspecific hybrids grown in the Czech Republic", Chemicak Papers, 67/10 (2013) S. 1285

[73] Masaaki Shiono, Naohiro Matsugaki und Kosaku Takeda, „Structure of the blue cornflower pigment", Nature, 436 (2005) S. 791

[74] Der Druck ist in mehreren Exemplaren erhalten. Er ist bibliographisch verzeichnet im VE15 als M-114 (Eisermann, Falk: Verzeichnis der typographischen Einblattdrucke des 15. Jahrhunderts im Heiligen Römischen Reich Deutscher Nation, 3 Bände, Wiesbaden 2004)

[75] Anselm Küsters, „Die Freiburger Schule und der Stadt-Land-Gegensatz", Journal für Kultur, 2 (2019) S. 54

[76] Jancis Robinson, The Oxford Companion to Wine, Fourth Edition, Oxford University Press, S. 236

[77] Matthias Fromm, „Anthocyane im Wein – Weißherbst oder doch Rosé, das ist hier die Frage", Bericht des CVUA vom 31.03.2014

[78] R. Eder, 2. Rotweintag, Neustadt an der Weinstraße, 2 September 1997, Tagungsband: S. 29

[79] Nicolas Landrault, Fabienne Larronde, Jean-Claude Delaunay, Chantal Castagnino, Josrph Vercauteren, Jean-Michel Merillon, Francis Gasc, Gérard Cros und Pierre-Louis Teissedre, „Levels of stilbene oligomers in french varietal wines and in grapes during noble rot development", J. Agric. Food Chem., 50/7 (2002) S. 2046

[80] Xin Chen, Na Gu, Chao Xue und Ban-Ruo Li, „Plant flavonoid taxifolin inhibits the growth, migration and invasion of human osteosarcoma cells", Molecular Medicine Reports, 17 (2018) S. 3239

[81] https://link.springer.com/content/pdf/10.1007/s12634-012-0015-6.pdf (Stand: 25.05.2021)

[82] Hongliang Li, Qisheng li, Zhaowen Liu, Kai yang, Zhixi chen, Qilai Cheng und longhuo Wu, „The versatile effects of dihydromyricetin in health", Evidence-Based Complementary and Alternative Medicine, (2017) Article ID 1053617

[83] Marcello Iriti, Robert Kubina, Andrea Cochis, Rita Sorrentino, Elena M. Varoni, Agata Kabal-Dzik, Barbara Azzimonti, Arkadiusz Dziedzic, Lia Rimondi und Robert

D. Wojtyczka, „Rutin, a quercetin glycoside, restores chemosensitivity in human breast cancer cells", Phytotherapy Research, (2017)

[84] Nazia Afroze, Sreepoorna Pramodh, Arif Hussain, Madiha Waleed und Kajal Vakharia, „A review on myricetin as a potential therapeutic candidate for cancer prevention", 3 Biotech, 10 (2020) Article number: 211

[85] Wei-An Chang, Jen-Yu Hung, Shu-Fang Jian, Yi-Shiuan Lin, Cheng-Ying Wu, Ya-Ling Hsu und Po-Lin Kuo, „Laricitrin ameliorates lung cancer-mediated dendritic cell suppression by inhibiting signal transducer and activator of transcription 3", Oncotarget, 7/51 (2016) S. 85220

[86] Ying-Ming Tsai, Inn -Wen Chong, Jen-Yu Hung, Wei-An Chang, Po-Lin Kuo, Ming-Ju Tsai und Ya-Ling Hsu, „Syringetin suppresses osteoclastogenesis mediated by osteoblasts in human lung adenocarcinoma", ONCOLOGY REPORTS, 34 (2015) S. 617

[87] Shin-Ichi Bando, Osamu Hatano, Hiroshi Takemori, Nabuo Kubota und Ken Ohnishi, „Potentiality of syringetin for preferential radiosensitization to cancer cells", International Journal of Radiation Biology", 93/3 (2017) S. 286

[88] Gang Gong, Ying-Yun Guan, Zhong-Lin Zhang, Khalid Rahman, Su-Juan Wang, Shuang Zhoug, Xin Luan und Hong Zhang, „Isorhamnetin: A review of pharmacological effects", Biomedicine & Pharmacotherapy, 128 (2020) 110301

[89] https://www.medchemexpress.com/narcissin.html (Stand:03.01.2022)

[90] Qi Liao, Ziyu Chen, Yanlin Tao, Beibei Zhang, Xiaojun Wu, Li Yang, Qinzhong Wang und Zhengtao Wang, „An integrated method for optimized identification of effective natural inhibitors against SARS-CoV-2 3CLpro", Scientific Reports, (2021) 11:22796

[91] Jie Ren, Yifei Lu, Yanhong Qian, Bozhou Chen, Tao Wu und Guang Ji, „Recent progress regarding kaempferol fort he treatment of various diseases (review)", Experimental and Therapeutic Medicine, 18 (2019) S. 2759

[92] Hussain Arif, Aamir Sohail, Mohd Farhan, Ahmed Abdur Rehman, Aamir Ahmad und A.M. Hadi, „Flavonoids-induced redox cycling of copper ions leads to generation of reactive oxygen species: a potential role in cancer chemoprevention", Int. J. Biol. Macromol., 106 (2018) S. 569

[93] Karine Pedneault und Caroline Provost, „Fungus resistant grape varities as a suitable alternative for organic wine production: benefits, limits, and challenges", Scientia Horticulturae, 208 (2016) S. 5

[94] E.R. Gris, F. Mattivi, E.A. Ferreira, U. Vrhovsek, D.W. Filho, R.C. Pedrosa und M.T. Bordignon-Luiz, „Phenolic profile and effect of regular consumption of Brazilian red wines on in vivo antioxidant activity", Journal of Food Composition and Analysis, 31 (2013) S. 31

[95] E.R. Gris, F. Mattivi, E.A. Ferreira, U. Vrhovsek, D.W. Filho, R.C. Pedrosa und M.T. Bordignon-Luiz, „Phenolic profile and effect of regular consumption of Brazilian red wines on in vivo antioxidant activity", Journal of Food Composition and Analysis, 31 (2013) S. 31

[96] Karine Pedneault und Caroline Provost, „Fungus resistant grape varities as a suitable alternative for organic wine production: benefits, limits, and challenges", Scientia Horticulturae, 208 (2016) S. 5

[97] Li-Shu Wang, Chieh-Ti Kuo, Seung-Ju Cho, Claire Seguin, Jibran Siddiqui, Kristen Stoner, Yu-I Weng, Tim H.-M. Huang, Jay Tichelaar, Martha Yearsley, Gary D. Stoner und Yi-wen Huang, „Black Raspberry-Derived Anthocyanins Demethylate Tumor Suppressor Genes Through the Inhibition of DNMT1 and DNMT3B in Colon Cancer Cells", Nutrition and Cancer, 65/1 (2013) S. 118

[98] Jim Fang, „Bioavailability of anthocyanins", Drug Metabolism Reviews, 46/4 (2014) S. 508

[99] Li-Shu Wang und Gary D. Stoner, „Anthocyanins and their role in cancer prevention", Cancer Letters, 269/2 (2008) S. 281

[100] Laura A. Kresty, Suasan R. Mallery und Gary D. Stoner, „Black rasberries in cancer clinical trials: past, present and future", J. Berry Res., 6/2 (2016) S. 251

[101] Andrea Dreiseitel, Berend Oosterhuis, Krisztina V. Vukman und Peter Schreier, „Berry anthocyanins and anthocyanidins exhibit distinct affinities for the efflux transporters BCRP and MDR1", British Journal of Pharmacology, 158/8 (2009) S. 1942

[102] Katrin Keppler und Hans-Ulrich Humpf, „Metabolism of anthocyanins and their phenolic degradation products by the intestinal microflora", Bioorg. Med. Chem., 13/17 (2005) S. 5195

[103] Mengyao Zhao, Yinghua Luo, Yuan Li, Xin Liu, Jihong Wu, Xiaojun Liao und Fang Chen, „The identification of degradation products and degradation pathway of malvidin-3-glucoside and malvidin-3,5-diglucoside under microwave treatment", Food Chemistry, 141/3 (2013) S. 3260

[104] Jing Duan, Ji-Cheng Zhan, Gui-Zhen Wang, Xin-Chun Zhao, Wie-Dong Huang und Guang-Biao Zhou, „The red wine component ellagic acid induces autophagy and exhibits anti-lung cancer activity in vitro and in vivo", J. Cell. Mol. Med., 23 (2019) S. 143

[105] Rocío Gutiérrez-Escobar, María José Aliano-González und Emma Cantos-Villar, „Wine polyphenol content and ist influence on wine quality and properties: a review", Molecules, 26 (2021) S. 718

[106] Thomas Müller, „Täglich viel Kakao hält Herz und Gefäße gesund – was man von den Kuna-Indianern lernen kann", Ärzte Zeitung vom 29.05.2006

[107] Joseph Shay, Hosam A. Elbaz, Icksoo Lee, Steven P. Zielske, Moh H. Malek und Maik Hüttemann, „Molecular mechanisms and therapeutic effects of (-)-epicatechin and other polyphenols in cancer, inflammation, diabetes, and neurodegeneration", Oxidative Medicine and Cellular Longevity, Volums 2015, Article ID 181260

[108] Alicja Auriga, Ireneusz Ochmian und Jacek Wróbel, „The influence of Effective Microorganisms and number ob buds per cane in viticulture on chemical composition in fruits", Journal of Applied Botany and Food Quality, 91 (2018) S. 271

[109] M. Rossi, A. Lugo, P. Lagiou, A. Zucchetto, J. Polesel, D. Serraino, E. Negri, D. Trichopoulos und C. La Vecchia, „Proanthocyanidins and other flavonoids in relation to pancreatic cancer: a casecontrol study in Italy", Annals of Oncology, 23/6 (2012) S. 1488

[110] Youn-Jung Kim, Hae-Jeong Park, Seo-Hyun Yoon, Mi-Ja Kim, Kang-Hyun Leem, Joo-Ho Chung und Hye-Kyung Kim, „Anticancer effects of oligomeric proanthocyanidins on human colorectal cancer cell line, SNU-C4", World Journal of Gastroenterol, 11/30 (2005) S. 4674

279

[111] Kohki Takanashi, Manato Suda, Kiriko Matsumoto, Chisato Ishihara, Kazuya Toda, Koichiro Kawaguchi, Shogo Senga, Narumi Kobayashi, Mikihiro Ichikawa, Miyuki Katoh, Yasunao Hattori, Sei-ichi Kawahara, Koji Umezawa, Hiroshi Fujii und Hidefumi Makabe, „Epicatechin oligomers longer than trimers have anti-cancer activities, but not the catechin counterparts", Scientific REPORTS | 7: 7791 | DOI:10.1038/s41598-017-08059-x

[112] Min-Ji Bak, Mira Jun und Woo-Sik Jeong, „Procyanidins from wild grape (Vitis amurensis) seeds regulate ARE-mediated enzyme expression via Nrf2 coupled with p38 and PI3K/Akt pathway in HepG2 cells", Int. J. Mol. Sci., 13 (2012) S. 801

[113] Stéphane Quideau, Michael Jourdes, Cédric Saucier, Yves Glories, Patrick Pardon und Christian Baudry, „DNA Topoisomerase Inhibitor acutissimin A and Other Flavano-Ellagitannins in Red Wine", Angew. Chem., 115 (2003) S. 6194

[114] Yosuke Matsuo, Hatsumi Wakamatsu, Mohamed Omar und Takasi Tanaka, „Reinvestigation id the Stereochemistry of the C-Glycosidic Ellagitannins, Vescalagin and Castalagin", Org. Lett., 17 (2015) S. 46

[115] Michael Jourdes, Julian Michel, Cédric Saucier, Stéphane Quideau and Pierre-Louis Teissedre, „Identification, amounts, and kinetics of extraction of C-glucoside ellagitannins during wine aging in oak barrels or in stainless steel tanks with oak chips", Anal. Bioanal. Chem., 401 (2011) S. 1531

[116] L. Gil, C. Pereira, P. Branco und A. Teixeira, „Formation of Acutissimin A in red wine through the contact with cork", J. Int. Sci. Vigne Vin, 40/4 (2006) S. 217

[117] Yoshiki Kashiwada, „Antitumor Agents, 129. Tannins and related compounds as selctive cytotoxic agents", Journal of Natural Products, 55/8 (1992) S. 1033

[118] Luis Manuel Da Costa Cabral E. Gil und Carlos Rodrigues Pereira, „Process for the additivation of wine", WIPO Patent Application WO/2008/013465

[119] Steven Hoffman und John Rothman, „Pharmaceutical compositions and methods", Publication number: 20210169903, publication date: June 10, 2021

[120] Laurent Pouységu, Denis Deffieux, Gaelle Malik, Anna Natangelo und Stéphane Quideau, „Synthesis of ellagitannin natural products", Nat. Prod. Rep., 28 (2011) S. 853

[121] Hélder Oliveira, Nao Wu, Qian Zhang, Jingyi Wang, Joana Oliveira, Victor de Freitas, Nuno Mateus, Jingren He und Iva Fernandes, „Bioavailability studies and anticancer properties of malvidin based anthocyanins, pyranoanthocyanins and non-oxonium derivatives", Food Funct., 7 (2016) S. 2462

[122] Fengguang Pan, Yanjun Liu, Jingbo Liu und Erlei Wang, „Stability of blueberry anthocyanin, anthocyanidin and pyranoanthocyanidin pigments and their inhibitory effects and mechanisms in human cervical cancer HeLa cells", RSC Adv., 9 (2019) S. 10842

Kapitel 8   Darmkrebs

[1] https://www.bundesgesundheitsministerium.de/themen/praevention/frueherkennung-vorsorge/fragen-zur-darmkrebs-vorsorge.html (Stand: 03.11.2021)

[2] Alexander Ströhle, Maike Wolters und Andreas Hahn, „Risiko Darmkrebs", Deutsche Apotheker Zeitung, 39 (2012) S. 85

[3] Eric R. Fearon und Bert Vogelstein, „A genetic model for colorectal tumorigenesis", Cell, 61 (1990) S. 759.

[4] https://www.ukm.de/index.php?id=cccmdarmkrebsentstehung (Stand: 03.06.2021)

[5] Clarissa Gerhäuser, „Chemoprävention von Krebs", Forum DKG 4/07, S. 5

[6] Jürg Lendenmann, „Das Wirkprinzip ist der Gesamtextrakt", OTX World, 26 (2007) S. 38

[7] https://www.aerzteblatt.de/nachrichten/62658/Darmkrebs-Ernaehrungswechsel-veraendert-Darm-bereits-nach-zwei-Wochen (Stand: 03.11.2021)

[8] Merve Eda Eker, Kjersti Aaby, Irina Budic-Leto, Suzana Rimac Brncic, Sedef Nehir El, Sibel Karakaya, Sebnem Simsek, Claudine Manach, Wieslaw Wiczkowski und Sonia de Pascual-Teresa, „A review of factors affecting anthocyanin bioavailablity: possible implications fort he inter-individual variability", Foods, 9 (2020) S. 2

[9] Achim Bub, Bernhard Watzl, Daniel Heeb, Gerhard Rechkemmer und Karlis Briviba, „Malvidin-3-glucoside bioavailability in humans after ingestion of red wine,dealcoholized red wine and red grape juice", European Journal of Nutrition, 40 (2001) S. 113

[10] Li-Shu Wang und Gary D. Stoner, „Anthocyanins and their role in cancer prevention", Cancer Lett., 269/2 (2008) S. 281

[11] Siegfried Knasmüller, „Krebs und Ernährung", Thieme Verlag (2014) S. 288

[12] Yu-Ning Teng, Charles C.N. Wang, Wie-Chieh Liao, Yu-Hsuan Lan und Chin-Chuan Hung, „Caffeic acid attenuates multi-drug resistance in cancer cells by inhibiting efflux function of human P-glycoprotein", Molecules, 25 (2020) S. 247

[13] Kee W. Tan, Yan Li, James W. Paxton, Nigel P. Birch und Arjan Scheepens, „Identification of novel dietary phytochemicals inhibiting the efflux transporter breast cancer resistance protein (BCRP/ABCG2)", Food Chemistry, 138/4 (2013) S. 2267

[14] Tse-Yin Huang, Chung-Ping Yu, Yow-Wen Hsieh, Shiuan-Pey Lin und Yu-Chi Hou, „Resveratrol stereoselectively affected (±) warfarin pharmacokinetics and enhanced the anticoagulation effect", Scientific Reports, 10 (2020) S. 15910

[15] Xiaoqing Fan, Jie Baie, Shengyu Zhao, Minwan Hu, Yanhong Sun, Baolian Wang, Ming Ji, Jing Jin, Xiaojian Wang, Jinping Hu und Yan Li, „Evaluation of inhibitory effects of flavonoids on breast cancer resistance protein (BCRP): from library screening to biological evaluation to structure-activity relationship", Toxicol. In Vitro, 61 (2019)

[16] Yoo-Kyung Song, Jin-Ha Yoon, Jong Kyu Woo, Ju-Heer Kang, Kyeong-Ryoon Lee, Seung Hyun Oh, Suk-Jae Chung und Han-Joo Maeng, „Quercetin is a flavonoid breast cancer resistance protein inhibitor with an impact on the oral pharmacokinetics of sulfasalazine in rats", Pharmaceutics 12 (2020) S. 397

[17] Jun-Shik Choi, Yong-Ji Piao und Keon Wook Kang, „Effects of quercetin on the bioavailability of doxorubicin in rats: role of CYP3A4 and P-gp inhibition by quercetin", Arch. Pharm. Res., 34/4 (2011) S. 607

[18] Sylwia Borska, Magdalena Chmielewska, Teresa Wysocka und Malgorzata Drag-Zalesinska, „In vitro effect of quercetin on human gastric caecinoma: targeting cancer cells death and MDR", Food Chem. Toxicol., 50/9 (2012) S. 3375

[19] Hossam M. Abdallah, Ahmed M. Al-Abd, Riham Salah El-Dine und Ali M. El-Halawany, „P-glycoprotein inhibitors of natural origin as potential tumor chemo-sensitizers: a review", Journal of Advanced Research, (2014) (https://dx.doi: 10.1016/j.jare.2014.11.008)

[20] Bettina Ebert, Albrecht Seidel und Alfonso Lampen, „Phytochemicals induce breast cancer resistance protein in caco-2 cells and enhance the transport of beno[a]pyrene-3-sulfate", Toxicological Sciences, 96/2 (2007) S. 227

[21] Ling He, Chuan Zhao, Ming Yan, Lu-Yong Zhang und Yuan-Zheng Xia, „Inhibition of P-plycoprotein by procyanidine on blood-brain barrier", Phytotherapy Research, 23/7 (2009) S. 933

[22] Andrea Dreiseitel, Berend Oosterhuis, Krisztina V. Vukman und Peter Schreier, „Berry anthocyanins and anthocyanidins exhibit distinct affinities for the efflux transporters BCRP and MDR1", British Journal of Pharmacology, 158/8 (2009) S. 1942

[23] „Low doses of chemotherapy offer better prospects for cancer patients", in Independent vom 25. Februar 2016.

[24] Gudrun Heyn, „Metronomische Chemotherapie – Tumorsystem aus der Balance", Pharmazeutische Zeitung online, Ausgabe 46 (2008)

[25] N. Masuda, K. Higaki, T. Takano, N. Matsunami, T. Morimoto, S. Ohtani, M. Mizutani, T. Miyamoto, K. Kuroi, S. Ohno, S. Morita und M. Toi, „A phase II study of metronomic paclitaxel/cyclophosphamide/capecitabine followed by 5-fluorouracil/epirubicin/cyclophosphamide as preoperative chemotherapy for triple-negative or low hormone receptor expressing/HER2-negative primary breast cancer", Cancer Chemother. Pharmacol., 74 (2014) S. 229

[26] Keiichi Kontani, Shin-Ichiro Hashimoto, Chisa Murazawa, Shoko Norimura, Hiroaki Tanaka, Masahiro Ohtani, Naomi Fujiwara-honjo, Manabu Date und Hiroyasu Yokomise, „Metronomic chemotherapy for metastaic breast cancer to prolong time to treatment failure to 12 months or more", Molecular and Clinical Oncology, 1 (2013) S. 225

Kapitel 9   Bestandsaufnahme

[1] Elisa Fischerleitner, Karin Korntheuer, Silvia Wendelin und Reinhard Eder, „Über die Eignung des Gehalts an Shikimisäure im Wein als Authentizitätsparameter", Mitteilungen Klosterneuburg, 54 (2004) S. 234

[2] Germana Lombardi, Lina Cossignani, Laura Giua, Maria S. Simonetti, Angela Maurizi, Giovanni Burini, Roberto Coli und Francesca Blasi, „Phenol composition and antioxidant
capacity of red wines produced in central italy changes after one-year storage", Journal of Applied Botany and Food Quality, 90 (2017) S. 197

[3] https://glossar.wein.plus/ (Stand: 05.06.2021)

[4] http://www.phenol-explorer.eu (05.06.2021)

[5] http://www.phenol-explorer.eu (05.06.2021)

[6] http://www.phenol-explorer.eu (05.06.2021)

[7] Alicja Auriga, Ireneusz Ochmian und Jacek Wróbel, „The influence of Effective Microorganisms and number ob buds per cane in viticulture on chemical composition in fruits",
Journal of Applied Botany and Food Quality, 91 (2018) S. 271

[8] Hatem Salama Mohammed Ali, Ralf Pätzold und Hans Brückner, „Gas chromatographic determination of amino acid enantiomers in bottled and aged wines", Amino Acids, 7 (2009)

[9] https://projekte.uni-hohenheim.de/lehre370/weinbau/qualit/weinqual.htm (Stand: 07.06.2021)

[10] http://www.phenol-explorer.eu (05.06.2021).

[11] E.R. Gris, F. Mattivi, E.A. Ferreira, U. Vrhovsek, D.W. Filho, R.C. Pedrosa und M.T. Bordignon-Luiz, „Phenolic profile and effect of regular consumption of Brazilian red wines on in vivo antioxidant activity", Journal of Food Composition and Analysis, 31 (2013) S. 31

[12] Das Weinrecht – Bundesanstalt für Landwirtschaft und Ernährung, Nr. 1116 (2018)

[13] Xianfang zhao, Yanlun Ju, Xiaofeng Wie, Shuo Dong, Xiangyu Sun und Yulin Fang, „Significance and transformation of 3-alkyl-2-methoxypyrazines through grapes to wine: olfactory properties, metabolism biochemical regulation, and the HP-MP cycle", Molecules 24/24 (2019) S. 4598

[14] Dominique Roujou de Boubée, Cornelis van Leeuwen und Denis Dubourdieu, „Organoleptic impact of 2-methoxy-3-isobutylpyrazine on red Bordeaux and Loire wines. Effect of enbironmental conditions on concentrations in grapes during ripening", J. Agric. Food Chem., 48/10 (2000) S. 4830

[15] Qi-Qi Mao, Yu Bai, Yi-Wie Lin, Xiang-Yi-Zheng, Jie Qin, Kai Yang und Li-Ping Xie, „Resveratrol confers resistance against taxol via induction of cell cycle arrest in human cancer cell lines", Molecular Nutrition & Food Research, 54/11 (2010) S. 1574

Kapitel 10   Wie wird es weitergehen?

[1] Johann Wolfgang Döbereiner, „Zur Gährungschemie und Anleitung verschiedener Arten künstlicher Weine, Biere u.s.w.", August Schmid, Jena, (1822) S. 68

[2] Patricia Molina-Espeja, „Next generation winemakers: genetic engineering in saccharomyces cerevisia for trendy challenges", Bioengineering, 7 (2020) S. 128

[3] https://www.suntory.com/sic/research/s_bluerose/story/ (Stand: 13.06.2021)

[4] Mikhail A. Eldarov und Andrey V. Mardanov, „Metabolic Reegineering of wine strains of saccharomyces cerevisiae", Genes, 11/9 (2020) S. 964

[5] Yang Zhang, Eugenio Butelli, Saleh Alseekh, Takayuki Tohge, Ghanasyam Rallapalli, Jie Luo, Prashant G. Kawar, Lionel Hill, Angelo Santino, Alisdair R. Fernie und Cathie Martin, „Multi-level engineering facilitates the production of phenylpropanoid compounds in tomato", Nature Communications, 6 (2015) S. 8635

[6] Mingji Li, Konstantin Schneider, Mette Kristensen, Irina Borodina und Jens Nielsen, „Engineering yeast for the high-level production of stilbenoid antioxidants", Scientific Report, 6 (2016) S. 36827

[7] Verordnung (EG), Nr. 606/2009

[8] https://www.dw.com/de/us-retortenwein-fuer-die-eu/a-1936219 (Stand: 28.02.2023)

[9] Monika Christmann, „Die „Spinning Cone Column" – Segen oder Fluch, Schweizerische Zeitschrift für Obst-Weinbau, 5 (2006) S. 6

[10] Verordnung (EG), Nr. 606/2009

[11] Verordnung (EG), Nr. 144/2013

[12] Maria Carpena, Anita G. Pereira, Miguel A. Prieto und Jesus Simal-Gandara, „Wine aging technology: fundamental role of wood barrels", Foods, 9 (2020) S. 1160

[13] https://www.welt.de/wissenschaft/article117197306/Beschallte-Tropfenschmecken-

Weintestern-besser.html (Stand:07.11.2021)

[14] https://donpedros.ch/kann-man-die-reifung-von-whisky-beschleunigen/ (Stand: 07.11.2021)

[15] Li-Yun Lin, Chiung-Chi Peng, Hui-Er Wang, Chao-Ming Chuang, Tung-Hsi Yu, Kuan-Chou Chen, Wen-Ta Chiu und Robert Y. Peng, „Acceleration of maturity of young Sorghum (Kaoliang) spirits by linking nanogold photocatalyzed process to conventional biological aging a kinetic approach", Food Bioprocess Technol., 1 (2008) S.234

[16] Helmut Kohl, Bundestagsrede vom 1. Juni 1995 zur Geschichte der Vertreibung, Plenarprotokoll 13/41

[17] Uwe Knaus, „Neuer Wein aus alten Sorten", Frankfurter Allgemeine Zeitung, 5. Mai 2019

[18] Nina Prasnikar, Stefan Hann und Reinhard Eder, „Orange Weine – Erfassung der chemisch-physikalischen Zusammensetzung", Deutsche Lebensmittel-Rundschau, 110 (2014) S. 383

[19] Sanjeev Krishna , Senthil Ganapathi, Irina Chis Ster, Mohamed E.M. Saeed, Matt Cowand,
Caroline Finlayson, Hajnalka Kovacsevics, Herwig Jansene, Peter G. Kremsner, Thomas Efferth und Devinder Kumar, „A Randomised, Double Blind, Placebo-Controlled Pilot Study of Oral Artesunate Therapy for Colorectal Cancer", EbioMedicine 2 (2015) S. 82

[20] Sergazy Adekenov, Ainur Zhumakayeva, Vladimir Perminov, Bakhytzhan Betmanov und Kayrolla Rakhimov, „Neoadjuvant therapy with drug arglabin for breast cancer with expression oh H-ras oncoproteins", Asian Pac. J. Cancer Prev., 21/11 (2020) S. 3441

[21] Ernst Küsters, „Radikalkur – Mit alten Wirkstoffen zu neuen Krebstherapien", Deutscher Wissenschafts-Verlag, (2020) ISBN 978-3-86888-163-9

[22] B. Gordanian, M. Behbahani, J. Carapetian und M. Fazilati, „In vitro evaluation of cytotoxic activity of flower, leaf, stem and root extracts of five artemisia species", Research in
Pharmaceutical Sciences, 9/2 (2014) S. 91

[23] EU-Verordnung Nr. 1924/2006

Nachlese

[1] Siegfried Knasmüller, „Krebs und Ernährung", Thieme Verlag (2014) ISBN 978-3-13-154211-3

[2] Richard Béliveau und Denis Gingras, „Krebszellen mögen keine Himbeeren", Kösel Verlag (2017) ISBN 978-3-466-34663-9

[3] Karl Lauterbach, „Die Krebs-Industrie", Rowohlt Verlag, (2015) ISBN 978-3-87134-798-6

[4] Arnold L. Demain und Preeti Vaishnav, „Natural products for cancer chemotherapy", Microbial. Biotechnology, 4/6 (2011) S. 687

[5] M. Greenwell und P.K.S.M. Rahman, „Medicinal Plants: their use in anticancer treatment", Int. J. Pharm. Sci. Res., 6/10 (2015) S. 4103

[6] Ernst Küsters, „Radikalkur – Mit alten Wirkstoffen zu neuen Krebstherapien", Deutscher Wissenschafts-Verlag, (2020) ISBN 978-3-86888-163-9